Arns / Hüter-Becker

Krankengymnastik
bei neurologischen Erkrankungen

Medizinische Fachbuchreihe
Physikalische Therapie – Prävention – Rehabilitation
Herausgegeben von Ortrud Bronner, Basel und
Prof. Dr. med. E. E. Ohnhaus, Essen

Wolfgang Arns
Antje Hüter-Becker

Krankengymnastik bei neurologischen Erkrankungen

3., überarbeitete
und erweiterte Auflage

Richard Pflaum Verlag KG München

Autoren:

Dr. med. W. Arns, Zülpicher-Str. 407, 5000 Köln 41
A. Hüter-Becker, Ausbildungsleiterin der Staatlich anerkannten Schule
für Krankengymnastik an der Orthopädischen Klinik und
Poliklinik der Universität Heidelberg

CIP-Kurztitelaufnahme der Deutschen Bibliothek

Arns, Wolfgang:
Krankengymnastik bei neurologischen Erkrankungen / von Wolfgang Arns ;
Antje Hüter-Becker. – 3., überarb. u. erw. Aufl. – München : Pflaum, 1983.
(Medizinische Fachbuchreihe)

NE: Hüter-Becker, Antje:

1. Auflage 1975,
2. Auflage 1977

ISBN 3-7905-0364-9

Gesamtherstellung: Pustet, Regensburg

Geleitwort

Wenn heute die Leistungen der modernen Medizin teils mit Staunen, teils mit Sorgen hinsichtlich ihrer sozialpolitischen Folgen anerkannt werden, so sind zumeist die Erfolge der Chirurgie und Chemotherapie gemeint. Der entscheidende Wandel des letzten Jahrzehntes auf dem Gebiet der Physiotherapie hat sich ohne großes Aufsehen vollzogen, obwohl die Abkehr von den vorwiegend passiven Übungsverfahren mehr als nur eine methodische Variation darstellt, vielmehr ist der Patient selber zum Partner der Behandlung – also ein Selbsthandelnder und Übender geworden – dessen Mitarbeit oft über den Erfolg des Heilplanes entscheidet. Die hier entstandenen pädagogischen Aufgaben verlangen von der Krankengymnastin die Übernahme einer delegierten Teilverantwortung und damit ein breites Sachwissen, nicht nur auf dem Gebiet der Erkrankungen im engeren Sinne, sondern auch über seelische Störungen als Folge von gesundheitlichen Beeinträchtigungen. Nur so ausgerüstet kann die Aufgabe, als Partner des Arztes und des Patienten tätig zu werden, ausgefüllt werden.

Das im Geiste dieser Partnerschaft entstandene Buch wird hoffentlich rasch in der Aus- und Weiterbildung seinen ihm gebührenden Platz finden.

Professor Dr. K.-A. Jochheim

Vorwort

zur 1. Auflage

Das vorliegende Buch hat sich entwickelt aus der täglichen Praxis und den Erfahrungen im Unterricht an der Lehranstalt für Krankengymnastik an der Universität zu Köln. Es ist unser Wunsch, dieses Erfahrungsgut allen Interessierten zugänglich zu machen und den Schülerinnen und Schülern der Krankengymnastik in ihrer Ausbildung einen Überblick über die neurologischen Erkrankungen und deren Behandlung zu geben.

Das Arbeitsfeld des langjährigen praktischen und theoretischen Unterrichts ist die Universitäts-Nervenklinik Köln. Wir danken daher in erster Linie den Herren Klinikdirektoren Professor Dr. Werner Scheid und Professor Dr. Albrecht Stammler für ihren Auftrag zur Ausbildung der Krankengymnastinnen und Krankengymnasten. Es half uns Frau Roswitha Brunkow †, Krankengymnastin an der Neurochirurgischen Universitätsklinik Homburg/Saar mit Beiträgen im Kapitel über die Behandlung extrapyramidaler Bewegungsstörungen. Frau Hilla Ehrenberg gab wertvolle Ratschläge und Hinweise. Ein herzlicher Dank gilt auch der uneigennützigen Unterstützung der Herren Dres. B. Leven und Akad. Oberrat F. Thun, aber auch allen Kolleginnen und Kollegen der Klinik, und den Schülerinnen und Schülern der letzten Jahre haben wir für Anregungen zu danken. Schließlich danken wir Frau Else Jansen und Frl. Sonja Kabus für ihre fotographischen Arbeiten und Frau Erika Meurer und Frau Elisabeth Mennicken für die Schreibarbeiten.

Dank auch sagen wir Frau Asta von Mülmann und dem Richard Pflaum-Verlag für die geduldig-harmonische Zusammenarbeit. – Einen Teil unseres Dankes aber möchten wir denen vorbehalten, die durch Kritik und Anregung vielleicht dazu beitragen werden, daß dieses Buch seine Daseinsberechtigung erwirbt und vom Interesse seiner Leser getragen wird.

Köln, Frühjahr 1975   *Die Verfasser*

zur 3. Auflage

Die 3. Auflage unseres Buches gab uns die Gelegenheit, notwendige Änderungen vorzunehmen. Die krankengymnastische Befunderhebung wurde neu systematisiert und entspricht damit den begrifflichen Vereinbarungen, die von den Lehrkräften der Krankengymnastikschulen getroffen wurden. Gesichtspunkte und Maßnahmen der krankengymnastischen Behandlung bei den einzelnen Krankheitsbildern wurden überdacht und zum Teil ergänzt, bzw. entsprechend heutiger Auffassung und Erfahrung korrigiert.

Unser Anliegen ist es nach wie vor, in erster Linie den Krankengymnastikschülern ein übersichtlich strukturiertes Grundwissen im Fachgebiet Neurologie zu vermitteln. Wir haben deshalb versucht, den Charakter eines Lernbuches deutlicher werden zu lassen durch Anregungen zur Wiederholung am Schluß der Kapitel. Über die Wiederholung hinaus haben wir Aufgaben angeboten, die den Leser dazu anleiten sollen, über die dargestellten Inhalte nachzudenken und eigenständige Lösungen zu finden. Wenn zur Überprüfung solcher eigenständiger Lösungen das Gespräch mit dem Fachlehrer oder dem im Berufsfeld erfahrenen Krankengymnasten gesucht wird, das auch zur kritischen Auseinandersetzung mit den Autoren führt, dann ist unsere Absicht in bester Weise erfüllt.

Wir danken auch diesmal wiederum Herrn Akad. Oberrat Dr. Frank Thun für seine Beratung bei radiologischen Fragen sowie die Bereitstellung von Röntgenbildern und Computer-Tomogrammen. Herrn Dr. Walter Haupt danken wir für seine Unterstützung im Kapitel Elektrodiagnostik und die Einfügung des Abschnittes über die Evozierten Potentiale.

Köln/Heidelberg, Herbst 1982   Die Verfasser

Inhaltsverzeichnis

Einleitung 13

Untersuchungsmethoden 14

Vorgeschichte 14
Allgemeiner und interner Befund 15
Neurologische Untersuchung 15
    Hirnnerven 16
    Motilität 18
    Reflexe 22
    Sensibilität 23
    Koordination 26
    Sprache und andere höhere Leistungen 26
    Vegetative Funktionen 27
Psychischer Befund 27
Zusatzuntersuchungen in der Neurologie 27
    Liquoruntersuchung 28
    Röntgenuntersuchung 30
    Computer-Tomographie 30
    Kontrastmittelverfahren 32
    Isotopendiagnostik 37
    Elektroenzephalographie 38
    Echoenzephalographie 39
    Doppler-Sonographie 40
    Elektrische Untersuchung der Nerven und Muskeln 40
    Biopsien 43
Krankengymnastischer Befund 44
    Optische Beobachtung 44
    Taktile Beobachtung 45
    Befragen 45
    Messen/Schätzen 45
    S-R-Probe 45
Psychologische Gesichtspunkte in der krankengymnastischen Behandlung   47

Die wichtigsten neurologischen Syndrome und die Prinzipien ihrer kranken-
gymnastischen Behandlung 49

Schlaffe atrophische Lähmung 49
Spastische Bewegungsstörung 60
Ataxien 65
Zerebellare Ataxie 66
Spinale Ataxie 68
Zerebrale Ataxie 69
Störungen von Kreislauf und Atmung bei neurologischen Erkrankungen . 70
Pneumonieprophylaxe 70
Thromboseprophylaxe 71
Kreislaufanpassung an die senkrechte Körperhaltung 72
Kreislauftraining 72

Krankheitsbilder
Krankheiten der peripheren Nerven und der Muskeln 75

Wurzelschäden 78
Lumbaler Bandscheibenschaden 78
Zervikaler Bandscheibenschaden 97
Weitere Wurzelschäden 104
Plexusschäden 105
Plexus cervico-brachialis 105
Armplexuslähmung 105
Plexus lumbo-sacralis 108
Beinplexuslähmung 108
Periphere Nervenschäden 109
N. thoracicus longus 110
N. musculocutaneus 111
N. axillaris 111
N. radialis 112
N. medianus 113
N. ulnaris 113
N. femoralis 114
N. ischiadicus 116
N. peronaeus 116
N. tibialis 116
Trigeminusneuralgie 117
Periphere Fazialisparese 118
Polyneuropathien 122
Myopathien 132
Neurale Muskelatrophie 132
Myasthenie 133

Dystrophia musculorum progressiva 134
Dystrophia myotonica. 138
Myositis. 138

Erkrankungen des Rückenmarks und der Kauda 140

Die traumatische Querschnittslähmung 140
Das Kauda-Syndrom 158
Raumfordernde spinale Prozesse 160
Tumoren 160
Kreislaufbedingte Erkrankungen 162
Myelomalazie. 162
Gefäßmißbildungen. 163
Entzündliche Erkrankungen. 163
Myelitis. 163
Epiduraler Abszeß 164
Poliomyelitis 164
Zoster. 166
Degenerative und stoffwechselbedingte Erkrankungen 168
Syringomyelie. 168
Spastische Spinalparalyse 171
Spinale Muskelatrophie 171
Amyotrophische Lateralsklerose 171
Funikuläre Spinalerkrankung 172
Fehlbildungen 175

Erkrankungen von Gehirn und Rückenmark 176

Multiple Sklerose (Encephalomyelitis disseminata) 176
Luische Erkrankungen des Nervensystems 187
Frühsyphilitische Meningoenzephalitis 188
Lues cerebrospinalis 188
Tabes 189
Paralyse. 190
Spinozerebellare Heredoataxien. 191
FRIEDREICH-Krankheit 191
NONNE-MARIE-Krankheit 191

Krankheiten des Gehirns und seiner Häute 192

Die spastische Hemiparese 192
Kreislaufbedingte Erkrankungen 208
Enzephalomalazie 209
Hypertonische Massenblutung 209

Thrombosen und Embolien 210
   Arterielle Thrombosen 210
   Blutgerinnselembolie 210
   Fettembolie 210
   Luftembolie 211
   Hirnvenen- und Sinusthrombose 211
Gefäßmißbildungen 212
   Aneurysma 212
   Angiom 212
Schädel-Hirnverletzungen 215
   Schädelprellung 215
   Schädelfraktur 215
   Commotio cerebri 216
   Contusio cerebri 216
   Offene Schädel-Hirnverletzung 217
   Intrakranielle Hämatome 218
Hirntumoren 220
Entzündliche Erkrankungen 223
   Eitrige Meningitis 223
   Abakterielle Meningitis 224
   Enzephalitis 225
   Hirnabszeß 226
Degenerative Erkrankungen 226
Hirnatrophische Prozesse 226
   PICK-Krankheit 227
   ALZHEIMER-Krankheit 227
   Kleinhirnatrophien 227
PARKINSON-Krankheit 228
Torsionsdystonie 241
Torticollis dystonicus 242
Athetose 252
Chorea HUNTINGTON 252
Hemiballismus 259
Degeneratio hepatolenticularis (WILSON) 259

Literaturverzeichnis 260

Sachwortverzeichnis 261

Einleitung

Die vielfältigen Aufgaben der Krankengymnastik in der Neurologie verlangen zu ihrer Lösung anatomisches und physiologisches Wissen, Kenntnisse über die Krankheitsbilder und schließlich Beherrschung der Behandlungstechniken und praktische Erfahrung. Auf eine Darstellung von Anatomie und Physiologie des Nervensystems muß in diesem Rahmen verzichtet werden. Die wesentlichen pathologischen Vorgänge werden im Zusammenhang mit den einzelnen Krankheitsbildern besprochen. Eine ausführliche Beschreibung der Untersuchungsmethoden erscheint sinnvoll, damit der Krankengymnast am diagnostischen Vorgehen teilhaben kann und außerdem in den täglichen Gesprächen mit dem Kranken dessen Vertrauen auch dadurch gewinnt, daß er über den Zweck der Untersuchungen unterrichtet ist. Unabdingbar ist die Kenntnis der Krankheitsbilder, deren Ursachen, Symptome, Verlaufsformen und Prognose daher ebenso beschrieben werden wie die ärztlichen Behandlungsmaßnahmen. Hierbei orientiert sich der Umfang der jeweiligen Darstellung an der Häufigkeit und damit an der Bedeutung der Erkrankungen in der Praxis. Eine vollständige Aufzählung aller neurologischen Krankheiten soll nicht Ziel dieses Buches sein.

Bei der vorgenommenen Gliederung wurde bedacht, daß die Gleichartigkeit von Symptomen und Syndromen bei verschiedenen Erkrankungen und die dadurch bedingte weitgehende Übereinstimmung der Behandlungsmaßnahmen zu Wiederholungen und Überschneidungen führen müßte. Deshalb wurden die wichtigsten neurologischen Syndrome und ihre krankengymnastische Behandlung vor das Kapitel über die einzelnen Krankheitsbilder gestellt. Spezielle Behandlungstechniken (BOBATH, PNF, Manuelle Therapie, VOJTA u. a.) müssen bei den jeweiligen Autoren nachgelesen werden, soweit ihre Kenntnis nicht bereits im Unterricht vermittelt wurde.

Dieses Buch wendet sich in erster Linie an Schülerinnen und Schüler der Krankengymnastikschulen. Es sind deshalb nicht alle Behandlungsmöglichkeiten bei neurologischen Erkrankungen dargestellt, sondern aus der Vielzahl der Wege ist jeweils ein Behandlungsgang beispielhaft angeführt. Nicht Vollständigkeit war unser Ziel, sondern Übersichtlichkeit.

Untersuchungsmethoden

Vorgeschichte

Die *Vorgeschichte – Anamnese –* bis zum Zeitpunkt der Untersuchung ist in allen klinischen Fächern nahezu immer eine unabdingbare Voraussetzung für die zutreffende Diagnose. Die Erhebung der Anamnese im Rahmen der Exploration erfordert Sachkenntnis, Geduld und Takt. Eine verbindliche Technik der Exploration gibt es nicht. Wichtiger als die Reihenfolge der Fragen ist die Vollständigkeit der Vorgeschichte. Hierzu gehören die Kenntnis der Familienanamnese (Nervenleiden, geistig-seelische Störungen, Erbkrankheiten in der Verwandtschaft) und der Eigenanamnese. Es interessieren der Geburtsverlauf und die vorausgegangene Schwangerschaft der Mutter, die frühkindliche Entwicklung, bisherige Erkrankungen, Verletzungen, Operationen, Heilmaßnahmen und regelmäßig oder gelegentlich eingenommene Arzneimittel. Angaben über Schlaf, Appetit, Änderung des Körpergewichts dürfen ebensowenig fehlen wie solche über Störungen der Blasen-, Darm- und Sexualfunktionen. Berufliche, familiäre und wirtschaftliche Probleme können von Bedeutung sein. Schließlich – meist wird man danach als erstes fragen – sind besonders wichtig die aktuellen Beschwerden und Symptome, ihr erstes Erscheinen, ihr Ausmaß und ihr Verlauf.

Alle Angaben werden vom Patienten erfragt. Ihre Zuverlässigkeit und Vollständigkeit kann jedoch begrenzt sein durch die Art und Schwere der Erkrankung – Bewußtseinsstörungen, Sprachlähmung, Gedächtnisverlust –, durch Intelligenz und Temperament des Kranken sowie schließlich seine Bereitschaft zu offenem Gespräch. In vielen Fällen wird dann die *Fremdanamnese* die Vorgeschichte ergänzen oder die eigenen Angaben ersetzen müssen. Vornehmlich von Angehörigen, Arbeitskollegen und behandelnden Ärzten werden die Auskünfte erbeten. Ergebnisse früherer Untersuchungen sollten beigezogen werden. Nicht selten bleiben dennoch manchmal scheinbar unwichtige Tatsachen unerwähnt und werden vielleicht beiläufig während der Behandlung dem Krankengymnasten erzählt. Er kann dann oft durch seine Mitteilung an den behandelnden Arzt die Anamnese wesentlich ergänzen.

Allgemeiner und interner Befund

Der speziellen neurologischen Untersuchung geht stets die Beurteilung des Allgemeinbefundes und die Erfassung der wichtigsten internen Befunde voraus.

Erfaßt werden Aussehen und Kräftezustand des Kranken, Körpergröße und Gewicht, die Beschaffenheit von Haut und Schleimhäuten (Durchblutung, Exantheme, Ikterus, Oedeme), Verletzungsfolgen (Wunden, Narben, Deformitäten), Mißbildungen. Die Körpertemperatur wird gemessen, Funktion von Atmung, Herz- und Kreislauftätigkeit untersucht, der Tastbefund über den Bauchorganen erhoben. Dazu sollten die wichtigsten Laborbefunde (Blutsenkungsgeschwindigkeit, Blutbild, Urin und die Luesreaktionen) ermittelt werden. Eine Reihe zusätzlicher Laboruntersuchungen ist bei manchen Erkrankungen notwendig, so etwa die Bestimmung von Blutzucker und Porphyrinen bei der Polyneuropathie oder die Fahndung nach Erregern oder Antikörpern bei infektiösen Prozessen.

Neurologische Untersuchung

Die Erhebung des neurologischen Befundes erfolgt stets vollständig, und das Ergebnis wird schriftlich festgelegt. Der Untersucher benötigt einen Reflexhammer, einen Augenspiegel, eine bewegliche Lichtquelle (Taschenlampe), Sicherheitsnadel, Stimmgabel, Geruchs- und Geschmacksproben und je ein Glasröhrchen mit Eis und mit heißem Wasser zur Prüfung des Temperaturempfindens.

Vorab wird die Beweglichkeit des Kopfes geprüft, die durch eine *Nackensteifigkeit (Meningismus)* eingeschränkt sein kann (etwa bei Hirnhautentzündungen, Blutungen ins Schädelinnere oder stark erhöhtem Schädelinnendruck).

Danach folgt die Untersuchung der Hirnnervenfunktionen, alsdann die Prüfung von Motilität, Reflexverhalten, Sensibilität, Koordination, Sprache und vegetativen Funktionen. Schließlich gehört zur vollständigen neurologischen Untersuchung auch der psychische Befund.

Liegen Anamnese, körperlicher und psychischer Befund vor, so können ergänzende Untersuchungen notwendig werden, um die Diagnose zu ermöglichen oder zu sichern. Art und Reihenfolge dieser *Zusatzuntersuchungen* ergeben sich aus den differentialdiagnostischen Überlegungen.

Unter dem Begriff „Differentialdiagnose" verstehen wir mehrere Diagnosen, die auf Grund des vorliegenden Befundes in Frage kommen. – Beispiel: Hemiparese. Differentialdiagnose: Enzephalomalazie, Tumor, Hirnverletzung, Hirn- oder Gefäßmißbildung, Entzündung. – Gang der differentialdiagnostischen Erwägungen ist die Bewertung von Anamnese, Befund und Verlauf sowie die Auswahl der Zusatzuntersuchungen, bis die zutreffende Diagnose gestellt werden kann.

Hirnnerven

N. olfactorius (I). Der *Riechnerv* wird in der Weise geprüft, daß man den Kranken an Geruchsproben aromatischer Stoffe, etwa von Rosenöl, Fichtennadeln, Kümmel riechen läßt. Ist das Geruchsvermögen intakt und die Nasenschleimhaut nicht verändert (Schnupfen), wird der Geruch wahrgenommen und richtig benannt oder doch meist zutreffend umschrieben (Parfüm, Gewürz). Verlust des Geruchsvermögens ist die *Anosmie*.

N. opticus (II). Die Untersuchung der *Sehnervenfunktionen* obliegt in erster Linie dem Augenarzt, der neben der exakten Bestimmung des Gesichtsfeldes und der Sehschärfe den Augenhintergrund und die übrigen Anteile des Auges beurteilt. Bei der neurologischen Untersuchung muß aber in jedem Falle bereits der Befund am *Augenhintergrund* soweit erhoben werden, daß eine *Stauungspapille* (Hervortreibung des Sehnervenkopfes ins Augeninnere), eine *Atrophie des Sehnerven* oder *Blutungen* erkannt werden. Auch die Erfassung größerer Ausfälle des Gesichtsfeldes (Beispiel: *Hemianopsie* = Ausfall einer Gesichtsfeldhälfte) gehört in den Rahmen der neurologischen Untersuchung.

N. oculomotorius (III), **N. trochlearis** (IV), **N. abducens** (VI). Diese drei Nerven versorgen die *Augenmuskulatur*. Bei einem Ausfall ist die Beweglichkeit des Augapfels eingeschränkt. Der Kranke sieht *Doppelbilder*.
Der N. trochlearis versorgt den M. obliquus superior – Auge geht nach unten außen, der N. abducens den M. rectus lateralis – Auge geht nach temporal. Die übrigen äußeren Augenmuskeln innerviert der N. oculomotorius. Daneben reguliert der N. oculomotorius den M. sphincter pupillae, der die Pupille verengt. Bei seiner Störung wird die betroffene Pupille weit und verengt sich auch nicht mehr auf einen Lichtreiz. Eine Differenz der Pupillenweite ist die *Anisokorie*. Auch der Augenlidheber (M. levator palpebrae superioris) wird vom N. oculomotorius versorgt; bei einer Lähmung kann das befallene Auge nicht geöffnet werden *(Ptose)*.

N. trigeminus (V). Der „Drillingsnerv" hat einen motorischen und einen sensiblen Anteil. Der motorische Anteil versorgt die *Kaumuskulatur*. Bei einer Lähmung weicht der Unterkiefer beim Öffnen des Mundes zur gelähmten Seite ab. Über die drei Äste des sensiblen Nervenanteils wird die *Empfindung der Gesichtshaut* (Abb. 1), der Nasen- und der Mundschleimhaut sowie der Nasennebenhöhlen und der Hornhaut (Cornea) des Auges geleitet. Eine Störung kann das gesamte Gebiet oder einzelne Äste betreffen.
Der *Kornealreflex* ist der rasche Augenschluß nach einer Berührung der Hornhaut. Er fehlt, wenn die Sensibilität im Trigeminusbereich gestört ist.

N. facialis (VII). Der *Gesichtsnerv* versorgt in erster Linie die *mimische Muskulatur*. Stirnrunzeln, Augenschluß, Zuspitzen des Mundes, Wangenaufblasen und Zeigen der aufeinanderstehenden Zähne durch Öffnen der Lippen ist bei einer

16

Fazialislähmung nicht möglich (Abb. 48). Auch ohne Willkürinnervation fallen eine weitere Lidspalte und ein Herabhängen des Mundwinkels zur gelähmten Seite auf. Zur Funktion des N. facialis gehört außerdem die Vermittlung des Geschmacksvermögens von den vorderen zwei Zungendritteln.

N. vestibulo-cochlearis (statoacusticus) (VIII). Über diesen Nerv erfolgt die Leitung des *Gehörs* und der *Gleichgewichtsfunktion.* Auf seine Beeinträchtigung weisen Klagen über Hörminderung und Schwindelgefühl hin sowie eine Gangabweichung und ein Augenzittern *(Nystagmus).* Eine genaue Funktionsprüfung erfolgt durch den Hals-Nasen-Ohrenarzt.

N. glossopharyngeus (IX) und **N. vagus** (X). Durch diese Nerven werden *Gaumensegel, Schlund-* und *Kehlkopfmuskulatur* versorgt, durch den N. glossopharyngeus die Sensibilität vom weichen Gaumen und das Geschmacksvermögen des hinteren Zungendrittels. Schluckstörungen und eine Beeinträchtigung der Stimmgebung und des Husten- und Würgreflexes weisen auf eine Schädigung hin. – Vegetative Anteile des N. vagus gehen zu den Eingeweiden des Brust- und Bauchraumes.

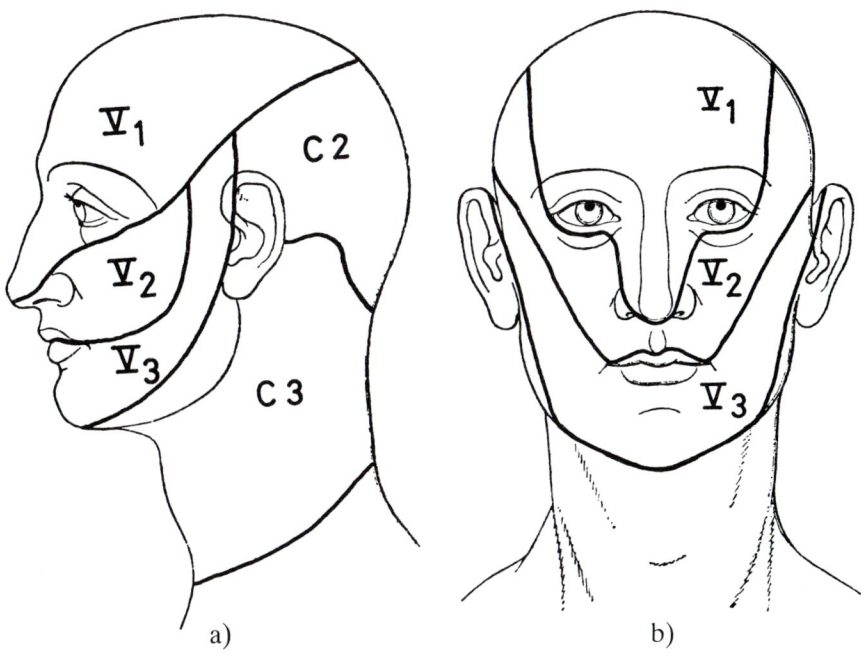

Abb. 1a–b: *Sensible Versorgung durch den N. trigeminus im Gesicht. V_1 Ramus ophthalmicus; V_2 Ramus maxillaris; V_3 Ramus mandibularis. – C_2 und C_3 Versorgung aus der 2. und 3. Zervikalwurzel.* **Abb. 1a:** *Ansicht von der Seite;* **Abb. 1b:** *Ansicht von vorn.*

N. accessorius (XI). Der rein motorische Nerv innerviert den M. sternocleidomastoideus (Kopfneigung zur gleichen und Drehung zur Gegenseite) und größere Teile des M. trapezius (Schulterhebung).

N. hypoglossus (XII). Der *Zungennerv* besorgt die Bewegung der *Zungenmuskulatur.* Bei der einseitigen Hypoglossuslähmung weicht die vorgestreckte Zunge zur gelähmten Seite ab, die im Mund liegende Zunge ist schlaff und gerunzelt auf der betroffenen Seite und leicht zur gesunden Seite verzogen.

Motilität

Der Begriff der *Motilität* (Motorik) umfaßt die Funktion der Muskulatur. Wichtigste Störung der Motilität ist die *Lähmung (Parese).* Zu prüfen ist einmal der Grad der Lähmung von einer leichtesten Schwäche bis zur absoluten Bewegungsunfähigkeit – Paralyse – (s. Krankengymnastischer Befund, S. 44, und: Die wichtigsten neurologischen Syndrome und die Prinzipien ihrer krankengymnastischen Behandlung, S. 49). Über den Ort der Schädigung informieren Art und Verteilung der Lähmung. Zur *spastischen Lähmung,* die mit Erhöhung des Muskeltonus, Steigerung der physiologischen Reflexe und dem Auftreten pathologischer Reflexe einhergeht, kommt es bei einer Beeinträchtigung im Zentralnervensystem, also im Gehirn oder Rückenmark. Eine Erkrankung der Muskulatur, Schädigung oder Erkrankung der peripheren Nerven, der Nervenplexus, der Spinalnervenwurzeln oder der Zellen im motorischen Vorderhorn des Rückenmarks führen zum *peripheren Lähmungstyp,* der mit Verminderung des Muskeltonus (schlaffe Lähmung) und Muskelschwund *(atrophische Parese)* einhergeht. Genauer eingrenzen läßt sich oft der Schädigungsort durch die Verteilung der Lähmungen, die sich entweder auf eine Hirnhälfte, ein Rückenmarkssegment, eine Nervenwurzel oder einen peripheren Nerven beziehen lassen. Vor allem bei peripheren Lähmungen ist – häufig unter gleichzeitiger Berücksichtigung der Sensibilitätsstörung – am Ausfall der Muskelgruppen die exakte Lokalisation anzugeben (Abb. 2a–c). Die Prüfung der Kraft erfolgt in der Weise, daß der Willkürbewegung des Kranken durch den Untersucher ein Widerstand entgegengesetzt wird. – Für eine zuverlässige Beurteilung der Kraft sind selbstverständlich eine freie Beweglichkeit der Gelenke und die Mitarbeit des Patienten notwendig. Das Ausmaß der Lähmung wird in Kraftgraden angegeben (S. 51).

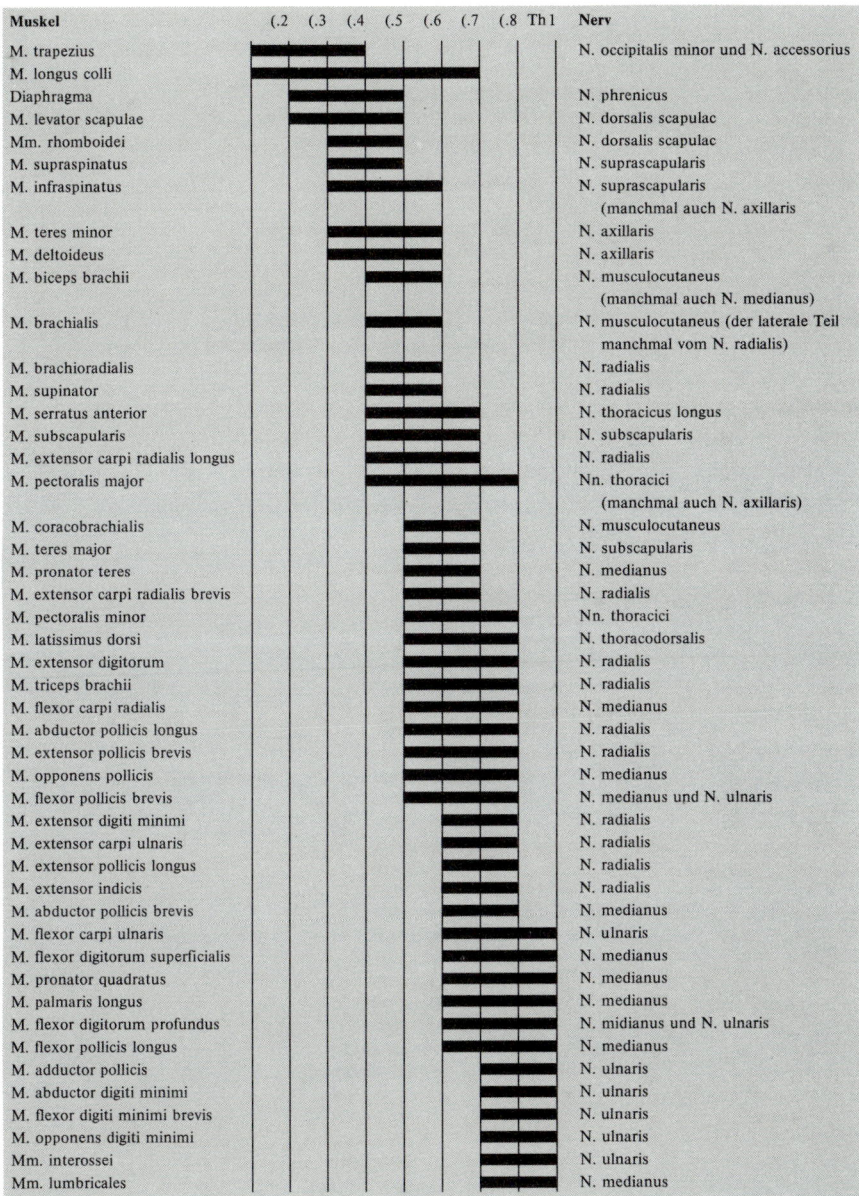

Muskel	.2	.3	.4	.5	.6	.7	.8	Th1	Nerv
M. trapezius									N. occipitalis minor und N. accessorius
M. longus colli									
Diaphragma									N. phrenicus
M. levator scapulae									N. dorsalis scapulae
Mm. rhomboidei									N. dorsalis scapulae
M. supraspinatus									N. suprascapularis
M. infraspinatus									N. suprascapularis (manchmal auch N. axillaris)
M. teres minor									N. axillaris
M. deltoideus									N. axillaris
M. biceps brachii									N. musculocutaneus (manchmal auch N. medianus)
M. brachialis									N. musculocutaneus (der laterale Teil manchmal vom N. radialis)
M. brachioradialis									N. radialis
M. supinator									N. radialis
M. serratus anterior									N. thoracicus longus
M. subscapularis									N. subscapularis
M. extensor carpi radialis longus									N. radialis
M. pectoralis major									Nn. thoracici (manchmal auch N. axillaris)
M. coracobrachialis									N. musculocutaneus
M. teres major									N. subscapularis
M. pronator teres									N. medianus
M. extensor carpi radialis brevis									N. radialis
M. pectoralis minor									Nn. thoracici
M. latissimus dorsi									N. thoracodorsalis
M. extensor digitorum									N. radialis
M. triceps brachii									N. radialis
M. flexor carpi radialis									N. medianus
M. abductor pollicis longus									N. radialis
M. extensor pollicis brevis									N. radialis
M. opponens pollicis									N. medianus
M. flexor pollicis brevis									N. medianus und N. ulnaris
M. extensor digiti minimi									N. radialis
M. extensor carpi ulnaris									N. radialis
M. extensor pollicis longus									N. radialis
M. extensor indicis									N. radialis
M. abductor pollicis brevis									N. medianus
M. flexor carpi ulnaris									N. ulnaris
M. flexor digitorum superficialis									N. medianus
M. pronator quadratus									N. medianus
M. palmaris longus									N. medianus
M. flexor digitorum profundus									N. midianus und N. ulnaris
M. flexor pollicis longus									N. medianus
M. adductor pollicis									N. ulnaris
M. abductor digiti minimi									N. ulnaris
M. flexor digiti minimi brevis									N. ulnaris
M. opponens digiti minimi									N. ulnaris
Mm. interossei									N. ulnaris
Mm. lumbricales									N. medianus

Abb. 2a: *Die radikuläre und periphere Innervation der Muskeln. Zervikalsegment 2 bis Thorakalsegment 1. (Aus SCHEID, W.: Lehrbuch der Neurologie, 4. Aufl., Thieme, Stuttgart 1980.)*

19

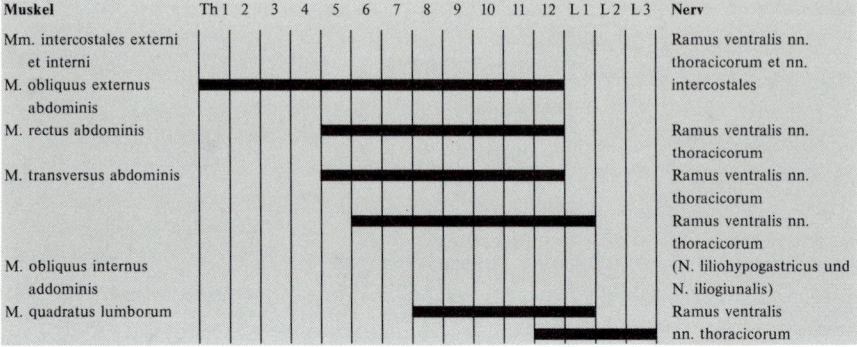

Abb. 2b: *Die radikuläre und periphere Innervation der Muskeln. Thorakalsegment 1 bis Lumbalsegment 3. (Aus SCHEID, W.: Lehrbuch der Neurologie, 4. Aufl., Thieme, Stuttgart 1980.)*

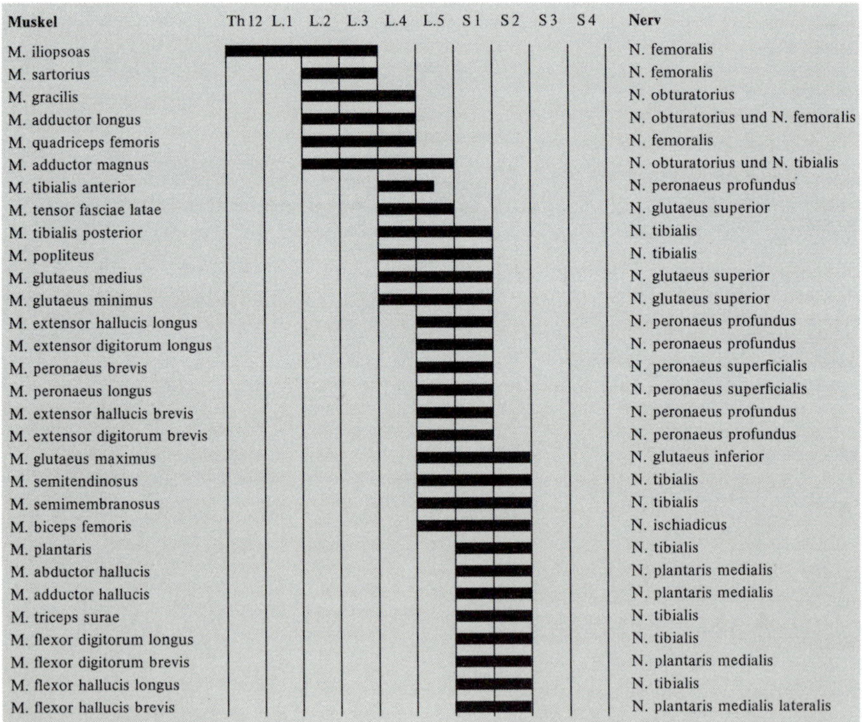

Muskel	Th 12 L.1 L.2 L.3 L.4 L.5 S 1 S 2 S 3 S 4	Nerv
M. iliopsoas		N. femoralis
M. sartorius		N. femoralis
M. gracilis		N. obturatorius
M. adductor longus		N. obturatorius und N. femoralis
M. quadriceps femoris		N. femoralis
M. adductor magnus		N. obturatorius und N. tibialis
M. tibialis anterior		N. peronaeus profundus
M. tensor fasciae latae		N. glutaeus superior
M. tibialis posterior		N. tibialis
M. popliteus		N. tibialis
M. glutaeus medius		N. glutaeus superior
M. glutaeus minimus		N. glutaeus superior
M. extensor hallucis longus		N. peronaeus profundus
M. extensor digitorum longus		N. peronaeus profundus
M. peronaeus brevis		N. peronaeus superficialis
M. peronaeus longus		N. peronaeus superficialis
M. extensor hallucis brevis		N. peronaeus profundus
M. extensor digitorum brevis		N. peronaeus profundus
M. glutaeus maximus		N. glutaeus inferior
M. semitendinosus		N. tibialis
M. semimembranosus		N. tibialis
M. biceps femoris		N. ischiadicus
M. plantaris		N. tibialis
M. abductor hallucis		N. plantaris medialis
M. adductor hallucis		N. plantaris medialis
M. triceps surae		N. tibialis
M. flexor digitorum longus		N. tibialis
M. flexor digitorum brevis		N. plantaris medialis
M. flexor hallucis longus		N. tibialis
M. flexor hallucis brevis		N. plantaris medialis lateralis

Abb. 2c, Fortsetzung auf der nächsten Seite

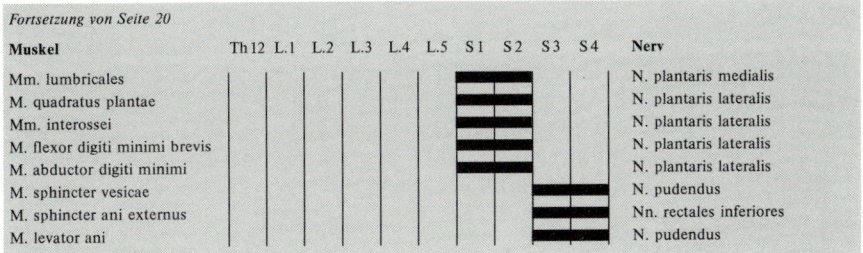

Fortsetzung von Seite 20

Muskel	Th 12	L.1	L.2	L.3	L.4	L.5	S 1	S 2	S 3	S 4	Nerv
Mm. lumbricales							■				N. plantaris medialis
M. quadratus plantae							■				N. plantaris lateralis
Mm. interossei							■				N. plantaris lateralis
M. flexor digiti minimi brevis							■				N. plantaris lateralis
M. abductor digiti minimi							■				N. plantaris lateralis
M. sphincter vesicae									■		N. pudendus
M. sphincter ani externus									■		Nn. rectales inferiores
M. levator ani									■		N. pudendus

Abb. 2c: *Die radikuläre und periphere Innvervation der Muskeln. Thorakalsegment 12 bis Sakralsegment 4. (Aus SCHEID, W.: Lehrbuch der Neurologie, 4. Aufl., Thieme, Stuttgart 1980.)*

Die *Monoparese* betrifft eine Extremität, die *Hemiparese* eine Körperseite, die *Paraparese* beide Beine, die *Tetraparese* alle Extremitäten (– plegie bezeichnet denselben Tatbestand wie – parese). Je nach Art und Grad der Lähmung kommt es zu *trophischen Störungen* der Muskulatur. Bei peripheren Lähmungen beginnt eine Verschmächtigung der paretischen Muskeln schon nach wenigen Tagen. Bei ausgeprägten *atrophischen Lähmungen* ist die Muskelmasse häufig erheblich vermindert (Abb. 15, 47 und 49). Ein Muskelschwund ähnlich der Atrophie infolge einer Parese kann entstehen als *Inaktivitätsatrophie* bei längerer Ruhigstellung des Muskels (langdauerndes Krankenlager, Gipsverband).

Der *Tonus der Muskulatur* wird gleichzeitig mit der Lähmung verändert. Bei der peripheren Lähmung führt die Verminderung des *Muskeltonus* zur Erschlaffung der paretischen Muskulatur. Die zentrale Lähmung bringt eine spastische oder auch eine rigorartige Tonuserhöhung mit sich. Tonusänderungen können erkennbar sein an bestimmten Haltungen (s. auch: Die wichtigsten neurologischen Syndrome und die Prinzipien ihrer krankengymnastischen Behandlung, S. 49 und Abb. 87 und 103), sie sind tastbar und werden schließlich durch die passive Bewegung beurteilt.

Außer einer Lähmung können auch *motorische Reizerscheinungen* die willkürliche Bewegung beeinträchtigen. *Faszikuläre Zuckungen* sind blitzartige Kontraktionen einzelner Muskelfaserbündel ohne einen Bewegungseffekt. Sie können Hinweis sein auf degenerative Prozesse im motorischen Vorderhorn des Rückenmarks. Zu den motorischen Reizerscheinungen gehören auch die verschiedenen Formen der *Hyperkinesen.* Die einzelnen Arten des *Tremors* werden ebenso im Zusammenhang mit den jeweiligen Krankheitsbildern besprochen wie die *choreatischen,* die *athetotischen, dystonen und ballistischen* Bewegungsabläufe. Gleichfalls bei der Abhandlung der Krankheitsbilder werden die *myotone und die myasthenische Reaktion* dargestellt.

Nahezu jede Störung der Motilität geht einher mit einer *Veränderung der elektrischen Erregbarkeit* – und – oder einer qualitativen oder quantitativen *Abwandlung der Muskelaktionspotentiale.* Die elektrische Untersuchung der Nerven und der Muskeln ist auf S. 41 dargestellt.

Reflexe

Die *Reflexe* geben Auskunft über den Funktionszustand des Nervensystems und gestatten in erster Linie die Unterscheidung zwischen zentralen und peripheren Paresen. Eine kleine Anzahl von Reflexen reicht für eine zuverlässige Beurteilung aus. Geprüft werden die *physiologischen* und die *pathologischen Reflexe*.

Physiologische Reflexe. Die *physiologischen Reflexe* sind beim Gesunden auf einen bestimmten Reiz hin erfolgende typische Bewegungen. Ihre Abschwächung oder ihr Fehlen weist auf eine Störung im peripheren Funktionssystem hin – von den seltenen Fällen abgesehen, in denen ohne das Vorliegen einer Krankheit bei einem gesunden Menschen die normalen Reflexe fehlen („konstitutionelle Areflexie").

Auch beim Gesunden ist die Lebhaftigkeit der physiologischen Reflexe individuell verschieden. Nicht immer sind daher schwache oder lebhafte Reflexe sichere Zeichen einer Erkrankung. Wichtig ist bei jeder Prüfung der Seitenvergleich.

Bizepsreflex. Auf das Beklopfen der Bizepssehne in der Ellenbeuge erfolgt eine rasche Beugung des Unterarms.

Radiusperiostreflex. Der Schlag mit dem Reflexhammer auf das handnahe Radiusdrittel führt gleichfalls zu einer Beugung im Ellenbogengelenk.

Trizepsreflex. Beim Beklopfen der Trizepssehne dicht am gebeugten Ellenbogengelenk kommt es zu einer kurzen Streckung des Unterarmes.

Patellarsehnenreflex. Der Schlag auf die Patellarsehne unterhalb der Kniescheibe bewirkt eine Streckung im zuvor leicht gebeugten Kniegelenk.

Achillessehnenreflex. Kurze Senkung des Fußes nach Beklopfen der Achillessehne.

Bei der Prüfung dieser Reflexe sollten die untersuchten Extremitäten entspannt sein. Die vorgenannten physiologischen Reflexe sind *Eigenreflexe*. Der Dehnungsreiz auf den *Muskeln* wird mit einer Kontraktion desselben *Muskels* beantwortet.

Bauchhautreflexe. Als *Fremdreflexe* wichtig sind in der Gruppe der physiologischen Reflexe die Bauchhautreflexe. Der Untersucher streicht mit der Spitze einer Nadel von der Seite zur Mitte leicht über die Bauchhaut. Auf den Reiz der *Haut* zieht sich die Bauch*muskulatur* im entsprechenden Abschnitt kurz zusammen.

Pathologische Reflexe. Das Auftreten *pathologischer Reflexe* ist jenseits des Säuglingsalters stets der Beweis für das Vorliegen einer Spastik, einer Schädigung also im zentralen motorischen Neuron.

TRÖMNER-*Reflex.* Der Untersucher schlägt mit seinen Fingern kurz gegen die Fingerbeeren an der leicht nach unten flektierten Hand des Patienten. Ist der Reflex positiv, kommt es zu einer raschen Beugung der Finger und zu einer Adduktion des Daumens. Bei Menschen mit einer deutlichen vegetativen Labilität ist ein seitengleich auslösbarer TRÖMNER-Reflex nicht als pathologisch zu werten.

BABINSKI-*Reflex*. Mit dem Griff des Reflexhammers streicht der Untersucher am äußeren Fußsohlenrand des Kranken entlang. Bei positivem Reflex geht die Großzehe langsam nach oben – Extension –, die übrigen Zehen werden gebeugt und gespreizt.

ROSSOLIMO-*Reflex*. Der Untersucher schlägt mit seinen Fingern kurz unter die Zehenkuppen des Patienten. Es folgt eine schnelle Beugung der Zehen.

Sensibilität

Ein normales Empfinden setzt die ungestörte Funktion von Gehirn, Rückenmark und peripheren Nerven voraus. Verschiedene Krankheiten oder Schädigungen können zu unterschiedlichen *Sensibilitätsstörungen* führen. Einen zuverlässigen Befund wird nur der geduldige und erfahrene Untersucher erheben. Voraussetzung ist die aufmerksame Mitarbeit des Kranken. Bei der Ermittlung sollen Begrenzung und Grad der Empfindungsstörung festgestellt werden. Die Verteilung der Sensibilitätsstörungen gestattet bei Funktionsausfällen im Rückenmark und im peripheren Nervensystem eine Lokalisation des Schadens (Abb. 3 und 4).

Oberflächensensibilität. Hierzu gehören Berührungs-, Schmerz- und Temperaturempfinden.

Das *Berührungsempfinden* wird geprüft durch Bestreichen der Haut mit dem Finger oder mit einem Watteträger.

Hypaesthesie ist die Herabsetzung des Berührungsempfindens, *Anaesthesie* die Aufhebung, *Hyperaesthesie* eine verstärkte Wahrnehmung des Berührungsreizes. *Allaesthesie* ist die Verfälschung der Wahrnehmung in der Form, daß eine Berührung etwa als „Elektrisieren" oder „Kribbeln" erlebt wird.

Das *Schmerzempfinden* wird untersucht durch Nadelstiche in die Haut. *Hypalgesie* ist die Minderung der Schmerzwahrnehmung, *Analgesie* ihre Aufhebung und *Hyperpathie* ist das unangenehm verstärkte Empfinden eines leichten Schmerzreizes. Das *Temperaturempfinden* – geprüft mit zwei gleich geformten Glasröhrchen mit heißem Wasser und mit Eis – kann gleichfalls herabgesetzt = *Thermhypaesthesie*, aufgehoben = *Thermanaesthesie* oder gesteigert = *Thermhyperaesthesie* sein.

Außerdem können auch ohne äußeren Reiz *Mißempfindungen* auftreten. Diese *Paraesthesien* werden zumeist als „Kribbeln", „Ameisenlaufen", „Brennen" oder „Stechen" angegeben.

Tiefensensibilität. Hierher werden Lage-, Bewegungs-, Vibrationsempfinden gezählt. Bei der Untersuchung des *Lageempfindens* (Lagesinn) schließt der Unter-

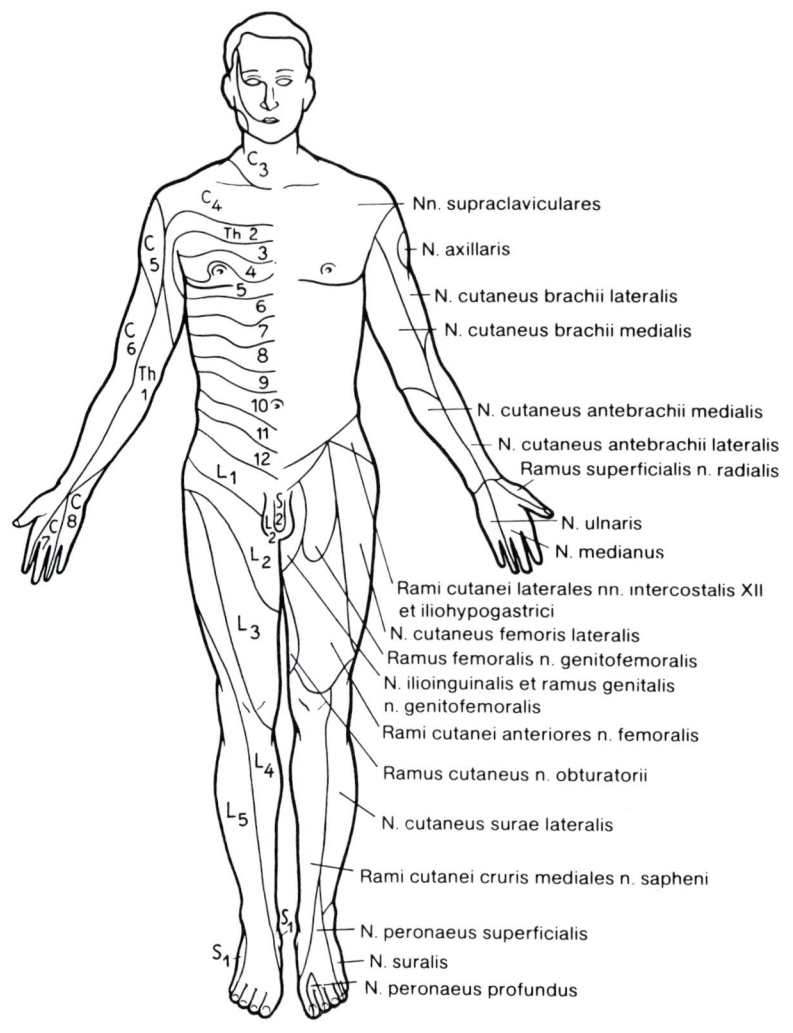

Abb. 3: *Sensible Versorgung der Haut.*
Rechte Körperhälfte: radikuläre Versorgungsgebiete. – Linke Körperhälfte: Versorgungsberei-
che der peripheren Nerven. (Aus SCHEID, W.: Lehrbuch der Neurologie, 4. Aufl., Thieme,
Stuttgart 1980.)

suchte die Augen; der Arzt bringt eine Extremität oder einen Teil derselben in eine
bestimmte Position, und der Kranke soll die gleiche Lage auf der anderen Körperseite herstellen.

Das *Bewegungsempfinden* gestattet dem Kranken, bei geschlossenen Augen,

24

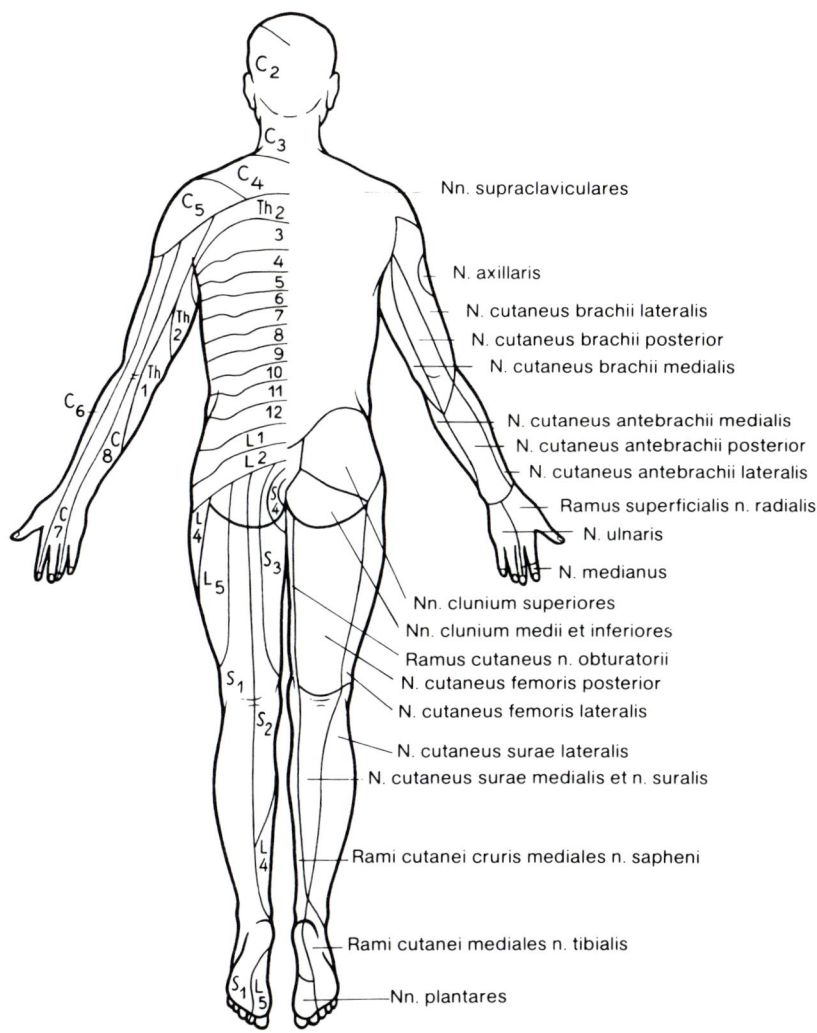

Abb. 4: *Sensible Versorgung der Haut.*
Linke Körperhälfte: radikuläre Versorgungsgebiete. – Rechte Körperhälfte: Versorgungsbereiche der peripheren Nerven. (Aus SCHEID, W.: Lehrbuch der Neurologie, 4. Aufl., Thieme, Stuttgart 1980.)

vom Untersucher vorgenommene (passive) Bewegungen eines Extremitätenabschnitts zu erkennen.

Vibrationsempfinden ist die Fähigkeit, die Schwingungen einer angeschlagenen Stimmgabel auf Knochen, Finger- oder Zehenkuppen wahrzunehmen.

Auch im Bereich der Tiefensensibilität kommen Mißempfindungen als *Tiefen-paraesthesien* vor, etwa beschrieben als „das Bein ist bandagiert", „unter der Fußsohle klebt eine Holzplatte an", der Boden wird „wie Schaumgummi" erlebt.
Stereognosie ist die Fähigkeit, bei geschlossenen Augen durch Betasten einen Gegenstand zu erkennen. *Stereoagnosie* ist die Aufhebung dieses Vermögens.

Koordination

Für Kraft, Dauer und harmonischen Ablauf einer Bewegung muß eine Anzahl von Einzelfunktionen der Muskulatur aufeinander abgestimmt werden. Eine Störung dieser *Koordination, die Ataxie,* kann durch Schäden im Großhirn – *zerebrale Ataxie* –, im Kleinhirn – *zerebellare Ataxie* – oder im Rückenmark – *spinale Ataxie* – bedingt sein. Gezielte Bewegungen werden durch eine Ataxie erschwert oder unmöglich gemacht.

Sofern nicht die Klagen des Patienten, sein Gangbild oder seine Geschicklich-keit beim Hantieren bereits die Koordinationsstörungen erkennen lassen, decken Finger-Nase-Versuch oder Knie-Hacke-Versuch die Beeinträchtigung auf: der Kranke soll bei geschlossenen Augen den Zeigefinger zur Nasenspitze führen und im zweiten Versuch die Ferse des einen Beines auf die Kniescheibe der anderen Seite.

Sprache und andere höhere Leistungen

Sprechvermögen und Wortverständnis müssen im Rahmen der neurologischen Untersuchung geprüft werden.

Aphasie ist der vollständige Verlust der *Sprache.* Bei der *motorischen Aphasie* kann der Kranke nicht sprechen, wohl aber verstehen, was man zu ihm sagt. Die *sensorische Aphasie* macht den Betroffenen das Wortverständnis unmöglich (etwa vergleichbar der Unfähigkeit, eine Fremdsprache zu verstehen).

Da das Sprachzentrum in der linken Hirnhälfte liegt, ist mit einer Aphasie zu rechnen bei einer linkshirnigen Schädigung – meist verbunden mit rechtsseitiger Hemiparese –. Der Linkshänder hat das Sprachzentrum auf der rechten Hirnseite.

Dysarthrie ist eine undeutliche Sprache, bedingt durch die Schädigung in dem für die Sprechmuskulatur verantwortlichen zentralen oder peripheren motorischen Neuron.

Dem Sprachvermögen verwandt sind andere höhere Leistungen des Nervensy-stems, die bei verschiedenen Erkrankungen gleichfalls gestört sein können:

Agraphie = Unfähigkeit zu schreiben,
Alexie = Unfähigkeit zu lesen,
Akalkulie = Unfähigkeit zu rechnen,

Agnosie	= Störung des optischen oder akustischen Erkennens bei normalem Hör- und Sehvermögen,
Apraxie	= Unvermögen zu geschicktem und zielstrebigem Hantieren, obgleich eine Motilitätsstörung nicht vorliegt.

Vegetative Funktionen

In den Rahmen der neurologischen Untersuchung gehört auch die Erforschung der *vegetativen Funktionen.* Es wird gefragt nach *Blasen-* und *Darmtätigkeit,* nach vermehrter *Schweiß-* oder *Talgabsonderung, Labilität des Kreislaufs. Fleckige Hautrötung* oder ein feinschlägiger *Tremor der Finger* können Hinweise auf eine vegetative Übererregbarkeit sein.

Psychischer Befund

Zu einer vollständigen neurologischen Untersuchung gehört stets auch die Erhebung des *psychischen Befundes.* Einmal können Normabweichungen der geistig-seelischen Funktionen die Angaben zur Vorgeschichte beeinträchtigen, und zum anderen sind nicht selten psychische Störungen neben neurologischen Ausfallserscheinungen Symptome bei Schädigungen des Nervensystems. Beurteilt werden die Bewußtseinslage, die Orientierung über Ort, Zeit und die Daten zur eigenen Person. Alsdann werden Gedächtnis und Merkfähigkeit geprüft, im gewissen Umfang die intellektuellen Fähigkeiten. Wichtig sind außerdem Stimmungslage sowie Antrieb und Aktivität. Keinesfalls dürfen Sinnestäuschungen (Halluzinationen) und Wahnvorstellungen verborgen bleiben. Simulationen jedweder Art müssen erkannt werden.

Zusatzuntersuchungen in der Neurologie

Über die neurologische Untersuchung hinaus sind in vielen Fällen für die Diagnostik Zusatzuntersuchungen notwendig. Ihre Wahl ergibt sich aus der jeweiligen Fragestellung. Über mögliche Folgen eingreifenderer Maßnahmen muß der Kranke in angemessener Form unterrichtet werden. Stets ist insbesondere vor allen nicht ganz risikolosen diagnostischen Eingriffen das ausdrückliche Einverständnis des Kranken oder seines Vormundes (bei Kindern des Sorgeberechtigten) einzuholen.

Bei bewußtlosen Kranken, für die eine Verzögerung oder Unterlassung des Eingriffs eine akute Gefahr bedeutet, können die Untersuchungsmaßnahmen auch ohne vorherige Einwilligung erfolgen.

Liquoruntersuchung

Der *Liquor cerebrospinalis* umgibt das Hirn im Schädelinnern, das Rückenmark und die Nervenwurzeln im Wirbelkanal und füllt die Hirnkammern (Ventrikel) aus. Bei zahlreichen Erkrankungen des Nervensystems zeigt der Liquor Veränderungen, so daß seine Untersuchung zu einem der wichtigsten diagnostischen Hilfsmittel gehört. Der Eingriff ist bei sachgerechtem Vorgehen nicht gefährlich. – Bei Vorliegen einer *Drucksteigerung im Schädelinnern* durch einen raumfordernden Prozeß (Stauungspapille!) ist die Liquorentnahme nicht gestattet.

Liquorentnahme. Die Liquorentnahme kann lumbal oder subokzipital erfolgen.

Die *Lumbalpunktion* wird am liegenden oder sitzenden Patienten vorgenommen. Zwischen zwei Wirbeln im Bereich der unteren Lendenwirbelsäule wird die mit einem Mandrin versehene Spezialnadel in den Wirbelkanal eingeführt (Abb. 5). Der Eingriff wird erleichtert, wenn der Patient – von einer Hilfsperson gehalten – die Lendenwirbelsäule vorwärts beugt („Katzenbuckel"). Leichte Kopfschmerzen am Tage nach der Untersuchung – seltener während einiger Tage – kommen vor, klingen aber stets folgenlos ab.

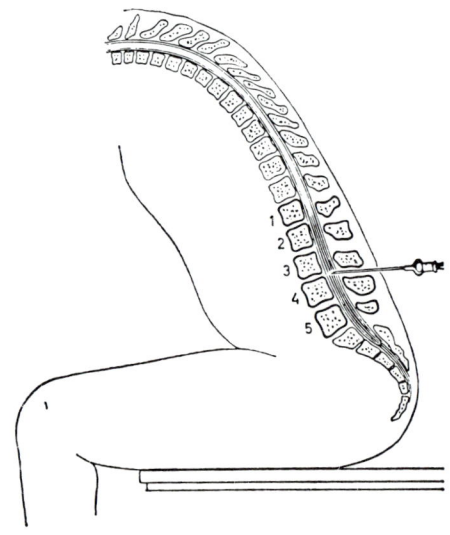

Abb. 5: *Lumbale Liquorentnahme. (Aus SCHEID, W.: Lehrbuch der Neurologie, 4. Aufl., Thieme, Stuttgart 1980.)*

28

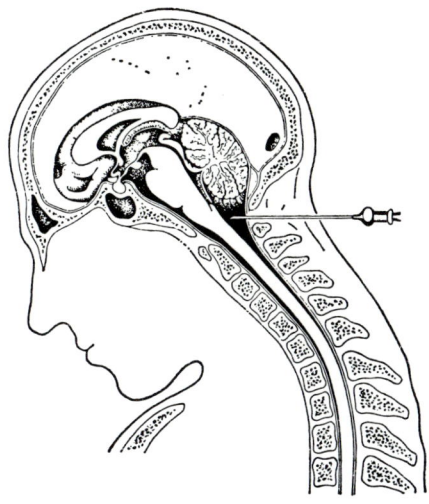

Abb. 6: *Subokzipitale Liquorentnahme. (Aus SCHEID, W.: Lehrbuch der Neurologie, 4. Aufl., Thieme, Stuttgart 1980.)*

Bei der *Subokzipitalpunktion* wird der Liquor aus der Cisterna cerebellomedullaris gewonnen. Die Punktionsnadel geht zwischen Hinterhauptschuppe und 1. Halswirbel ein (Abb. 6). Auch diese Liquorentnahme kann am liegenden oder sitzenden Patienten vorgenommen werden. In jedem Falle ist es wichtig, daß von einer Pflegeperson der Kopf des Patienten in starker Beugehaltung fest fixiert wird, da eine Abweichung der Nadel aus der Mittellinie oder ein zu tiefes Eindringen nicht ganz risikolos ist.

Liquorbefund. Der normale Liquor ist wasserklar. Beimengungen von Eiter oder Blut sind makroskopisch erkennbar und von ausschlaggebender diagnostischer Bedeutung.

Bei der *mikroskopischen Untersuchung* interessiert die Anzahl der Leukozyten (bis zu 5 Zellen pro mm^3 kommen auch beim Gesunden vor) und die Differenzierung der Zellen (Granulozyten, Lymphozyten, Erythrozyten und pathologische Zellen). Vornehmlich bei entzündlichen Prozessen kommt es zu einer Zellvermehrung = „Pleozytose". Bei bakteriellen Entzündungen sind häufig die Erreger unter dem Mikroskop erkennbar.

Mit *chemischen und biochemischen Methoden* wird der Eiweißgehalt bestimmt und differenziert. Von großer Bedeutung ist die quantitative Messung von Immunglobulinen. Stets muß eine Untersuchung auf die Lues-Reaktionen erfolgen. Manchmal ist die Feststellung des Zuckergehaltes von Bedeutung. Bei Verdacht auf eine Virusinfektion des Nervensystems erfolgen Untersuchungen in einem Speziallaboratorium.

Röntgenuntersuchung

Viele Erkrankungen oder Schädigungen des Nervensystems gehen mit Veränderungen am Schädelknochen oder an der Wirbelsäule einher. Dann können Röntgenuntersuchungen mit Übersichts-, Schicht- oder Spezialaufnahmen zur Diagnose beitragen. Auch pathologische Verkalkungen und schattengebende Fremdkörper werden bei der Röntgenuntersuchung erfaßt.

Computer-Tomographie

Bei der 1971 in die klinische Diagnostik eingeführten *Computer-Tomographie* verzichtet man auf eine direkte Abbildung mit Hilfe von Röntgenstrahlen. Vielmehr wird die Strahlenabsorption bestimmter Gewebsschichten durch Abtasten mit einem gebündelten Röntgenstrahl aus unterschiedlichen Richtungen nacheinander gemessen und fortlaufend registriert. Die gewonnenen Daten werden in einen entsprechend programmierten Computer eingegeben, der innerhalb von Sekunden bis zu einer Minute ein Schnittbild errechnet und damit die Beurteilung eines größeren Gewebegebietes hinsichtlich seines Röntgenstrahlen-Schwächungsverhaltens (Strahlenabsorption) ermöglicht. Das *Prinzip der Methode* beruht also auf der quantitativen Registrierung der Strahlenabsorption innerhalb genau definierter Gebiete einer bestimmten Gewebsschicht und der anschließenden Darstellung von Bezirken unterschiedlicher Gewebsdichte in Form verschiedener Grau-Tönungen in einem vom Computer erzeugten Rasterbild.

Das Computer-Tomogramm stellt einen *Horizontalschnitt* durch den Schädel dar und zeigt die wichtigsten intrakraniellen Strukturen mit großer Genauigkeit. Durch den Nachweis selbst geringer Gewebsdichtedifferenzen können normales Hirngewebe, Liquorräume, Hirntumoren, Blutungen, Zysten, Verkalkungen und Ödemzonen voneinander unterschieden werden (Abb. 7). In vielen Fällen heben sich sogar die etwas dichteren Stammganglien vom umgebenden Marklager ab. Mit den neuesten Geräten ist es möglich, weiße und graue Hirnsubstanz eindeutig zu differenzieren. Computer-Tomographiegeräte mit größerer Eingangsöffnung erlauben auch eine Schichtung in vertikaler Richtung.

Die Computer-Tomographie ist im Vergleich zu den eingreifenden neuroradiologischen Untersuchungsverfahren absolut schmerz- und gefahrlos. Die *Strahlenbelastung* kommt etwa derjenigen einer einfachen Schädelübersichtsaufnahme gleich. Während des Untersuchungsablaufs (20 sec bis 6 min für eine Doppelschicht, je nach Gerät) muß zur Erzielung einer optimalen Bildqualität der Kopf völlig ruhig gehalten werden. Bei Kindern bis zu 5 Jahren und motorisch unruhigen oder bewußtlosen Patienten ist daher manchmal eine *Narkose* erforderlich.

Für die meisten Fragestellungen reicht das *Nativbild* aus, es werden keinerlei zusätzliche Hilfsmittel benötigt, um die richtige Diagnose stellen zu können. Nur bei bestimmten Krankheitsprozessen, etwa dem Gefäßreichtum einer Hirngeschwulst, oder bei einer Störung der Blut-Hirnschranke und zur Darstellung von

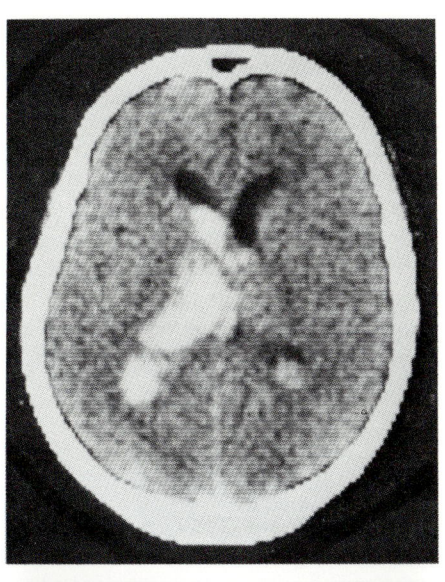

a)

Abb. 7: Computer-Tomogramme.
a) *Typische Massenblutung im Bereich der linken Stammganglien mit Einbruch in das Ventrikelsystem (geronnenes Blut erscheint weiß) bei einem 63jährigen Mann mit bekanntem Hypertonus (Neurochir. Univ.-Klinik München-Großhadern, CT-Nr. 940/75).*
b) *Großer frontobasaler Hirntumor (Olfaktoriusmeningeom) bei einem 65-jährigen Mann mit Riechstörungen und Wesensveränderung. Homogene Dichteanhebung im Tumor nach Kontrastverstärkung (Neurochir. Univ.-Klinik München-Großhadern, CT-Nr. 4609/76).*

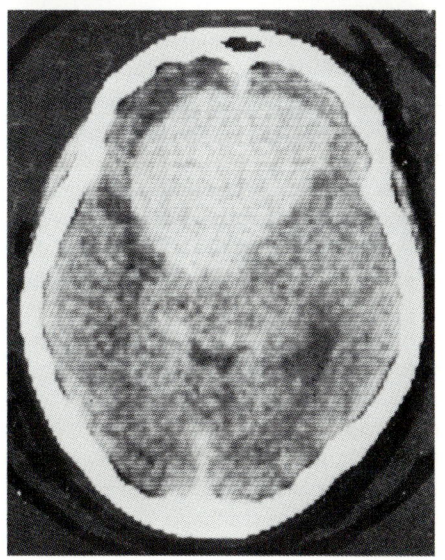

b)

Hirntumoren spritzt man dem Patienten eines der gebräuchlichen Kontrastmittel in die Vene und erzielt dadurch oft eine diagnostisch sehr aufschlußreiche *Kontrastverstärkung* im erkrankten Hirngebiet.

Die wichtigsten *Indikationen* zur computer-tomographischen Untersuchung

31

stellen Hirntumoren (bei 98% Treffsicherheit), „Schlaganfälle", Schädel-Hirnverletzungen, Hirnabszesse, Aneurysmablutungen, hirnatrophische Prozesse, der kindliche Hydrozephalus und Gehirnmißbildungen dar. Auch Tumoren in der Augenhöhle sind im Computer-Tomogramm zu erkennen. Gerade bei *akuten Notfällen* hat sich die Computer-Tomographie allen anderen Untersuchungsverfahren als überlegen erwiesen, da bereits wenige Minuten nach der Krankenhausaufnahme die richtige Diagnose gestellt werden kann.

Die Computer-Tomographie ist nicht nur das schnellste und aussagekräftigste Verfahren, sondern auch die Methode mit der geringsten Gefährdung und Belastung des Patienten unter allen neuroradiologischen Untersuchungsverfahren. Das computer-tomographische Untersuchungsergebnis bedarf nur in bestimmten Fällen, etwa vor dem operativen Eingriff bei einem Hirntumor oder einer Gefäßmißbildung der Ergänzung durch eine Angiographie.

Kontrastmittelverfahren

Die einfache Röntgenuntersuchung und auch die Computer-Tomographie müssen in manchen Fällen durch Kontrastmittelverfahren ergänzt werden.

Pneumenzephalographie. Die *Pneumenzephalographie (= Luftenzephalographie)* ermöglicht eine Darstellung der Hirnkammern (= Ventrikel) und des Subarachnoidealraumes (Abb. 8). Als Kontrastmittel dient Luft, die durch Lumbal- oder Subokzipitalpunktion gegen eine entsprechende Menge Liquor ausgetauscht wird. Veränderungen von Form, Größe und Lage der einzelnen Liquorraumabschnitte auf den Röntgenbildern können Hinweise auf Tumoren, Atrophien und Mißbildungen geben. Auf diese für den Patienten doch recht unangenehme Untersuchung (heftige Kopfschmerzen, Erbrechen, Kreislaufregulationsstörungen oft über mehrere Tage) kann heute nahezu vollständig verzichtet werden, da das Computer-Tomogramm des Schädels eine zuverlässigere Übersicht über die anatomischen Verhältnisse liefert.

Ventrikulographie. Bei einer Drucksteigerung im Schädelinnern sind Liquorentnahme und die Luftenzephalographie mit großen Risiken belastet. Zur Darstellung der Hirnkammern (wie bei der Luftenzephalographie) wurde daher früher vom Neurochirurgen über ein Bohrloch in der Schädeldecke eine Kanüle in die Ventrikel eingeführt und auf diesem Wege Luft als Kontrastmittel in die Hirnkammern geleitet. Diese Methode konnte nach Einführung der Computer-Tomographie aufgegeben werden. Auch erhöhter Schädelinnendruck gestattet die Tomographie.

Angiographie. Die *Angiographie* im Bereich der Neurologie dient der Darstellung der intrakraniellen Gefäße und der vom Aortenbogen abgehenden und zum Gehirn führenden großen Arterien.

Bei Verdacht auf einen Prozeß in einer Großhirnhemisphäre wird das Kontrastmittel in die entsprechende *Art. carotis* injiziert. Zur Untersuchung der hinteren Schädelgrube oder der großen extrakraniellen Gefäße wird ein Katheter von einer Punktionsstelle in der *Art. femoralis* am Bein herzwärts vorgeschoben bis in den

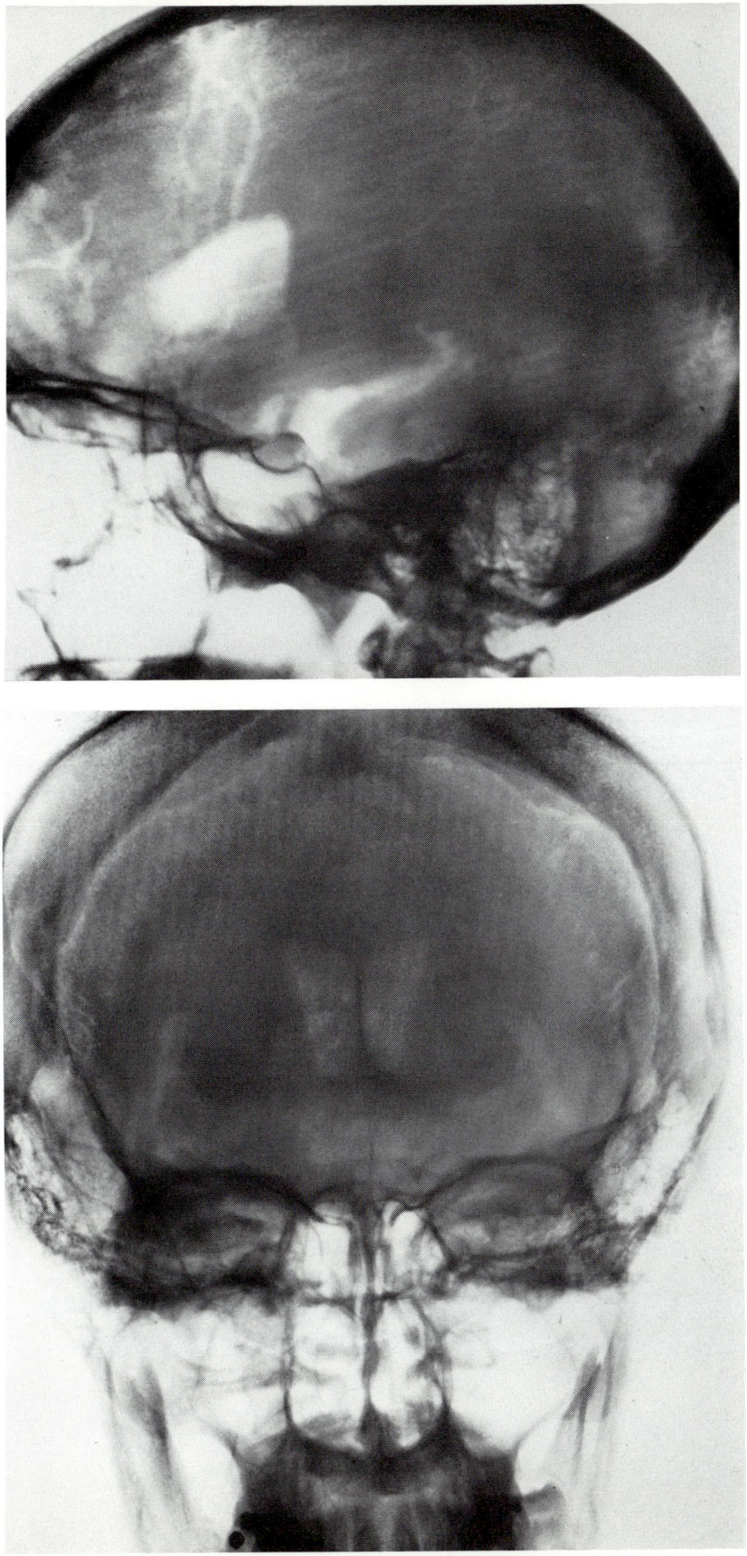

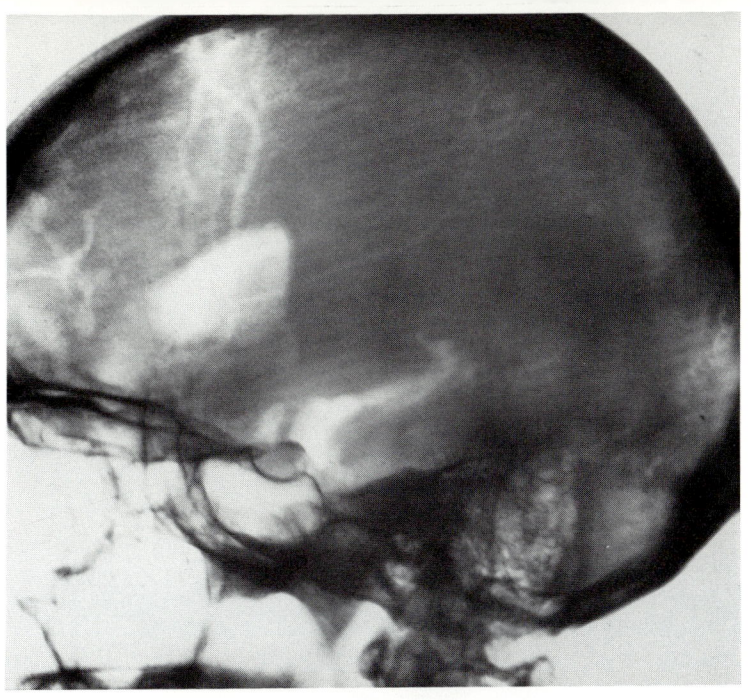

Abb. 8: *Luften-
zephalogramm.
Darstellung
der Hirnkammern
mit Luft als
Kontrastmittel.*
a) *vordere
Abschnitte der
Seitenventrikel
von der Seite,*
b) *vordere
Abschnitte der
Seitenventrikel
von vorn,*

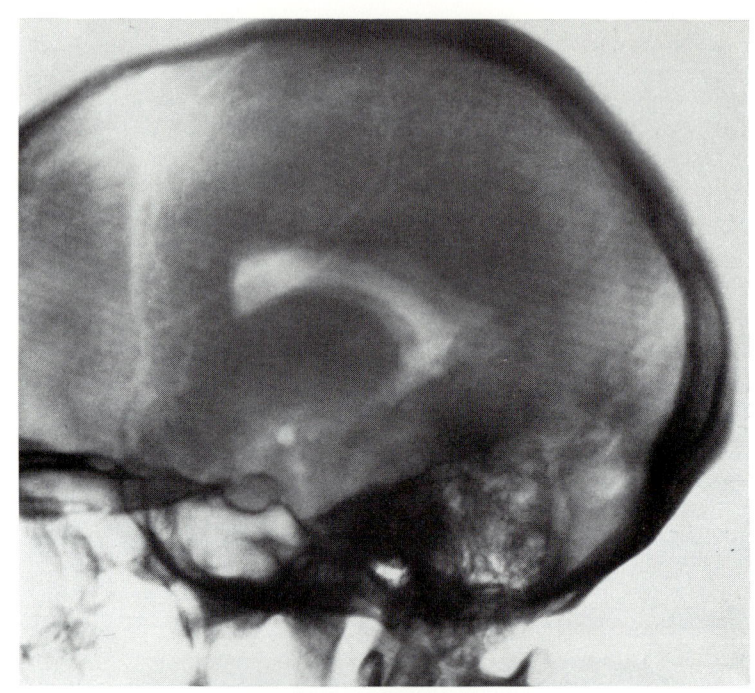

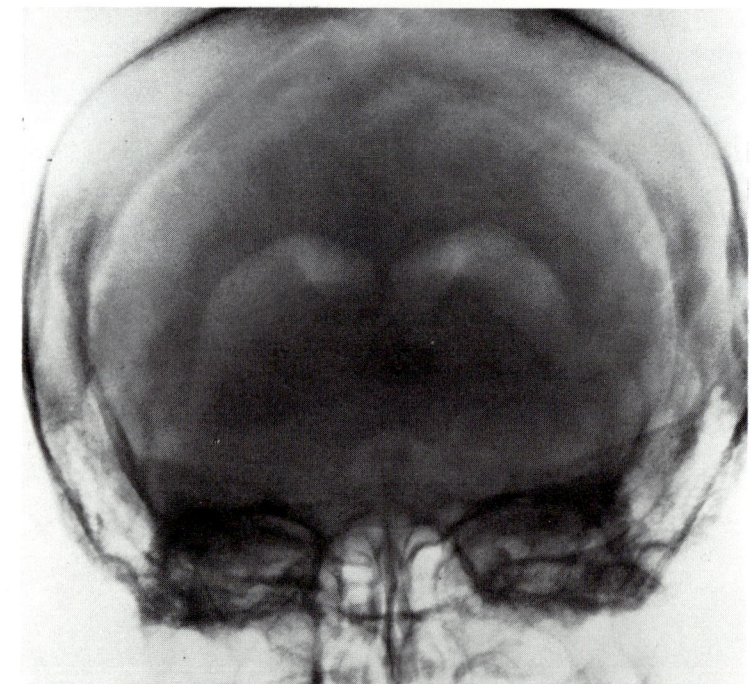

Abb. 8
c) *hintere Abschnitte der Seitenventrikel von der Seite,*
d) *hintere Abschnitte der Seitenventrikel von vorn.*

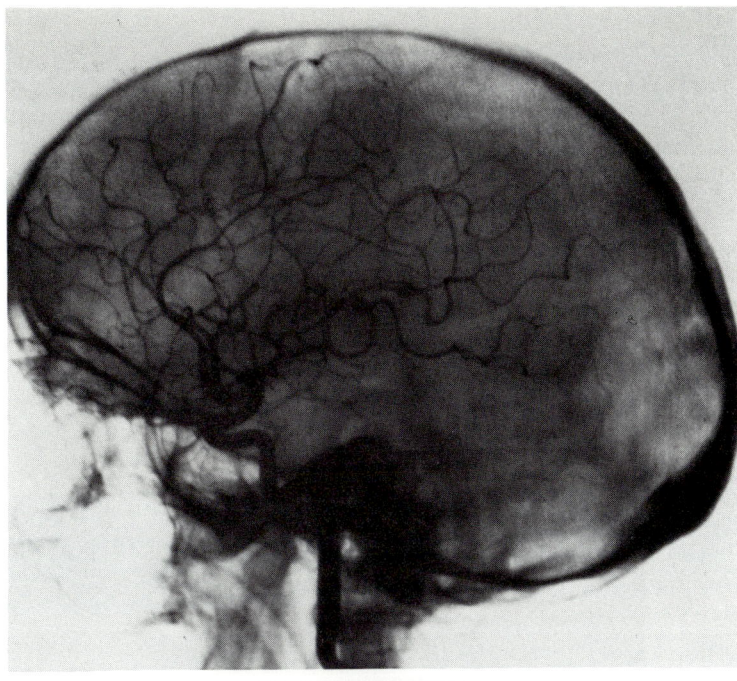

Abb. 9: *Karo-tisangiographie. Kontrast-darstellung der Hirnblutgefäße, arterielle Phase,* **a)** *von der Seite,* **b** *von vorn.*

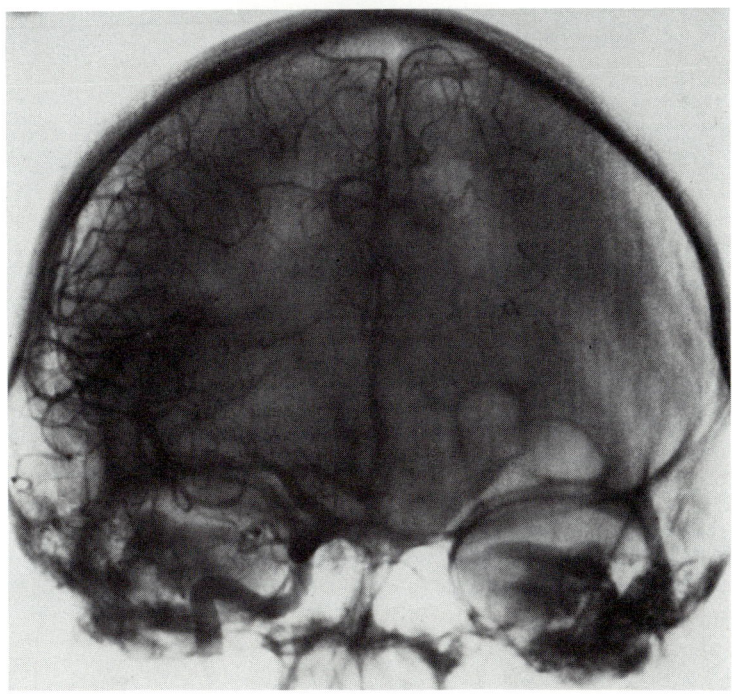

Aortenbogen. Das Kontrastmittel wird dann über diesen Katheter in das gewünschte Gefäß gelenkt. Während das Mittel durch die Gefäße strömt, werden rasch aufeinanderfolgende Röntgenaufnahmen von vorn und von der Seite angefertigt (Abb. 9). Eine Verlagerung der Blutgefäße, Einengung und Verschluß einzelner Abschnitte oder Mißbildungen erlauben Rückschlüsse auf den zugrunde liegenden Krankheitsprozeß (Abb. 98–101).

Myelographie. Bei der *Myelographie* wird mit Hilfe eines von lumbal oder von subokzipital eingeführten Kontrastmittels der Wirbelkanal untersucht. Ort der Injektion und Wahl des Kontrastmittels richten sich danach, in welchem Bereich

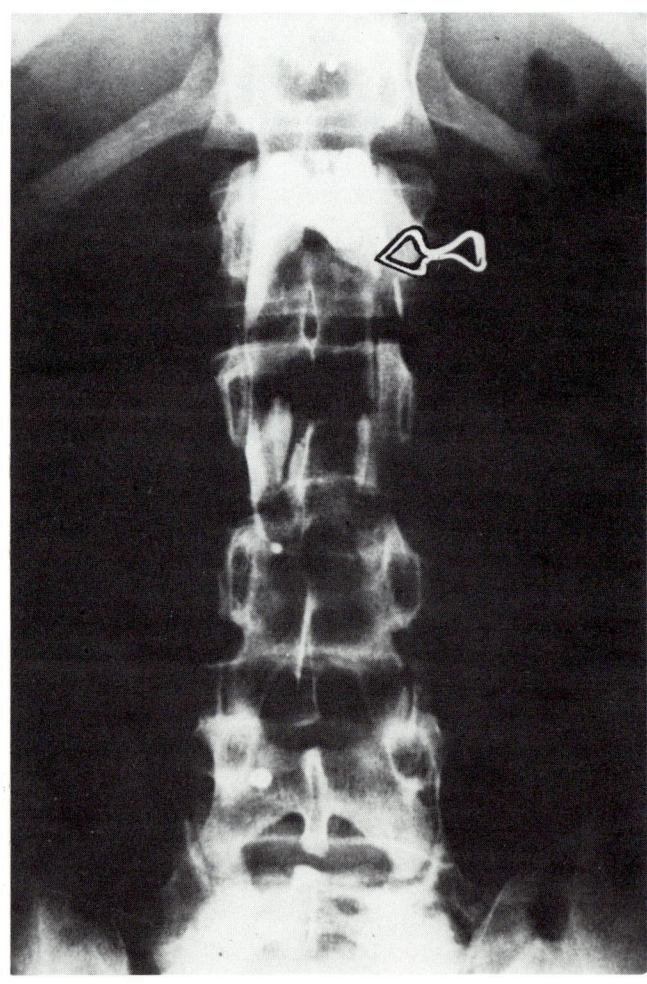

Abb. 10: *Myelogramm. Darstellung des Wirbelkanals mit einem öligen Kontrastmittel. Behinderung der Kontrastmittelpassage in Höhe des Pfeiles.*

36

eine Einengung des Wirbelkanals durch Tumor oder Bandscheibenvorfall vermutet wird (Abb. 10 und Abb. 26).

Diskographie. In jüngster Zeit hat sich ein neues Kontrastmittelverfahren als hilfreich erwiesen. Injektion einer kontrastgebenden Substanz in den Kern (Nucleus pulposus) der *Zwischenwirbelscheibe (Bandscheibe)* kann die Diagnose der Bandscheibenschädigung durch den Nachweis entsprechender Veränderungen auf dem Röntgenbild erleichtern.

Seit einigen Jahren ist es möglich, auch die Strukturen der Wirbelsäule und des Rückenmarks in einem Computer-Tomogramm darzustellen. Die Myelographie kann dadurch ergänzt oder auch ersetzt werden. (Abb. 27)

Isotopendiagnostik

Szintigraphie. Ebenso wie in anderen Bereichen der klinischen Diagnostik bedient man sich auch in der Neurologie der *Untersuchung mit radioaktiven Isotopen.* In die Vene des Kranken wird eine radioaktive Substanz eingespritzt, die sich innerhalb kurzer Zeit entsprechend der Blutversorgung im Körper verteilt. Geeignete Meßgeräte registrieren die von der Substanz ausgehende Strahlung, und im *Szintigramm* sind vor allem besonders blutgefäßreiche Gebiete (Tumoren) erkennbar (Abb. 11).

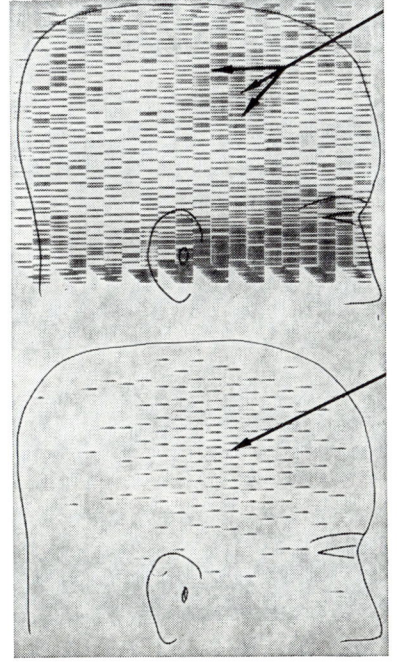

Abb. 11: *Isotopenuntersuchung. Positronenszintigramm eines linkshirnigen Meningioms.*
a) *Anreicherung der radioaktiven Substanz (Cu^{64}) im Gebiet des Tumors.*
b) *Seitenlokalisation: die geraden Marken (–) werden bei einem linksseitigen Tumor aufgezeichnet; bei rechtsseitigem Tumor werden gebogene Marken geschrieben (◡).*

Hirndurchblutungsmessung. Die *Hirndurchblutungsmessung* erfolgt in ähnlicher Weise. Seitenunterschiede in der Hirndurchblutung etwa im Gefolge von Verschlüssen großer Gefäße zeigen sich in der unterschiedlichen Dichte der Isotopenaktivität bei der Zählung der Impulse.

Elektroenzephalographie

Jede Zellfunktion im Organismus geht mit elektrischer Aktivität einher. Die im Gehirn auftretenden Potentialschwankungen der Ganglienzellen werden registriert, verstärkt und mit einem Direktschreiber aufgezeichnet oder auf einem Oszillographen sichtbar gemacht. Dem Patienten werden zur Ableitung des *EEG (Elektroenzephalogramm)* an acht bis zwanzig, nach internationaler Vereinbarung festgelegten Ableitpunkten Elektroden angelegt, die zum Elektroenzephalographen führen (Abb. 12). Im Elektroenzephalogramm (Hirnstrombild) werden dann Abweichungen vom normalen Kurvenverlauf erkennbar und weisen auf die geschädigte Hirnhälfte oder einen mehr umschriebenen Krankheitsherd hin (Abb. 13).

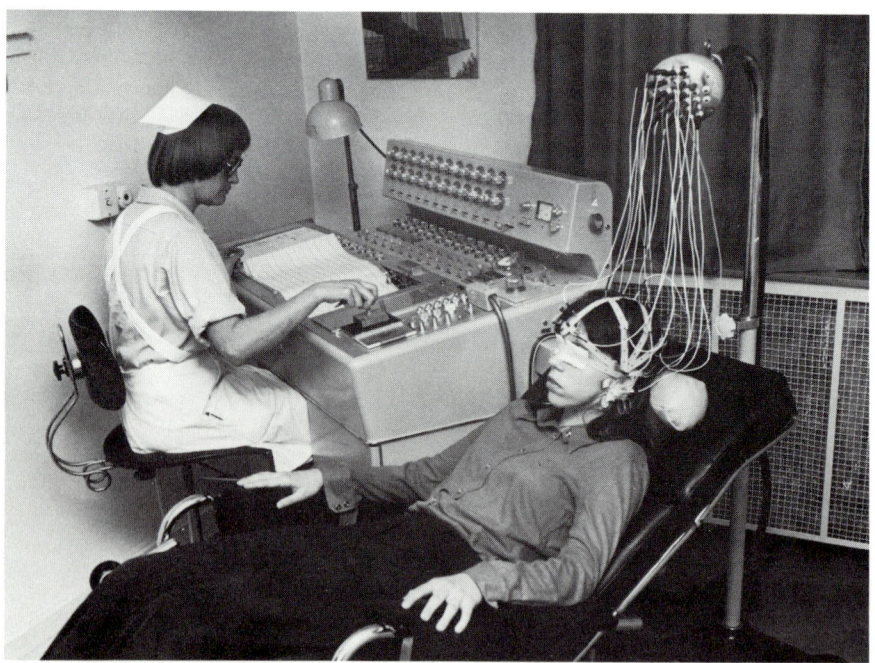

Abb. 12: *Elektroenzephalogramm. Ableitung eines EEG.*   *(Photo E. Danzinger)*

38

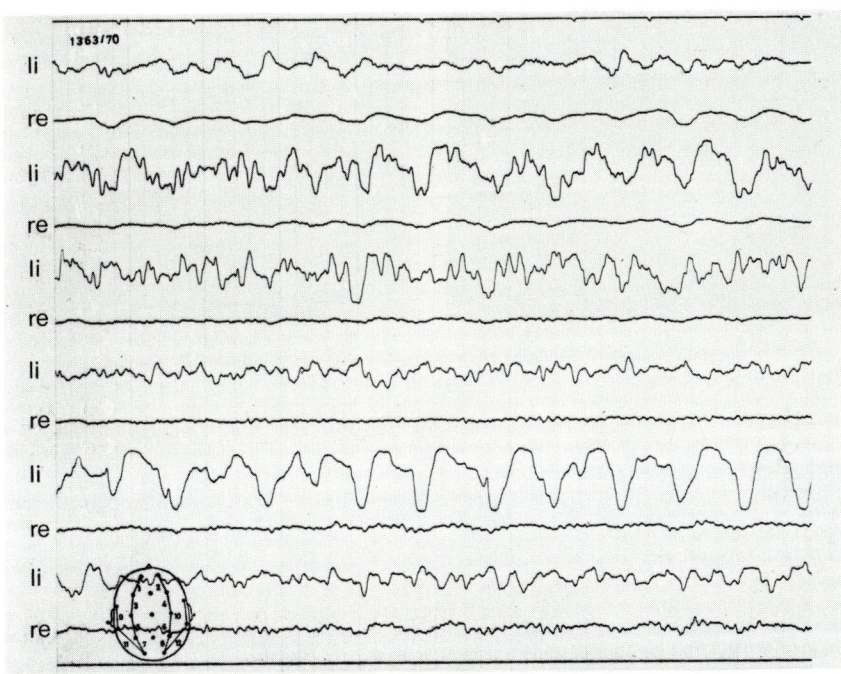

Abb. 13: *Elektroenzephalogramm. Hirnstromkurve mit einem Herdbefund bei Glioblastom links temporo-parietal.*
li = linke Hirnhälfte, re = rechte Hirnhälfte.

Auch stärkere Ermüdung oder die Einwirkung von Medikamenten (Beruhigungs-, Schlaf- und Schmerzmittel) führt zu einer Abwandlung des Kurvenbildes.

Ein besonderes Aufgabengebiet der Elektroenzephalographie ist die Diagnostik *hirnorganischer Anfallsleiden (Epilepsien)* und die Kontrolle der Wirksamkeit ihrer medikamentösen Behandlung durch regelmäßige Ableitung zur Beurteilung der Krampfaktivität. – Eine andauernde *Null-Linie* im EEG entsteht dann, wenn jede Zellfunktion im Gehirn aufgehört hat, wenn also der *Hirntod* eingetreten ist.

Echoenzephalographie

Mit Hilfe der *Echoenzephalographie* können Verdrängungen der Hirnhälften durch raumfordernde Prozesse nachgewiesen, die Weite des 3. Ventrikels gemessen, manchmal auch die Lage eines Hämatoms oder eines Tumors bestimmt werden.

39

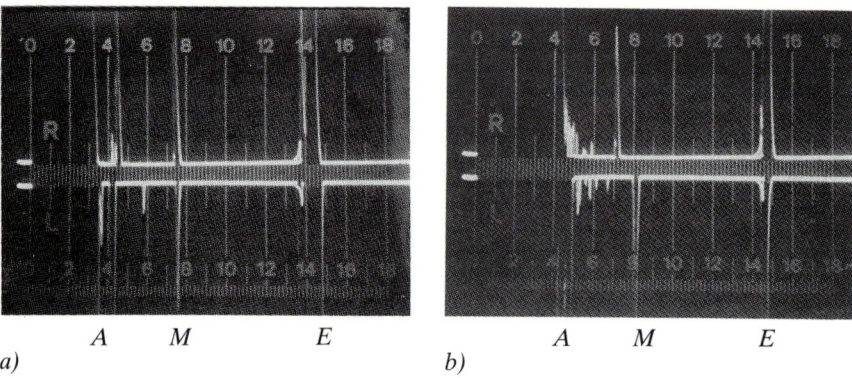

a)   A   M   E   b)   A   M   E

Abb. 14: *Echoenzephalogramm. A = Anfangsecho, M = Mittelecho, E = Endecho.*
a) *Normales Echoenzephalogramm. Das Mittelecho befindet sich bei Beschallung von rechts und von links an gleicher Stelle.*
b) *Echoenzephalogramm bei einem raumfordernden Prozeß links. Das Mittelecho ist um 5 mm nach rechts verlagert.*

Das *Echoenzephalogramm* wird in der Weise abgeleitet, daß von einer bestimmten Stelle aus Ultraschallwellen durch den Schädel ausgestrahlt werden. Diese Wellen gehen zum Teil durch alle Gewebe hindurch, zum Teil werden sie an den Grenzflächen von Stoffen unterschiedlicher Dichte und Schalleitungsgeschwindigkeit (Knochen/Gehirn/Liquor) reflektiert *("Echo")* und im Prüfkopf des Untersuchungsgerätes von einem Empfängerkristall aufgefangen, in elektrische Impulse umgewandelt und auf einem Oszillographen sichtbar gemacht. Wichtig ist in erster Linie das sogenannte *Mittelecho,* das an Strukturen in der Mittellinie des Gehirns (wahrscheinlich Interhemisphärenspalt, 3. Ventrikel, Septum pellucidum, Corpus pineale) entsteht. Seine Verlagerung nach rechts oder links weist auf einen raumfordernden Prozeß der Gegenseite hin. Abb. 14 zeigt ein normales und ein pathologisches Echoenzephalogramm.

Mit der ständig wachsenden Zahl an Möglichkeiten, ein Computer-Tomogramm rasch in einer nahegelegenen Klinik, einem Radiologischen Institut oder auch in einer nervenärztlichen Praxis durchführen zu lassen, hat die Methode der Echoenzephalographie weitgehend an Bedeutung verloren. Ihre Ergebnisse waren ohnedies auch vor Einführung der Tomographie nur mit Einschränkung verwertbar. Eine Berechtigung für diese Methode besteht wohl nur noch dort, wo das handliche Gerät an das Bett eines nicht transportfähigen Patienten gebracht werden kann und der Nachweis einer eindeutigen Gewebeverlagerung im Schädelinnern Entscheidungshilfe für weitere Maßnahmen zu geben vermag.

Doppler-Sonographie

Die *Ultraschall-Dopplersonographie* ermöglicht eine – für den Patienten ungefähr-lich und nicht belastend – Messung des Blutstroms in den zum Gehirn führenden extrakraniellen Arterien. Die Untersuchungsmethode beruht darauf, daß ein Schallsignal, das auf eine sich bewegende Oberfläche (Blutstrom in der Arterie) trifft, reflektiert und dabei in seiner Frequenz verändert wird. Diese Frequenzände-rung ist abhängig von der Strömungsgeschwindigkeit. Sie ist akustisch erfaßbar und kann aufgezeichnet werden. Mit diesem Verfahren läßt sich eine Gefäßstenose oder eine durch andere Störungen bedingte Strömungsveränderung in den extrakraniel-len Gefäßen mit größtmöglicher Sicherheit erfassen.

Elektrische Untersuchung der Nerven und Muskeln

Zu den unabdingbaren Zusatzuntersuchungen bei allen Schäden des peripheren Funktionssystems (Nerv/Muskel) gehört die *Elektrodiagnostik.* Aber auch bei manchen Krankheitsprozessen im Zentralnervensystem kann die elektrische Un-tersuchung wichtige Erkenntnisse vermitteln (Zuordnung motorischer Reizerschei-nungen, Bestätigung einer Spastik).

Einfache elektrische Untersuchung. Die *einfache* oder auch „klassische" oder „konventionelle" *elektrische Untersuchung* ist die orientierende Prüfung der elek-trischen Erregbarkeit von Nerv und Muskel durch *Reizung mit faradischem* und *galvanischem Strom.*
Die Untersuchung erfolgt mit einem Reizgerät unipolar oder bipolar.
Unipolare Reizung: Die kleinflächige negative Elektrode *(Kathode)* wird auf das zu reizende Gebiet aufgesetzt und die größere indifferente Elektrode (Anode) an einem rumpfnäheren Abschnitt der untersuchten Extremität oder am Rumpf fixiert. (Die für die Reizdiagnostik angegebene Technik gilt sinngemäß ebenfalls für die *Elektrotherapie.*)
Bipolare Reizung: Beide Elektroden werden auf denselben Muskeln aufgesetzt.
Direkte Reizung bedeutet, daß der untersuchte Muskel selbst mit dem elektri-schen Strom gereizt wird. Bei der *indirekten Reizung* erfolgt die Muskelzuckung nach einem Impuls über den zugehörigen Nerven.
Bei der Prüfung mit *faradischem Strom* werden einzelne Impulse zwischen 0,3 und 1,0 msec Dauer in Abständen von mindestens 20 msec mit einer Stromstärke von 2–10 mA (Milli-Ampere) ausgelöst. Auf den faradischen Reiz reagiert der periphere Nerv, erkennbar an einer Zuckung des zugehörigen Muskels (indirekte Reizung).
Die *galvanische Reizung* erfolgt durch einen Gleichstromstoß von mindestens 100 msec Dauer. Eine Reaktion zeigt gleichfalls der periphere Nerv, wiederum erkennbar an der Muskelzuckung. Bei Degeneration des Nerven reagiert unmittel-

bar der Muskel, und es kommt auf den elektrischen Reiz hin zur *Entartungsreaktion (EaR)*. *Bei der totalen Entartungsreaktion* (nach vollständiger Durchtrennung des Nerven) geht die indirekte Erregbarkeit des Muskels über den Nerven verloren. Auf einen faradischen Impuls erfolgen keine Zuckungen. Die galvanische Reizung führt zu einer *trägen* oder schließlich zu einer sogenannten *„wurmförmigen" Reaktion.* Die *partielle Entartungsreaktion* im Gefolge einer Funktionsbeeinträchtigung des peripheren Nerven führt zu einer *Verlangsamung der Zuckung* auf galvanischen Reiz; die faradische Erregbarkeit ist erloschen; nur in Fällen mit einer sehr leichten Funktionsstörung kann sie erhalten bleiben.

Die Leitungsunterbrechung kann zurückzuführen sein auf

eine vollständige Durchtrennung des Nerven *(Neurotmesis)*,

eine Zerstörung der Axone bei erhaltenen Hüllen *(Axonotmesis)*

oder eine vorübergehende Blockierung der Erregung etwa bei einer Druckschädigung *(Neurapraxie)*.

Chronaxiemetrie. Genauere Auskunft über den Grad der Veränderung der elektrischen Erregbarkeit ergibt die Bestimmung der *Chronaxie*. Zunächst wird die *Rheobase* ermittelt. Sie ist die Mindeststromstärke, mit der eine galvanische Reizung von über 300 msec Dauer zu einer Muskelzuckung führt. Nach Verdoppelung der Rheobase wird der kürzeste *Zeitraum* gemessen, in dem mit dieser Stromstärke eine Zuckung bewirkt werden kann und als Chronaxie in Millisekunden (msec) angegeben.

Die normale Chronaxie liegt bei einem Reizgerät mit konstant einstellbarer Reizstromstärke (Konstantstromausgang) unter einer Millisekunde.

Die Aufzeichnung der Stromstärke bei verschiedenen Reizzeiten kann graphisch dargestellt werden und ergibt die i/t-Kurve. Diese Kurve kann für rechteckige oder dreieckige Stromstöße aufgezeichnet werden. Verlaufsuntersuchungen lassen an Hand solcher Kurven eine fortschreitende Denervierung oder eine Reinnervation erkennen.

Nervenleitgeschwindigkeit (NLG). Bei Verletzung oder Erkrankung peripherer Nerven können die *motorische* und die *sensible Nervenleitgeschwindigkeit* verändert sein. Bei der Bestimmung der motorischen Leitgeschwindigkeit wird der Nerv an mindestens zwei voneinander entfernt liegenden Stellen gereizt, und gemessen wird die Zeit bis zur Reizantwort an einem weiter peripher gelegenen Muskel. Aus der Entfernung zwischen den Reizpunkten und dem Zeitabstand zwischen den Reizantworten kann die Leitgeschwindigkeit in Metern pro Sekunde errechnet werden. Bei der Messung der sensiblen Nervenleitgeschwindigkeit erfolgt die periphere Reizung eines sensiblen Nerven – Fingerkuppe –, und es werden die Entfernung gemessen bis zum Ableitpunkt am Nerven und die Zeit, bis die Reizantwort dort registriert werden kann.

Elektromyographie (EMG). Die *Elektromyographie* dient der Ableitung von Muskelaktionspotentialen. Deren Form, Dauer, Amplitude geben Auskunft über die

Funktionstüchtigkeit der *motorischen Einheit* (die kleinste willkürlich aktivierbare Einheit im Muskel, bestehend aus der motorischen Vorderhornzelle im Rückenmark, dem von hier ausgehenden Neuriten und den Muskelfasern, die von ihrem Axon versorgt werden). Zu ihrer Ableitung werden Nadelelektroden in den Muskel gestochen und die Aktionspotentiale auf einem Oszillographen registriert.

Die Untersuchung ermöglicht die Unterscheidung zwischen *myogenen* (durch Muskelerkrankungen bedingten) und *neurogenen* (durch Nervenschädigung bedingten) *Paresen* sowie die Differenzierung der Myopathien (z. B. myasthenische Reaktion, myotone Reaktion). Weiterhin kann der Beginn einer Denervierung oder einer Reinnervation erfaßt werden. Schließlich ist die Lokalisation einer peripheren neurogenen Parese möglich.

Evozierte cerebrale (oder kortikale) Potentiale (ECP). Die *evozierten cerebralen Potentiale* ermöglichen den Nachweis einer Leitungsstörung in sensiblen oder sensorischen Bahnen sowohl in der Peripherie als auch im Gehirn. Bei der Prüfung ist die Mitarbeit des Untersuchten, also seine Angabe über aufgehobene oder veränderte Wahrnehmung nicht notwendig. Mit besonderen Reizgeräten werden optische, akustische oder – auf der Haut – sensible Reize gegeben. Die von diesen Reizen hervorgerufenen (evozierten) Antworten in den zugehörigen Hirngebieten werden als Spannungsschwankungen mit Hilfe einer EEG-Ableitung registriert, verstärkt und nach elektronischer Mittelwertberechnung aufgezeichnet. So können nun auch – vom Patienten vielleicht noch garnicht bemerkte – Störungen in der Leitfähigkeit zentraler Nervenbahnen erfaßt werden. – Schon heute vielfach ausgenutzt ist der Nachweis einer Reizleitungsstörung im optischen System bei einer Neuritis nervi optici (Sehnervenentzündung) im Verlauf einer Multiplen Sklerose (Encephalomyelitis disseminata). – Tumoren oder Durchblutungsstörungen im Hirnstamm sind am Nachweis einer Störung der Erregungsausbreitung erkennbar. Mit besonderen Verfahren gelingt es, den geschädigten Bezirk der sensiblen Leitungsbahn im peripheren Nerven, im Bereich der Nervenwurzel oder des Rückenmarks zu lokalisieren. So ist etwa die sensible Grenze bei einer Querschnittslähmung bestimmbar. Eine simulierte Wahrnehmungs- oder Empfindungsstörung kann entlarvt werden.

Biopsien

Muskelbiopsie. Vor allem bei Nervenerkrankungen, die mit Lähmungserscheinungen vom Typ der peripheren Parese einhergehen, kann oft erst die *Muskelbiopsie* eine diagnostische Klärung bringen. In erster Linie wird die Unterscheidung möglich sein zwischen *neurogenen* Muskelveränderungen infolge einer peripheren Nervenschädigung und *myogenen* Veränderungen bei Muskelerkrankungen (Myopathien). Für die mikroskopische oder elektronenoptische Untersuchung wird ein ausreichend großes Muskelstück exzidiert und für die einzelnen Verfahren präpariert.

Nervenbiopsie. Bei manchen Erkrankungen des peripheren Nervensystems zeigen die Nerven typische Veränderungen. Ihr Nachweis unter dem Mikroskop kann etwa gelingen, wenn man aus einem für die Funktion weniger wichtigen Nerven (N. suralis) ein Stück entnimmt und untersucht.

Gehirnbiopsie. Als *Gehirnbiopsie* kann die histologische Untersuchung der bei einer Gehirnoperation entnommenen Gewebeprobe bezeichnet werden, die Auskunft geben soll über gutartiges oder bösartiges Wachstum des Tumors. Die Gewebeentnahme aus dem Gehirn ausschließlich zu diagnostischen Zwecken wird eine seltene Ausnahme bleiben.

Krankengymnastischer Befund

Die krankengymnastische Behandlung erfolgt auf ärztliche Verordnung. Vor Behandlungsbeginn wird nach einem festen Untersuchungsplan der krankengymnastische Befund erhoben (s. auch S. 15, Neurologische Untersuchung.) Die für die Behandlung wesentlichen Informationen werden gewonnen durch:

Optische Beobachtung = gezieltes Wahrnehmen sichtbarer Veränderungen
Taktile Beobachtung = gezieltes Wahrnehmen tastbarer Veränderungen
Befragung = gezieltes Fragen nach Symptomen, die nur vom Patienten mitgeteilt werden können
Messen/Schätzen = exakt messendes Feststellen und grob schätzendes Ermitteln
Stimulus-Reaktion-Probe (S-R-Probe) = gezieltes Setzen von Reizen, um bestimmte Reaktionen auszulösen und zu prüfen

Optische Beobachtung

Auffällige Veränderungen der Haut, der Muskulatur und der Körperhaltung können wichtige Hinweise auf einen Krankheitsprozeß sein.
Die *Haut* wird beobachtet bezüglich:
    Farbe (Durchblutung),
    Beschaffenheit,
Die *Muskulatur* hinsichtlich:
    Masse und Relief,
    Grad der Spannung oder Entspannung,
    Auftreten von unwillkürlichen Bewegungen.
Der *Gesichtsausdruck* gibt Auskunft über den Zustand der mimischen Muskulatur.
Die *Haltung des Körpers* und der Gliedmaßen zeigt typische Abweichungen bei Tonusveränderungen oder bestimmten Schmerzzuständen (Schonhaltung).

Taktile Beobachtung

Beurteilt wird die *Haut* hinsichtlich:
Spannung (Turgor),
Verschieblichkeit der Gewebe gegeneinander,
Temperatur,
Feuchtigkeit.
Die *Muskulatur* bezüglich:
Grundspannung (Tonus),
umschriebener Veränderungen (Hartspann, Myogelosen),
Dehnfähigkeit.

Befragen

Hier werden Aussagen festgehalten, die nur der Patient selbst treffen kann, und deren Kenntnis für die Entwicklung eines angemessenen Behandlungsplanes notwendig ist:
Beschwerden (akut, chronisch, sporadisch u. a.)
Schmerz (Lokalisation, Art, Intensität u. a.)
Orientierung (Ort, Zeit, Person)
Merkvermögen

Messen/Schätzen

Die *Gelenkbeweglichkeit* kann durch Prüfen aktiver und passiver Bewegungen in allen Richtungen geschätzt werden.
Bei *Bewegungseinschränkungen* muß der Grad der Einschränkung mit dem Winkelmesser nach der Neutral-Null-Methode festgestellt werden.
Die *Muskelkraft* (Motilität) kann durch Prüfung der groben Kraft beurteilt werden, indem dem mit aller Kraft angespannten Muskel des Untersuchten am Ende des Bewegungsweges ein Widerstand entgegengesetzt wird. Dieser Widerstand muß dem jeweiligen Muskel angemessen sein. Oft erleichtert der Seitenvergleich den Nachweis einer Lähmung (Parese).
Bei Vorliegen einer *peripheren Lähmung* muß die ausführliche *Muskelfunktionsprüfung* vorgenommen werden, um die *Kraftgrade* (S. 51) festzulegen (Muskelstatus).

Stimulus-Reaktions-Probe (S-R-Probe)

Beurteilt werden:
Die *Sensibilität,* getrennt nach ihren einzelnen Qualitäten (s. dazu auch Seite 23). Das Erfassen der Sensibilitätsstörungen beim Patienten dient dem Krankengymnasten nicht zu einer diagnostischen Zuordnung des Funktionsausfalls, sondern vielmehr als Hinweis darauf, bei welchen Anwendungen besondere Vorsicht walten muß. So gebietet eine Störung des *Temperaturempfindens* Zurückhaltung bei

Wärmeanwendungen. Herabsetzung der Wahrnehmung von *Berührung, Druck, Schmerz* erfordert eine sorgfältige Polsterung von Matte und Behandlungsbank. Beeinträchtigung des *Lage- und Bewegungsempfindens* sind bedeutsam für die Übungsauswahl.

Die *Koordination,* die gebunden ist an eine ungestörte Funktion von Großhirn, Kleinhirn, Rückenmark und peripherem Funktionssystem. *Finger-Nase-Versuch* und *Knie-Hacke-Versuch* (S. 26) können Koordinationsstörungen aufdecken.

Die *Gleichgewichtsreaktionen,* die für das Leistungsvermögen des Patienten von großer Bedeutung sind. Geprüft werden sie im *Sitzen* und *Stehen* mit leicht gegrätschten Beinen.

In beiden Fällen wird durch Widerstand an verschiedenen Körperpartien des Kranken die Rumpfstabilität festgestellt. Danach soll der Kranke durch Gewichtverlagerungen sein Gleichgewicht in Gefahr bringen und die aufrechte Körperhaltung auch bei schwungvollen Armbewegungen beibehalten. Diese Prüfungen werden bei geschlossenen Augen wiederholt.

Das *Handgeschick,* das beim Greifen, Schreiben, Knöpfen, Schleifebinden und anderen Hantierungen beurteilt werden kann. Störungen können durch Beeinträchtigung der Motilität, der Koordination oder der Sensibilität bedingt sein.

Das *Gehen,* das häufig bei längerem und aufmerksamem Betrachten Funktionsstörungen aufdecken kann, die zunächst bei Prüfung der Einzelleistungen nicht oder nicht eindeutig feststellbar waren.

Die typischen *Gangstörungen* werden jeweils bei der Besprechung der Krankheitsbilder beschrieben.

Zur Ergänzung des krankengymnastischen Befundes gehört die Feststellung, welcher *Hilfsmittel* sich der Kranke bedient zur Fortbewegung, beim Ankleiden, Essen, Schreiben. – Sofern solche Hilfsmittel noch nicht benutzt werden, sollte erwogen werden, ob durch geeignete Hilfen die Selbständigkeit des Patienten bei den täglichen Verrichtungen nicht doch wesentlich gesteigert werden kann.

Der krankengymnastische Befund sollte schriftlich festgehalten und in regelmäßigen Abständen überprüft werden, damit die Behandlungsmaßnahmen dem jeweiligen Zustand des Patienten angemessen bleiben.

Psychologische Gesichtspunkte in der krankengymnastischen Behandlung

Neben den soliden Kenntnissen krankengymnastischer Grundlagen in Theorie und Praxis und deren fachspezifischer Abwandlung und Erweiterung sollten einige Grundregeln in der Begegnung und im Umgang mit kranken oder behinderten Menschen ganz selbstverständlich beachtet werden.

Der an neurologischen Erkrankungen leidende Patient verlangt von seinem Behandler nicht etwa ein besonderes Verhalten. Aber der Mangel an Hinweisen zu diesem wichtigen Bereich der Therapie rechtfertigt es, an dieser Stelle einige psychologische Gesichtspunkte in der krankengymnastischen Behandlung anzuführen, die auf alle anderen Fachgebiete übertragbar sind.

Krankengymnastik ist in erster Linie eine aktive Therapieform. Die Behandlung vollzieht sich also nicht nur *am* Patienten, sondern weitestgehend in Zusammenarbeit *mit* dem Patienten unter der Zielsetzung, größtmögliche Unabhängigkeit und Selbständigkeit für den Kranken/Behinderten zu erreichen.

In partnerschaftlicher Behandlungsatmosphäre dieses kooperative Verhältnis zwischen dem Patienten und seinem Behandler zu verwirklichen, gelingt in der Regel dann, wenn das Verhaltenskonzept des Krankengymnasten folgende Merkmale aufweist:

Aufmerksame Zuwendung zum Patienten

Sie bedeutet, daß durch Sprache und Verhalten dem Patienten die Erfahrung vermittelt wird, in seiner Person respektiert zu werden und mit seinen Wünschen und Bedürfnissen auf Verständnisbereitschaft zu treffen. (Der „Opa", die „Oma", der „Schlaganfall", die „Polio" sollten sich als Personbezeichnungen in den krankengymnastischen Sprachgebrauch gar nicht erst einbürgern!)

Motivierende (ermutigende) Ansprache

Sie beinhaltet, daß dem Patienten mit *ihm* verständlichen Worten Sinn, Weg und Ziel der beabsichtigten krankengymnastischen Behandlung nahegebracht werden. Wer Kooperation erwartet, muß Fragen zulassen und die Stellen verdeutlichen, an denen der andere seine konstruktive Mitwirkung einbringen kann und soll.

Anregen und Berücksichtigen von Vorschlägen des Patienten zum Behandlungsplan

Der durch Krankheit und Krankenhausgepflogenheiten zu weitestgehender Passivität verurteilte Patient wird selten von sich aus die krankengymnastische Behandlung so sehr zu seinem eigenen Anliegen machen, daß er eigeninitiativ den Behandlungsgang mitgestaltet. Diese Eigeninitiative aber ist ein wesentlicher Markstein auf dem Wege zu Selbständigkeit und Unabhängigkeit, sie zu wecken deshalb ein entscheidender Auftrag auch des Krankengymnasten.

Erste Anzeichen erwachenden Interesses am Therapieerfolg sollten deshalb niemals durch allzu starre Behandlungsschemata und unnachgiebige Zeitpläne erdrückt werden.

Fördern der Selbständigkeit des Patienten

In der Akutphase von Krankheiten ist der Patient oft unvermeidbar in nahezu allen Verrichtungen des täglichen Lebens auf die Hilfe des Pflegepersonals – und auch des Krankengymnasten – angewiesen. Diese mehr oder weniger vollkommene Abhängigkeit muß Schritt um Schritt mit der Besserung des Krankheitszustandes in Selbständigkeit übergeleitet werden. Hilfen beim Ankleiden, beim Anlegen von Stützapparaten, beim Öffnen von Zimmer- und Aufzugtüren, beim Rollstuhlfahren u. a. sind nur solange anzubieten, wie allzu zeitaufwendiges oder erfolgloses Eigenbemühen des Patienten ihn enttäuschen und entmutigen.

Es muß nicht betont werden, daß das Ausmaß der dem Patienten zugestandenen Selbständigkeit sorgfältig seinem funktionellen Vermögen und seiner psycho-physischen Belastbarkeit angemessen sein soll.

Der Patient darf nicht – unter dem Deckmantel des „Unabhängigkeitstrainings" – in verantwortungsloser Weise sich selbst überlassen werden!

Nicht nur gelungene Bewegungsabläufe, sondern auch erwünschte Verhaltenstendenzen können durch positive Rückmeldung (Zustimmung) verstärkt und in der Wahrscheinlichkeit ihres Auftretens wesentlich gesteigert werden: das Bemühen um Eigentätigkeit, Anstrengungen in Richtung auf selbständige Bewältigung der Alltagsaufgaben, Ansätze zur Mitgestaltung des Behandlungsplanes, zuverlässiges Durchführen von Übungsaufgaben auch ohne Überwachung u. a.

Wenn es gelingt, auf diesem Wege den Patienten zum selbsthandelnden Partner des Krankengymnasten werden zu lassen, dann besteht auch eine größere Wahrscheinlichkeit, daß er das – häufig dringend notwendige – Übungsprogramm nach der Entlassung aus stationärer Behandlung zu Hause zuverlässig durchführt.

* * *

In der Neurologie gibt es eine Reihe schwerwiegender Erkrankungen, bei denen eine spezifisch wirkungsvolle krankengymnastische Behandlung nicht bekannt ist. Es sind dies überwiegend chronisch-progrediente oder degenerative Nervenleiden. Die lapidar wirkende Feststellung „eine wirksame Therapie gibt es nicht", bedeutet nicht, daß nicht auch der Krankengymnast diesen Patienten ihren schweren Zustand erleichtern kann. Passives Bewegen der Gelenke, Massage, Atemhilfen oder Umlagerungen werden zwar nicht den hoffnungslosen Verlauf des Krankheitsbildes beeinflussen, sie geben aber dem Patienten das Gefühl „nicht aufgegeben zu sein" und tragen dazu bei, dem Kranken die lange Bettlägerigkeit erträglicher werden zu lassen.

Verständnisvoll einfühlend sollte der Krankengymnast auch hier seine Aufgabe wahrnehmen, auch wenn der Therapieerfolg nicht an einem deutlich sichtbaren Funktionsgewinn abzulesen ist.

Die wichtigsten neurologischen Syndrome und die Prinzipien ihrer krankengymnastischen Behandlung

Bei einer ganzen Anzahl neurologischer Krankheiten kommt es trotz unterschiedlicher Ursachen zu gleichen oder doch sehr ähnlichen Funktionsstörungen. Die krankengymnastische Behandlung dieser besonders häufigen Symptome folgt im wesentlichen den gleichen Gesichtspunkten, und daher sollen zur Vermeidung von Wiederholungen die *Prinzipien bei der Behandlung der wichtigsten neurologischen Syndrome* in einem besonderen Kapitel dargestellt werden.

Notwendige Abwandlungen der hier beschriebenen Richtlinien und besondere Behandlungsmaßnahmen werden bei der Besprechung der speziellen Krankheitsbilder beschrieben und begründet. Ebenso werden die ärztlichen Behandlungsmöglichkeiten im Zusammenhang mit den Krankheitsbildern besprochen.

Schlaffe atrophische Lähmung

Ursachen

Die unter dem Begriff der *schlaffen, atrophischen,* der *peripheren Lähmung* verstandenen Paresen gehen zurück auf eine Erkrankung oder Beschädigung der *motorischen Einheit,* die sich aus motorischer Vorderhornzelle, dem von ihr ausgehenden Neuriten und den zugehörigen Muskelfasern zusammensetzt. Die Funktionsstörung kann an jeder Stelle dieser motorischen Einheit liegen. Sie kann die *Vorderhornzellen* des Rückenmarks ebenso betreffen wie die vom Rückenmark abgehenden *Spinalnervenwurzeln,* die *Nervengeflechte (Plexus),* die über eine gewisse Strecke mehrere Nervenwurzeln in sich vereinigen und schließlich die einzelnen, sich immer weiter aufzweigenden *peripheren Nerven.*

Die Schädigung kann *isoliert* einzelne Teile des Funktionssystems befallen oder *systematisiert* die verschiedenen Abschnitte ergreifen. Im Kapitel über „Die Krankheiten der peripheren Nerven und der Muskeln" sind die speziellen Krankheitsbilder aufgeführt (S. 75).

Ärztlicher Befund

Periphere Lähmung bedeutet einen Schaden jenseits des zentralen motorischen Neurons. Sofern die Läsion in der Vorderhornzelle des Rückenmarks liegt, wird sich ausschließlich eine Störung der *Motilität* zeigen. Schädigungen der Spinalnerven, der Plexus und der peripheren Einzelnerven werden in der Regel zu Paresen *und* Sensibilitätsstörungen führen.

Schlaffe Lähmung besagt, daß der Muskeltonus herabgesetzt ist und der passiven Bewegung nur verminderter oder kein Widerstand entgegengesetzt werden kann. Als *atrophische* Lähmung schließlich wird die Parese bezeichnet, da einige Tage nach dem Auftreten einer ausgeprägten Muskelschwäche ein Schwund der Muskelmasse einsetzt.

Zur atrophischen Parese gehört eine Abschwächung oder Aufhebung der *physiologischen Reflexe* (S. 22).

Die *elektrische Erregbarkeit* von Nerv und Muskel, *Elektromyogramm* und *Nervenleitgeschwindigkeit* (S. 41 ff) sind in einer jeweils typischen Weise verändert.

Faszikuläre Zuckungen in der betroffenen Muskulatur weisen auf eine Erkrankung in den Vorderhornzellen des Rückenmarks hin.

Eine besondere Gruppe von Erkrankungen des peripheren Funktionssystems stellen die *Myopathien* dar, die im einzelnen als Krankheitsbilder besprochen werden. *Artikulär* bedingte Einschränkungen der Beweglichkeit müssen ebenso abgegrenzt werden gegen schlaffe atrophische Lähmungen wie *Muskelanomalien*, Schäden an den *Sehnen* oder *psychogene Körperstörungen*.

Da weithin der vom Arzt erhobene neurologische Befund in gleicher Weise von den Krankengymnasten als Grundlage für ihren Behandlungsplan ermittelt wird, erfolgt die ausführliche Befundbeschreibung im nachfolgenden Abschnitt über die krankengymnastische Behandlung.

Krankengymnastische Behandlung

Befund

Optische Beobachtung: Die Haut ist meist auffallend blaß oder blaß-blau verfärbt. Sie wirkt trocken und spröde. Je nach dem Zeitraum, der seit Eintritt der Lähmung verstrichen ist, zeigen sich mehr oder minder deutliche *Atrophien* der betroffenen Muskeln. Der Muskelbauch ist verschmächtigt. Infolge der Spannungslosigkeit fließt die Muskelmasse breit auseinander, das Relief ist abgeflacht, die Knochenkonturen treten stark hervor (Abb. 15, 47, 49).

Taktile Beobachtung: Die Spannung der Haut ist herabgesetzt, ein lockeres Abheben und Verschieben wird möglich. Über den gelähmten Körperpartien fühlt sich die Haut kühl an.

Der Tonus der Muskulatur ist stark herabgesetzt. Der Muskel liegt schlaff in der Hand des Untersuchers und läßt sich mühelos vom Knochen abheben.

Messen/Schätzen: Die passive Gelenkbeweglichkeit ist erhalten. Die aktive Beweglichkeit hängt vom Ausmaß der Lähmungen ab. Willkürliche Muskelkontraktionen sind im Stadium der kompletten Lähmung (Paralyse) nicht möglich.

Das Ausmaß der Lähmungen wird für die einzelnen Muskeln im *Muskelfunktionstest (Muskelstatus)* festgehalten und im Verlauf der Behandlung regelmäßig überprüft.

Kraftgrad 0 = keine Kontraktion,
Kraftgrad 1 = sichtbare Kontraktion ohne Bewegungseffekt,
Kraftgrad 2 = vollständiger Bewegungsweg unter Ausschaltung der Eigenschwere des abhängigen Gliedmaßenabschnittes,
Kraftgrad 3 = vollständiger Bewegungsweg gegen die Schwerkraft,
Kraftgrad 4 = vollständiger Bewegungsweg gegen mäßigen Widerstand,
Kraftgrad 5 = normale Kraft.

Die hier angegebene Skala der Kraftgrade wird nicht überall angewandt. In manchen Kliniken erfolgt die Bemessung von 0 (keine Muskelaktivität) bis 6 (volle Kraft).

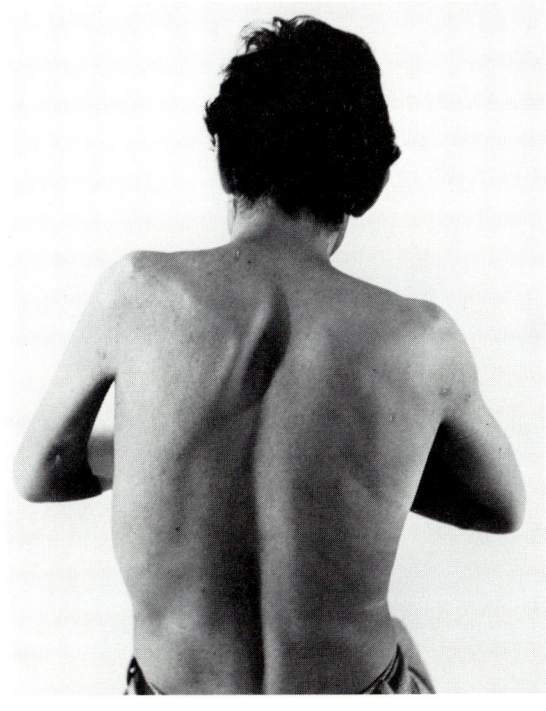

Abb. 15: *Atrophien der Schulter- und Oberarmmuskulatur links bei einer traumatischen Plexuslähmung. (Photo E. Danzinger)*

51

Die *elektrische Erregbarkeit* für faradischen Strom erlischt nach 8–10 Tagen. Auf galvanische Einzelimpulse reagiert der Muskel weiterhin, ändert aber im Verlauf der Lähmungszeit seine Reaktionsform. Diese Veränderungen der elektrischen Erregbarkeit werden als *Entartungsreaktion (EaR)* bezeichnet (S. 42).

Oberflächen- und Tiefen*sensibilität* sind zumeist abgeschwächt oder aufgehoben. *Vegetative Störungen* als Begleiterscheinung der schlaffen Lähmung äußern sich in einer Änderung der Durchblutung und der Temperaturregulation in Haut und Muskulatur.

Gesichtspunkte der Behandlung

Vermeiden von Gelenkkontrakturen und Druckschäden der Haut
Fördern der Durchblutung
Erhalten der Kontraktionsbereitschaft des Muskelgewebes
Kräftigen des Muskels bei Rückbildung der Lähmung
Steigern der lokalen Muskelausdauer
Wiederherstellen koordinierter Bewegungen oder – bei unvollständiger Rückbildung –
Schulen von Ersatzfunktionen und
Gewöhnen an den Umgang mit funktionsersetzenden Hilfsmitteln

Maßnahmen

Vermeiden von Gelenkkontrakturen und Druckschäden der Haut: Das regelmäßige *passive Bewegen* aller Gelenke, die infolge der Lähmung nicht mehr oder nur unzureichend vom Kranken selbst bewegt werden können, verhindert Bewegungseinschränkungen. Dabei ist es wichtig, in jeder Behandlung das *volle Bewegungs-*

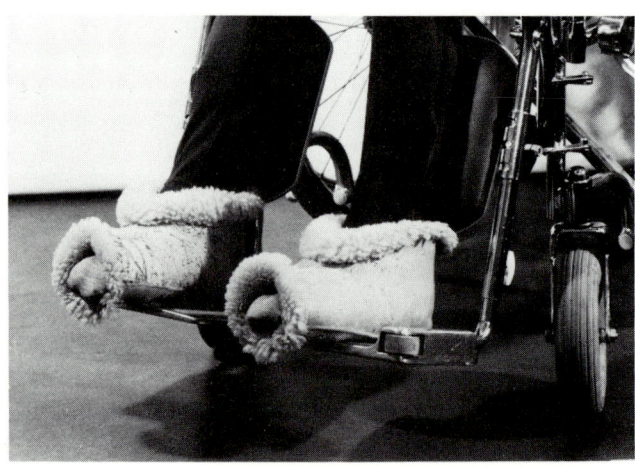

Abb. 16: *Lammfellschuhe zur Vermeidung von Druckgeschwüren an den Füßen.*

52

ausmaß zu erreichen. Schon geringgradige Einschränkungen verursachen Schmerzen, die bei der weiteren Behandlung zur Zurückhaltung zwingen und damit die Bewegungsbehinderung fortschreiten lassen. Da erfahrungsgemäß der schlaff gelähmte Muskel auf rasche und heftige Dehnung sehr empfindlich reagiert, muß das passive Bewegen schonend durchgeführt werden. Das unvermeidbare Dehnen einzelner Muskeln darf nur mit einem fein abgestimmten Zug geschehen. Solange die Gelenke passiv völlig frei beweglich sind, ist es ausreichend, wenn in der *täglichen Behandlungen* die *Endstellung* einer jeden Bewegungsrichtung 4- bis 6-mal erreicht wird. Kann hingegen – aus welchen Gründen auch immer – die Endstellung nicht erreicht werden, so muß mit den Techniken der Manuellen Therapie der beginnenden Bewegungseinschränkung entgegengewirkt werden.

Neben dem passiven Bewegen kommt der sorgfältigen *Lagerung* der gelähmten Gliedmaßen große Bedeutung zu. Dabei ist eine Stellung der Gelenke anzustreben, in welcher die Muskeln, Sehnen, Bänder und Kapseln vor schädlicher Überdehnung oder starker Kürzung bewahrt werden. Sind antagonistisch wirkende Muskelgruppen gleichmäßig von der Lähmung betroffen, so kann nur die *Mittelstellung* des Gelenkes gewählt werden. Sind einzelne Muskeln gelähmt, so wird unter Annäherung von Ursprung und Ansatz des gelähmten Muskels gelagert.

Infolge der Sensibilitätsstörung, der Durchblutungsveränderungen und der Unfähigkeit des Kranken, die Lage der Gliedmaßen selbständig zu verändern, ist die Gefahr einer *Druckschädigung der Haut* besonders groß. Vor allem dort, wo zwischen Knochen und Haut ein ausreichendes Weichteilpolster natürlicherweise oder infolge der Atrophie fehlt, muß durch Schaumgummi- oder Wattepolster der Druck gemildert werden. Zur Polsterung der Fersen haben sich Lammfellschuhe sehr bewährt (Abb. 16), die gegenüber einem Watteverband den Vorteil haben, daß sie zur Körperpflege mühelos entfernt werden können. Ein vergleichbares Hilfsmittel ist der Fellschutz für den Ellenbogen (Abb. 17).

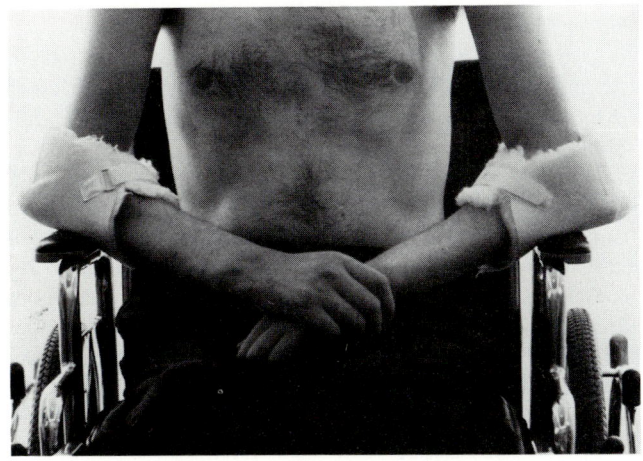

Abb. 17: *Fellschutz zur Vermeidung von Druckschäden an den Ellenbogen.*

Fördern der Durchblutung: Die bekannten Maßnahmen der physikalischen Therapie zur Förderung der *Haut- und Muskeldurchblutung* müssen hinsichtlich ihrer Anwendbarkeit am jeweiligen Befund überprüft werden. Bei Beeinträchtigung oder Verlust des Schmerz- und Temperaturempfindens ist von allen Wärme- und Kältereizen abzusehen, da der Kranke die Stärke des Reizes nicht erkennt. Auch die Durchflutung mit einem stabilen Gleichstrom kann zu Hautverbrennungen oder -verätzungen führen, die vom Patienten nicht rechtzeitig bemerkt werden.

Solange der Allgemeinzustand des Kranken die Behandlung in einem auf 30 bis 32 Grad Celsius erwärmten Bewegungsbad nicht zuläßt, aktive Muskelkontraktionen zur Förderung der Durchblutung noch nicht möglich sind, kann tonisierende Massage wertvolle Dienste leisten.

Erhalten der Kontraktionsbereitschaft des Muskelgewebes durch Elektrotherapie: Bei der peripheren Lähmung ist die Leitungsbahn des Nerven, über welche der Impuls zur Muskelkontraktion vermittelt wird, unterbrochen. Der Muskel ist zwar anfänglich nicht geschädigt, erleidet aber sehr bald trophische Störungen.

Durch die *Reizstrombehandlung* werden die nervösen Impulse nachgeahmt, doch gelingt der Ersatz allenfalls unvollständig. Die Atrophie der Muskelfasern kann nicht verhindert, sondern nur verzögert werden. Immerhin kann aber oft kontraktionsfähige Muskelsubstanz bis zum Wiedereinwachsen des peripheren Nerven erhalten bleiben und schließlich voll funktionstüchtig werden. Der gelähmte Muskel sollte möglichst früh mit Reizströmen behandelt werden. – Die Reinnervation des Muskels wird durch die Elektrotherapie allerdings nicht beschleunigt.

Zur Reizstrombehandlung werden heute nur noch Gleichstromimpulse benutzt. Die Flußrichtung des Stroms wechselt also nicht. Die Stromstärke kann zu Beginn des Impulses sofort ihre volle Höhe erreichen und bis zum Ende der Impulszeit beibehalten – *Rechteckimpuls* –. Die endgültige Spitzenstromstärke kann jedoch auch nur verzögert eingeschaltet werden – *exponentialer Stromimpuls* –. Wenn im Extremfall die höchste Stromstärke erst am Ende der Impulszeit erzielt wird, entsteht ein *dreieckförmiger Impuls*.

Der gesunde Muskel kann sich an einen langsam ansteigenden Strom anpassen und reagiert daher nicht oder erst bei einer sehr hohen Stromstärke mit einer Kontraktion. Dieses Verhalten auf einen einschleichenden Strom wird als Akkommodation bezeichnet. Beim denervierten Muskel nimmt diese Fähigkeit zur Akkommodation ab; er kann also durch einen exponentialen Stromimpuls mit einer deutlich geringeren Stromstärke eher zur Kontraktion gebracht werden als ein gesunder Muskel. So kann ein gelähmter Muskel selektiv gereizt werden, ohne daß gleichzeitig – oder sogar bei noch geringerer Stromstärke – gesunde Muskeln in der Nähe miterregt werden. Bei der Anwendung von Exponentialstromimpulsen oder dreieckförmigen Impulsen sollte bedacht werden, daß mit einer Verkürzung der Impulszeit trotz gleichbleibender Spitzenstromstärke gleichzeitig auch die Anstiegsverzögerung des Stromes abnimmt, der Anstieg steiler wird.

Bei der Behandlung soll der nicht vorgedehnte Muskel gegen Widerstand zu einer deutlichen Kontraktion gebracht werden (statische Kontraktion). Dies soll mit einer möglichst niedrigen Stromstärke und einer angemessenen kurzen Flußzeit erreicht werden. Da bei einer Verkürzung der Flußzeit die notwendige Stromstärke mehr als proportional ansteigt, muß zunächst eine optimale Flußzeit ermittelt werden. Diese Flußzeit kann aus der i/t-Kurve (S. 42) abgelesen werden. In der Kurve für Dreieckimpulse ist es der Punkt mit der niedrigsten Stromstärke; in der Rechteckkurve muß der Punkt gesucht werden, bei dem eine Verkürzung der Flußzeit erstmals eine Erhöhung der Stromstärke erforderlich machte. Als Kriterium bei der Aufstellung dieser Kurve dient eine noch eben nachweisbare Muskelerregung. Zur Therapie ist eine derartige Minimalkontraktion jedoch nicht ausreichend, es muß also mit einer höheren Stromstärke gearbeitet werden. – Nicht für jede Behandlung ist die Aufstellung einer i/t-Kurve notwendig. – Da Flußzeiten von mehr als 400 msec nie erforderlich sind, kann zunächst mit Rechteckimpulsen dieser Flußzeit eine Stromstärke eingestellt werden, die eine ausreichend kräftige Kontraktion auslöst. Diese Stromstärke bleibt jetzt unverändert, die Flußzeit wird solange vermindert, bis eben ein Nachlassen der Kontraktionskraft erkennbar ist. Anschließend kann eine Anstiegsverzögerung des Impulses unter geringfügiger Erhöhung der Stromstärke eingestellt werden.

Jeder gelähmte Muskel muß mindestens jeden zweiten Tag 20- bis 30mal zu einer kräftigen Kontraktion gebracht werden. Die besten Erfolge werden bei

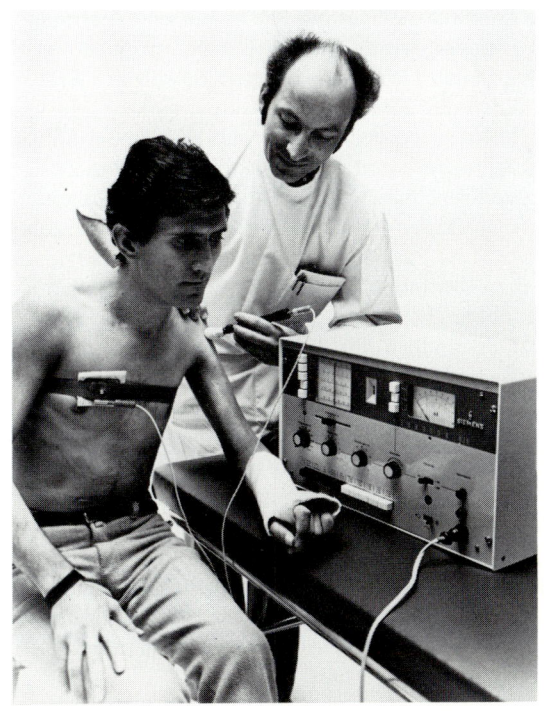

Abb. 18: *Reizstrombehandlung bei einem Kranken mit traumatischer Plexuslähmung. –*
Große indifferente Elektrode (Anode) auf der rechten Brustseite fixiert. –
Kleine – negative – Elektrode (Kathode) wird auf die zu reizenden Muskeln aufgesetzt. (Photo E. Danzinger)

täglicher Behandlung jeweils über 5–10 Minuten erreicht. Bei den großen Muskeln ist je eine Elektrode über dem proximalen und dem distalen Muskelanteil anzulegen. Dabei ist die proximale Elektrode etwas größer zu wählen. Durch Wechseln der Pole ist besonders bei ausgeprägten Störungen der elektrischen Erregbarkeit die günstigste Möglichkeit für eine Erregung zu suchen. Bei kleinen Handmuskeln oder wenn mehrere Muskeln zu behandeln sind, ist es zweckmäßig, eine sehr große – indifferente – Elektrode fest anzulegen und mit der differenten Elektrode an einem Halter ohne umständliche Neubefestigung von Elektroden mehrere Muskeln nacheinander zu behandeln (Abb. 18).

Da Durchblutung und Stoffwechsel in einem seit mehreren Wochen gelähmten Muskel immer erheblich gestört sind, ist nach jeder Einzelkontraktion eine Pause von etwa ½–2 Sekunden Dauer einzulegen. Die Reizfrequenz beträgt dann also 0,5–2 Hz. Nur in den ersten Tagen nach Auftreten einer Lähmung ist eine Behandlung mit Reizfrequenzen von 30 bis 50 Hz vertretbar. Die Impulszeit beträgt dabei etwa 1–2 msec und die Pausenzeit 20–30 msec. Diesen „neofaradischen" Impulsströmen fehlen im Gegensatz zum echten faradischen Strom, der heute nicht mehr verwendet wird, kleine Stromimpulse mit umgekehrter Flußrichtung. Diese Impulsströme führen zu einem Tetanus, einer Dauerkontraktion des Muskels. Um eine Überforderung des Muskels zu vermeiden, müssen sie in regelmäßigen Abständen unterbrochen werden, so daß etwa 5–20 Impuls-Serien in der Minute entstehen. Zweckmäßig ist eine langsame Steigerung und später eine Verminderung der Stromstärke für jeden Einzelimpuls der Serie – Schwellstrom –.

Auch bei noch völligem Fehlen einer sichtbaren Innervation soll der Kranke angehalten werden, die jeweils durch den elektrischen Strom ausgelöste Muskelkontraktion gedanklich mitzuvollziehen, um den Eigenimpuls zu bahnen. Sobald ein Muskel aktiv auch nur geringfügig angespannt werden kann, soll der Patient dies auch außerhalb der Behandlungszeit regelmäßig üben. Die Reizstrombehandlung wird beendet, wenn eine Bewegung wieder gegen die Eigenschwere des distalen Gliedmaßenabschnitts möglich ist. Jeder Patient sollte sehr frühzeitig unterrichtet werden, daß aktive Übungen die Rückbildung einer Lähmung sehr viel mehr fördern als eine Reizstrombehandlung.

Eine Elektrotherapie ist selbstverständlich nur dann sinnvoll, wenn auch eine Rückbildung der Lähmung zu erwarten ist. Wenn innerhalb von zwei Jahren eine Besserung der Lähmung nicht beobachtet wurde, wird die Reizstrombehandlung beendet. Im Einzelfall wird man sich bereits früher dazu entschließen. Bei degenerativen Erkrankungen des peripheren Nervensystems und bei primären Erkrankungen der Muskeln ist eine Reizstrombehandlung nicht angezeigt. In der Regel ist auch eine Reizstrombehandlung bei zentralen Lähmungen unzweckmäßig, da hierdurch die Tonussteigerung gefördert wird.

Zur Behandlung spastischer Lähmungen wurde die Reizung jeweils eines Muskels und seines Antagonisten nacheinander mit einer Verzögerung von 100 bis 300 msec vorgeschlagen (HUFSCHMIDT). Die Erfolge dieser Behandlungsmethode werden jedoch recht unterschiedlich beurteilt.

Es gibt eine Reihe weiterer Anwendungsmöglichkeiten des elektrischen Stroms. Ein wesentlicher Teil der solchen Behandlungsverfahren und Apparaten zugesprochenen Wirkungen konnte bisher wissenschaftlich nicht bestätigt werden. Eine Gleichstrombehandlung im galvanischen Bad (Stangerbad) und besonders im Vierzellenbad oder bei der stabilen Galvanisation führt sicher zu einer Durchblutungssteigerung.

Kräftigen des Muskels bei Rückbildung der Lähmung: Um eine Dickenzunahme der einzelnen Muskelfasern zu erreichen, muß erhöhte Spannungsarbeit geleistet werden. Die *statische Kontraktion* ist also der angemessene Reiz zur Kräftigung des Muskels. Zu Anfang gelingt es weit besser, den Muskel in Annäherung von Ursprung und Ansatz zu einer ausreichenden Spannungsarbeit zu bringen. Der zu leistende Bewegungsweg wird vom Behandler unterstützend geführt, und am Ende der Bewegung wird diese Stellung durch den zu trainierenden Muskel gehalten. Hier soll er dann aber seine *maximale Spannung* über eine Dauer von 6–7 Sekunden halten.

Das *Schlingengerät* bietet die Möglichkeit, jeden Körperabschnitt des Patienten in eine Ausgangslage zu bringen, die der geschwächten Muskulatur unter Abnahme der Schwere die Kontraktion erleichtert. In Ganz- oder Teilaufhängung gelingen dem Kranken Bewegungswege, wie sie ohne Hilfe der Schlingen noch nicht möglich sind. Vergleichbare Vorteile bringt die Behandlung im *Bewegungsbad.* Auch hier ist der hochgradig geschwächten Muskulatur eine mühelosere Kontraktion möglich, und der sichtbare Übungseffekt wirkt sich anregend auch auf die Arbeitseinstellung und -bereitschaft des Kranken aus.

Mit nunmehr zunehmender Steigerung der Kraft kann die Bewegungsunterstützung fortfallen, bis schließlich der Muskel aus der *Dehnstellung* heraus den vollen Bewegungsweg leistet, um in der Endstellung die maximale Spannung zu halten. Diese Leistung entspricht etwa dem Kraftgrad 3. Bei Erreichen der Kraftgrade 4 und 5 kann der Verkürzungsarbeit des Muskels auf dem gesamten Bewegungsweg ein angemessener Widerstand entgegengesetzt werden, bevor auch hier in der Endstellung die maximale Spannung erfolgt und gehalten wird.

Steigern der lokalen Muskelausdauer: Im Stadium der Lähmungsrückbildung zeigt der Muskel eine rasche Ermüdbarkeit. Die Kontraktionen werden um so schwächer, je häufiger sie wiederholt werden. Mit einer Verbesserung dieser lokalen Ausdauer kann begonnen werden, sobald eine ausreichend sichtbare Verkürzungsarbeit geleistet wird, also etwa bei Erlangung des Kraftgrades 2 oder 3. Der Kranke wird aufgefordert, eine Bewegung bis zur Ermüdung durchzuführen, und die Anzahl der Kontraktionen wird notiert. Da ein Üben bis zur völligen Erschöpfung des Muskels vermieden werden soll, um die Erholungszeit nicht unnötig zu verlängern, werden zu wiederholtem Üben ⅔ der maximalen Kontraktionshäufigkeit festgelegt. Beim Einschalten von kontraktionsfreien Intervallen können diese Übungen mit ⅔ der lokalen Dauerhöchstleistung beliebig oft wiederholt werden, ohne den zu übenden Muskel an die Grenze der Leistungsfähigkeit zu bringen.

Widerstand oder Unterstützung sind bei dieser *Ausdauerübung* nicht notwendig. Der Kranke kann also nach Anleitung sein Übungsprogramm selbständig durchführen und gleichmäßig über den Tag verteilen. Einmal wöchentlich wird der Übungsgewinn überprüft und danach der neue Leistungsanspruch bemessen.

Wiederherstellen koordinierter Bewegungen: Ein allzu langes Üben einzelner isolierter Muskeln nimmt dem Kranken rasch das Gefühl für die Zusammenarbeit der an einem großzügigen Bewegungsmuster beteiligten Muskeln. Die geschwächten Muskeln müssen dann in einen *koordinierten Bewegungsablauf* einbezogen werden, wenn die Kraftgrade 3 bis 4 erreicht sind. Unter diesem Gesichtspunkt bietet sich die *PNF-Technik* an, die von KABAT und KNOTT am KABAT-KAISER-Institut in den Jahren 1946 bis 1951 entwickelt wurde. Die Technik fußt auf den Kenntnissen über die Erregung der Propriozeptoren. Die vorgeschriebenen Bewegungsmuster nutzen nach Möglichkeit alle Komponenten der arbeitenden Muskulatur aus. Hinzu kommen als Hilfen zur optimalen Innervation Druck- und Zugreize für Muskulatur und Gelenke, Berührungsreize auf der Haut und eine genaue Bewegungsvorstellung beim Patienten durch exakte Übungsanweisung durch den Krankengymnasten (PNF = propriozeptive neuromuskuläre Fazilitation).

Erst wenn es gelungen ist, den schwächsten Muskel einer Bewegungskette in den fließenden Bewegungsablauf einzubeziehen, kann die prüfende und ausgleichende Hand des Krankengymnasten, die im Rahmen der *PNF-Technik* unerläßlich ist, wegfallen. Der Kranke muß lernen, sein Übungsprogramm mit und ohne Gerät auch selbständig durchzuführen.

Schulen von Ersatzfunktionen: Bei grober Schätzung wird für die vollständige Wiederherstellung eines schlaff gelähmten Muskels ein Zeitraum von 1 bis 1½ Jahren angesetzt. In der Praxis ist es aber meistens nicht zu verantworten, mit der Schulung von *Ersatzfunktionen und Ausgleichsmöglichkeiten* bis zum Ablauf dieser recht langen Regenerationszeit zu warten. Es ist leichter, einen Ersatz wieder zu „vergessen", als zu spät nach ihm zu suchen und ihn zu schulen. Es empfiehlt sich daher, schon frühzeitig mit Überlegungen zu beginnen, welche Muskeln bei ausgedehnten Lähmungen hinter dem Erholungstempo anderer, gleich schwer geschädigter Muskeln erheblich zurückbleiben. Möglichkeiten, die zum Ausgleich verlorener Funktionen bestehen, und welche apparativen Hilfen für einen ausreichenden Ersatz fehlender Muskelleistungen geschaffen werden können, muß im Zusammenhang mit dem jeweiligen Krankheitsbild besprochen werden.

Gewöhnen an den Umgang mit funktionsersetzenden Hilfsmitteln: Können zufriedenstellende *funktionelle Leistungen* nicht ohne *apparative Hilfe* erbracht werden, so sollten diese *Hilfsmittel* nicht erst bei der Entlassung des Kranken aus der stationären Behandlung zur Verfügung stehen. Immer bedarf der Umgang mit solchen Hilfsmitteln oder das Anlegen von Schienen und Stützapparaten einer Zeit der Übung unter sachkundiger Anleitung. Mangelndes Geschick im Umgang, schwierige Handhabung der Konstruktion oder auffällige Gestaltung der Hilfsmittel sind oft ein Anlaß, daß kostspielige Anschaffungen ihren Zweck verfehlen und vom Kranken ungenutzt bleiben. Hier liegt eine verantwortungsvolle Beraterfunktion des Krankengymnasten.

ZUR WIEDERHOLUNG

1. Nennen Sie acht Gesichtspunkte der krankengymnastischen Behandlung bei schlaffer Lähmung.

2. Nennen und begründen Sie das Prinzip der Lagerung bei schlaffer Lähmung.

3. Erläutern Sie die Vorteile einer Behandlung im Schlingentisch oder Bewegungsbad für Patienten mit hochgradigen schlaffen Paresen.

4. Nennen Sie drei Merkmale, die ein funktionsersetzendes Hilfsmittel auszeichnen sollten.

AUFGABEN

1. Finden Sie drei Übungen in unterschiedlichen Ausgangsstellungen zur Kräftigung der Schultergürtelmuskulatur, wenn diese den Kraftgrad 3 aufweist.

2. Beschreiben oder zeichnen Sie auf, wie Sie einen Patienten lagern, dessen gesamte Beinmuskulatur komplett gelähmt ist.

Spastische Bewegungsstörung

Ursachen

Zu *spastischer Tonuserhöhung* und zu *spastischen Paresen* kommt es dann, wenn eine Schädigung der motorischen Bahnen auf ihrem Weg von der Hirnrinde bis zu den motorischen Vorderhornzellen des Rückenmarks eintritt. Die *spastische Parese* ist also grundsätzlich Folge einer Störung im *Zentralnervensystem*. Ohne auf die ständig wachsende Zahl neuer Erkenntnisse über die Entstehung der Spastik hier einzugehen, muß soviel gesagt werden, daß das Syndrom der spastischen Bewegungsstörung zurückgeht auf ein Mißverhältnis von aktivierenden Impulsen und hemmender Aktivität. Es bleibt für diesen Teil der praktisch-klinischen Betrachtung auch unberücksichtigt, ob die Ursache der spastischen Motilitätsstörung im Gehirn oder im Rückenmark liegt. Schäden im peripheren motorischen Neuron führen niemals zu spastischen Zeichen.

Ärztlicher Befund

Bei der Untersuchung sind die Zeichen einer *spastischen Parese* erkennbar an der Einschränkung von Kraft und Geschicklichkeit, der Erhöhung des *Muskeltonus* sowie der charakteristischen Änderung des *Reflexverhaltens.* die physiologischen *Reflexe* sind *gesteigert,* und es lassen sich *pathologische Reflexe* auslösen (S. 22). Außerdem kommt es nicht selten bei einer Spastik zum Auftreten sogenannter *Reflexsynergien* (auf einen sensiblen Reiz hin bewirkt die unmittelbare Aktivierung des motorischen Reflexbogenanteils, dem die von zentral gesteuerte Hemmung fehlt, die Auslösung bestimmter unwillkürlicher Bewegungsabläufe).

Grundlage für die krankengymnastische Behandlung ist die Fähigkeit, die Funktionsstörung in einem solchen selbst erhobenen Befund zu erfassen und unter den angemessenen Gesichtspunkten die Behandlungsmaßnahmen zu planen und auszuführen.

Krankengymnastische Behandlung

Befund

Optische Beobachtung: Hautveränderungen infolge trophischer Störungen sind selten, können aber bei längerem Bestehen der Bewegungsstörung als Verfärbung oder Trockenheit auffallen. Atrophien der Muskulatur sind nur geringgradig ausgeprägt oder fehlen vollständig. Bei lebhaften unwillkürlichen Bewegungsabläufen (Reflexsynergien) kann es zu Hypertrophien kommen. Tonusunterschiede, unwillkürliche Muskelkontraktionen oder spastische Massenbewegungen bewirken oft eine von der Ruhehaltung abweichende Gelenkstellung der betroffenen Gliedmaßen.

Taktile Beobachtung: Die Haut fühlt sich häufig kühl und feucht an. Der *Muskeltonus* ist erhalten, in der Mehrzahl der Fälle gesteigert.

Beim Prüfen der passiven Gelenkbeweglichkeit wird die erhöhte Grundspannung der Muskulatur als *federnder Widerstand* spürbar. Nach Überwinden dieses Widerstandes, der in der Regel zu Beginn eines Bewegungsweges am stärksten auftritt, kann die volle Gelenkbeweglichkeit erreicht werden. Bei rasch wechselnder Bewegungsrichtung verstärkt sich der Widerstand, die zunehmende Muskelspannung führt zu einer Einschränkung des Bewegungsausmaßes.

Auf Dehnungs- und Klopfreiz reagiert der Muskel mit einer kräftigen, unwillkürlichen Kontraktion oder mit einer Serie von Kontraktionen.

Beispiel: Kräftige, passive Dorsalflexion des Fußes dehnt die Achillessehne. Der M.triceps surae antwortet mit wiederholten Kontraktionen = *Klonus.*

Der rasche Richtungswechsel beim passiven Bewegen sowie bei Dehnungs- und Klopfreizen kann zum Prüfen einer Spastik im Befund ausgenutzt werden. Die aktive Gelenkbeweglichkeit wird durch das Ausmaß der Tonussteigerung behindert. Die als *Beuge-* oder *Strecksynergien* ausgeprägten und fixierten Bewegungsmuster engen den willkürlich nutzbaren Spielraum der Gelenke zusätzlich ein.

Messen/Schätzen: Die Kraft der in die spastischen Massenbewegungen einbezogenen Muskeln ist selten herabgesetzt. Die antagonistisch wirkenden Muskelgruppen hingegen zeigen häufig eine erhebliche Schwäche, die nach den Kraftgraden des Muskelstatus (S. 51) bestimmt werden kann.

Die isolierte Muskelinnervation ist dem Kranken mit einer ausgeprägten spastischen Bewegungsstörung nicht möglich. Es empfiehlt sich dann, die Kraft der synergistisch wirkenden Muskeln gemeinsam zu prüfen.

S-R-Probe: Da das *Gehen* einen raschen Wechsel von Spannung und Entspannung der beteiligten Muskelgruppen erfordert, wird selbst eine nur geringgradige spastische Tonusveränderung hierbei deutlich sichtbar. Der Gang wird *schwerfällig und schleppend,* wenn es dem Kranken nicht gelingt, gegen den erhöhten Strecktonus das Bein zu beugen, um den Fuß vom Boden zu lösen. Das Bein ist „scheinbar" zu lang (Abb. 87). Mit einer mühsamen Körperdrehung wird das Bein vorwärtsgeschleift, der Fuß bleibt mit dem Boden in Berührung. *Ruckhaft* und *stampfend* geht der Kranke, wenn er zwar die Spannung der Strecker überwinden kann, dann aber die kraftvoll angesetzte Beugung des Beines nicht mehr willkürlich zu bremsen vermag. Es schnellt über das zum Schritt notwendige Maß der Beugung hinaus. Der willkürliche Streckimpuls entgleitet dann ebenfalls der Kontrolle; der Fuß fährt heftig zu Boden, wird hart aufgesetzt.

Gesichtspunkte der Behandlung

Vermeiden von Gelenkkontrakturen und Druckschäden der Haut
Herabsetzen des Tonus und Hemmen der unwillkürlichen Muskelaktivität
Kräftigen der geschwächten Muskelgruppen

Üben koordinierter Bewegungsabläufe

Schulen von Kompensationsmöglichkeiten und Gewöhnen an den Umgang mit Hilfsmitteln.

Maßnahmen

Vermeiden von Gelenkkontrakturen und Druckschäden der Haut: Der Gefahr, daß Kontrakturen die Gelenkbeweglichkeit vermindern, ist bei der spastischen Bewegungsstörung besonders groß. Unwillkürliche Muskelkontraktionen und eine ungleichmäßig verteilte Tonussteigerung zwingen die Gelenke immer wieder aus der schonenden Mittelstellung heraus. Dies führt dazu, daß Muskeln, Sehnen und Bänder auf der einen Seite schrumpfen, während die antagonistischen Muskelgruppen entsprechend überdehnt werden. Beides, Schrumpfung der tonusgesteigerten Muskulatur und Überdehnung der schwächeren Antagonisten muß durch die *Lagerung* vermieden werden. Überwiegt der Tonus der Beugemuskulatur, so wird in Streckung gelagert; zeigen die Strecker eine größere unwillkürliche Kontraktionsbereitschaft, so müssen die Gelenke in Beugehaltung gebracht werden (Abb. 19).

Eine *Fixation* der gewünschten Lagerung mittels Gurten oder Manschetten ist bei stark ausgeprägten Synergien nicht zu vermeiden. In diesen Fällen muß aber auf

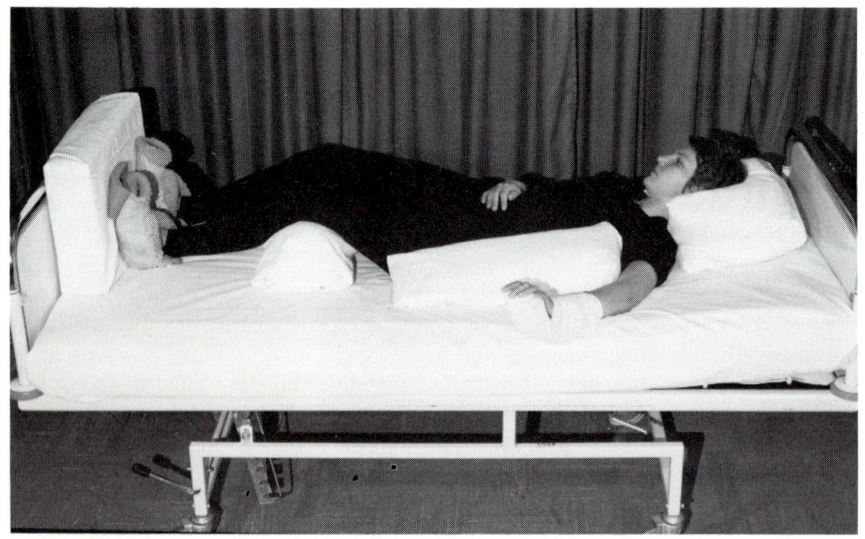

Abb. 19: *Lagerung bei spastischer Bewegungsstörung. Der Arm mit vermehrtem Beugetonus wird in Streckstellung gelagert. Gegen den erhöhten Strecktonus der Beine werden diese in Beugestellung unterstützt.*

eine ausreichende Polsterung der Fixationsgurte geachtet werden, damit keine Druckschäden der Haut entstehen. Wichtig ist neben der Lagerung das *regelmäßige, passive Bewegen* der Gelenke in allen Richtungen, um Bewegungseinschränkungen vorzubeugen. Vermieden werden muß hierbei ein gewaltsames Überwinden des Widerstandes, den die spastische Muskulatur der passiven Bewegung entgegensetzt, denn auf heftige Dehnreize reagiert der spastische Muskel mit einer kräftigen Kontraktion und erhöhter Spannung. *Ruhige Bewegungsführung* wird belohnt mit einem Nachlassen der Spannung. Auch lege man nicht die Hand auf den Muskel, welcher vorsichtig gedehnt werden soll, denn schon der Berührungsreiz kann eine verstärkte Kontraktionsbereitschaft hervorrufen. Das passive Bewegen bei spastischer Tonussteigerung erfordert also Zeit, Geduld und Einfühlung, kann aber – wenn alles dies zusammenkommt – nicht nur die Kontraktur verhindern, sondern auch als *tonusherabsetzende Maßnahme* angesehen werden.

Druckschäden der Haut sind durch ausreichende Polsterung an aufliegenden Körperstellen zu vermeiden. Hier gelten die gleichen Gesichtspunkte wie bei der Lagerung von Kranken mit schlaffen Lähmungen (S. 53). Zwei- bis dreistündliches Umlagern des Kranken sorgt für eine wechselnde Druckbelastung der Haut. Auch hier gilt der Grundsatz: Keine abrupten Bewegungen! Keine heftige Dehnung! Keine unnötigen Berührungsreize!

Herabsetzen des Tonus und Hemmen der unwillkürlichen Muskelaktivität: Schon schwache Berührungsreize bewirken am spastischen Muskel eine Tonussteigerung oder sogar eine unwillkürliche Kontraktion. Dies erklärt die Unwirksamkeit klassischer Massagegriffe als tonusherabsetzende Maßnahme bei spastischer Bewegungsstörung.

Heftige Dehnreize beantwortet der Muskel mit vermehrter Verkürzung. Wird aber die *Dehnung langsam* begonnen und mit mildem Zug weitergeführt, so läßt die Spannung allmählich nach. Deshalb die ruhige, gleichmäßige Führung beim passiven Bewegen, deshalb aber auch die Wirksamkeit von *Dehnlagerungen zur Tonusherabsetzung*.

Die lockernde Wirkung der langsamen und anhaltenden Dehnung kann durch den thermischen Reiz einer Eisbehandlung gesteigert werden. Bewährt haben sich hierzu in Eiswasser getränkte Tücher oder mit Eismehl gefüllte Beutel, die den hypertonen Muskelgruppen fest angelegt werden oder die ganze Extremität einhüllen.

Bauchlage und Sitz begünstigen die Aktivität der Beugemuskulatur. Rückenlage und Stand regen den Tonus der Strecker an. In der Seitlage strecken sich Arm und Bein der aufliegenden Körperseite, während die Gliedmaßen der anderen Körperhälfte zur Beugehaltung neigen. Diese *Wirkung der Körperhaltung auf den Muskeltonus* bestimmt die Ausgangsstellung, die für die Behandlung eingenommen wird: Soll das Beugemuster gehemmt werden, um dem Kranken die willkürliche Streckung zu erleichtern, so muß in Rückenlage geübt werden; behindert ihn der erhöhte Strecktonus, so gelingt die Beugung mit weniger Mühe in der Bauchlage oder im Sitz.

Kräftigen der geschwächten Muskelgruppen: Die kraftvolle spastische Massenbewegung „lähmt" auf die Dauer die schwächeren Antagonisten. Es kommt zu Inaktivitätsschäden und Atrophien. Dieser Verlauf ist nur unter Kontrolle zu halten, wenn die Kraft der Antagonisten erhalten oder wiederhergestellt und gesteigert werden kann. Mit kräftigen Antagonisten kann der Kranke die unwillkürlichen Bewegungsabläufe bremsen und ausgleichen. Den Trainingsreiz bildet auch hier die maximale *statische Kontraktion,* die über 5–7 Sekunden aufrecht erhalten wird. Die bereits erwähnten „reflexhemmenden Ausgangsstellungen" und vorangegangene tonusregulierende Maßnahmen erleichtern dem Kranken die Kontraktion der geschwächten Muskeln.

Üben koordinierter Bewegungsabläufe: Wenn die Willkürmotorik weitgehend aktiviert ist und vom Kranken mit ausreichender Kraft eingesetzt werden kann, muß sie in koordinierte Bewegungsabläufe eingeordnet werden. Die anfänglich notwendigen Hilfen, welche durch Ausgangsstellung, Haut- und Muskelreiz oder richtungweisenden Widerstand gegeben wurden, sind im weiteren Behandlungsverlauf abzubauen. Der Kranke muß lernen, seine motorische Übererregbarkeit zu beherrschen und sie nicht durch hastige und ungeduldige Gegenbewegungen verstärkt herauszufordern.

Solange eine Bewegung nur im Rahmen der spastischen Synergie möglich ist, kann eine solche Massenbewegung für grobe Gebrauchsleistungen genutzt werden. Das Ziel aber ist, den Zwang der spastischen Bewegungsmuster abzuwerfen und einen größeren und differenzierteren Spielraum zu gewinnen. Das Herauslösen einzelner Funktionen aus der Synergie-Kette beginnt mit den körpernahen Gelenken. Beispiel: im spastischen Beugemuster des Armes wird die Schulter angehoben und zurückgezogen. Bei der Ellenbogenbeugung trifft also die Hand auf die Schulter. Im täglichen Gebrauch aber wird der Arm meist gebeugt, um die Hand zum Gesicht zu führen. Um dies zu erreichen, muß die Schulter aus der Synergie gelöst und nach vorne geführt werden. – Wenn eine synergieunabhängige Gelenkführung proximal gelingt, kann das Auflösen der Synergie nach distal weiter fortgesetzt werden.

Schulen von Kompensationsmöglichkeiten und Gewöhnung an den Umgang mit Hilfsmitteln: Bei einer hochgradigen, spastischen Bewegungsstörung fehlt im allgemeinen eine ausreichend nutzbare Willkürinnervation. Hier müssen im Übungsprogramm rechtzeitig Ersatzfunktionen entwickelt und geschult werden. Bewegungen, die auch auf lange Sicht nur mit Hilfe des Krankengymnasten durchgeführt werden können, bringen dem Kranken keinen Gewinn, sondern sie täuschen Leistungsmöglichkeiten vor, die nicht zu verwirklichen sind.

Kann der Kranke den Anforderungen des Alltags ohne Hilfsmittel nicht gerecht werden, so muß er den Umgang mit diesen Hilfsmitteln frühzeitig erlernen. Erst bei vollkommener Vertrautheit mit Gehhilfen oder Funktionsschienen kann die krankengymnastische Behandlung als abgeschlossen gelten.

64

ZUR WIEDERHOLUNG

1. Nennen Sie fünf Gesichtspunkte der krankengymnastischen Behandlung bei spastischer Bewegungsstörung.

2. Nennen und begründen Sie das Prinzip der Lagerung bei spastischer Bewegungsstörung.

3. Erläutern Sie den Begriff „motorische Übererregbarkeit" und leiten Sie daraus ab, worauf beim passiven Bewegen bei spastischer Bewegungsstörung besonders zu achten ist.

4. Nennen Sie vier Möglichkeiten zur Herabsetzung des erhöhten Muskeltonus bei spastischer Bewegungsstörung.

AUFGABEN

1. Überlegen Sie, welche sportlichen Betätigungen Sie einem Patienten mit spastischer Bewegungsstörung empfehlen können, und begründen Sie Ihre Entscheidung.

2. Formulieren Sie – für einen Patienten verständlich – worauf er achten sollte, wenn er seine unwillkürliche spastische Muskelaktivität möglichst gering halten will.

Ataxien

Die Ausführung einer gezielten, harmonischen und zweckmäßigen Bewegung ist abhängig von der Kraft der Muskulatur, von der Intaktheit des extrapyramidalen Systems und schließlich von einem ungestörten Zusammenspiel der einzelnen Muskeln in den komplexen Bewegungsabläufen.

Diese *Koordination* wird u. a. gewährleistet durch die Funktion des Kleinhirns. Bei einer Beeinträchtigung dieser Funktion kommt es zur *zerebellaren Ataxie*.

Eine Koordinationsstörung kann jedoch auch beruhen auf einen Ausfall der Hinterstrangbahnen des Rückenmarks. Es ist dies die *spinale Ataxie*.

Schließlich können auch bei Schädigungen des Großhirns Koordinationsstörungen als *zerebrale Ataxien* auftreten.

Zerebellare Ataxie

Ursachen

Eine ungestörte Koordination der Bewegung wird dadurch möglich, daß dem Kleinhirn ständig Informationen über Lage der Extremitäten und Bewegungsabläufe sowie Bewegungsabsichten zugehen und vom Kleinhirn aus diese Bewegungen korrigiert und harmonisiert werden. Eine Beeinträchtigung dieser Regelfunktion führt zur *Ataxie*.

Ursachen einer solchen Beeinträchtigung können liegen in Verletzungen des Kleinhirns, Tumoren, Entzündungen (s. u. a. Encephalomyelitis disseminata, S. 176). Mißbildungen, Atrophien und Intoxikationen (Alkohol).

Ärztlicher Befund

Die *zerebellare Ataxie* äußert sich in verschiedenen Symptomen und ist im Fehlen des harmonischen Zusammenspiels von Muskeln *(Dyssynergie)* vergleichbar den Bewegungen eines Betrunkenen.

Eine *Dysmetrie,* die sich in überschießendem *(Hypermetrie)* oder mangelndem Ausmaß der Bewegung zeigt *(Hypometrie),* führt zur Ungeschicklichkeit beim Hantieren und zur Unsicherheit im Gangbild.

Der *Intentionstremor* verhindert die zweckmäßige Bewegung auf ein Ziel hin durch grobes Wackeln. Finger-Nase-Versuch und Knie-Hacke-Versuch lassen auch feinere Störungen erkennen.

Rasch wechselnde Bewegungen von Agonisten und Antagonisten – *Diadochokinese* – werden beeinträchtigt. Eine solche *Dysdiadochokinese* (Einschränkung der Wechselbewegung) oder *Adiadochokinese* (Unfähigkeit zur Wechselbewegung) zeigt sich, wenn der Kranke versucht, mit beiden Händen gleichzeitig möglichst rasch und mehrmals nacheinander jene Bewegung auszuführen, wie sie zum Einschrauben einer Glühbirne notwendig ist. Schließlich ist mit der zerebellaren Ataxie häufig verbunden eine *Hypotonie der Muskulatur,* ein *Nystagmus,* d. h. ein unwillkürliches Zittern der Augäpfel, vornehmlich in horizontaler Richtung und eine zerebellare *Sprachstörung,* bei der das Sprechen infolge der Dyssynergie der Sprechmuskeln abgehackt und skandierend wird (Dysarthrie, artikulatorische Sprachstörung).

Krankengymnastische Behandlung

Befund

Optische Beobachtung: Beim ruhig liegenden Kranken sind Bewegungsstörungen nicht zu erkennen.

Taktile Beobachtung: Der Tonus der Muskulatur kann herabgesetzt sein.

66

S-R-Probe: Beim Finger-Nase-Versuch und beim Knie-Hacke-Versuch fällt die grob ausfahrende Bewegungsführung auf. Das Ziel wird nicht auf gerader Linie angesteuert und auch nicht treffsicher erreicht. Kurz bevor der Finger die Nase oder die Ferse das Knie erreicht, tritt der *Intentionstremor,* ein heftiges, rasches und unrhythmisches Zielwackeln von Arm oder Bein auf. Sind auch Kopf und Rumpf in die Störung einbezogen, so gelingt es dem Kranken nicht, sich ohne Hilfe aufzurichten und frei auf der Bettkante zu sitzen. Selbst wenn er die Arme neben sich aufstützen kann, kostet es ihn Mühe, gegen das Zittern und Schleudern von Kopf und Rumpf das Gleichgewicht zu halten. Feineres Hantieren ist erschwert oder unmöglich. Der Kranke geht torkelnd und breitbeinig, vergleichbar dem unsicheren Gang eines Betrunkenen.

Gesichtspunkte der Behandlung

Schulen der Gleichgewichtsreaktionen
Üben koordinierter Bewegungsabläufe

Maßnahmen

Schulen der Gleichgewichtsreaktionen: Je größer die Unterstützungsfläche, desto leichter fällt es dem Kranken, das Gleichgewicht zu halten. Aus der Bauchlage mit aufgestützten Unterarmen (Puppy-Stellung) lernt er, gegen den Richtungswiderstand des Krankengymnasten Kopf- und Rumpfhaltung zu beherrschen. Knie-Ellenbogenlage und Vierfüßlerstand folgen als Ausgangsstellung mit großer Unterstützungsfläche, die dann allmählich abgebaut wird: Grätschsitz und Langsitz mit und ohne seitliche Abstützung der Hände, Fersensitz, Sitz auf dem Hocker, Kniestand, halber Kniestand und schließlich das freie Stehen. Jede dieser Ausgangsstellungen sollte erst dann durch die nächst schwierige abgelöst werden, wenn der Kranke sie vollkommen beherrscht. Er muß in ihr nicht nur das Gleichgewicht halten können, sondern auch in der Lage sein, das Körpergewicht zu verlagern und die Balance wiederherzustellen.

Der Übergang von einer Körperhaltung in die andere verlangt die ständige Anpassung der Gleichgewichtsreaktionen. Diese sehr schwierige Leistung sollte dem Kranken nicht zu früh abverlangt werden, um ihn nicht zu entmutigen. Deshalb ist zu Beginn der Krankengymnast beim Wechsel der Ausgangsstellung behilflich. Später wird der *selbständige Lagewechsel* in das Übungsprogramm aufgenommen. Das Schaukelbrett bietet einen zusätzlichen Reiz zur Schulung der Körperbalance.

Üben koordinierter Bewegungsabläufe: Die frei geführte Bewegung einer Gliedmaße gelingt dem Kranken nicht auf dem kürzesten Weg. Wird aber dieser Bewegung ein angemessener *richtungweisender Widerstand* entgegengesetzt, so verläuft sie weitaus zielsicherer. Die Technik der proprioceptiven neuromuskulären Fazilitation empfiehlt sich hier besonders, da sie die Muskeln in ihren natürlichen Funktionsketten beansprucht und den Widerstand als Führungshilfe ausnutzt. Die häufige Wiederholung eines Musters erleichtert es dem Kranken, sich den Bewegungsablauf einzuprägen und ihn in sein Bewegungsempfinden „einzuschleifen".

Zielübungen mit Armen und Beinen erfordern *Konzentration und Genauigkeit.* Auch hier ist die *häufige Wiederholung* bis zur Treffsicherheit wichtiger als der ständige Wechsel der Bewegungsaufgaben. Die sichere Schrittführung wird anfangs erleichtert durch Muster, die auf den Boden gemalt werden und beim Gehen vorschriftsmäßig zu berühren sind.

ZUR WIEDERHOLUNG

1. Beschreiben Sie zwei Versuche zur Prüfung einer zerebellaren Ataxie.

2. Charakterisieren Sie die Bewegungen eines Patienten mit zerebellarer Ataxie.

3. Erläutern Sie das Übungsprinzip beim Schulen der Gleichgewichtsreaktionen.

4. Nennen Sie drei Hilfen, die dem zerebellar-ataktischen Patienten die Bewegungsführung erleichtern.

Spinale Ataxie

Ursachen

Bei einer *spinalen Ataxie* liegt die Schädigung im Bereich der Hinterstränge des Rückenmarks oder in den hinteren Wurzeln. Es erfolgt keine ausreichende Information an das motorische System und die für die Koordination wichtigen Schaltstellen über Stellung der Extremitäten und Bewegungsabläufe. Lagesinn (S. 23) und Bewegungsempfinden (S. 24) sind gestört.

Ärztlicher Befund

Durch diese Störung werden ebenso wie bei den zerebellaren Ataxien die Bewegungen ataktisch, ungenau, ausfahrend. Die fehlende Information der sensiblen Bahnen kann bis zu einem gewissen Grade ersetzt werden durch eine Kontrolle mit den Augen. Der Kranke sieht die Stellung der Gliedmaßenabschnitte und Bewegungsabläufe und richtet danach Impuls und Korrekturen. Er „geht" oder „hantiert" „mit den Augen". Neben anderen Rückenmarksschäden sind vor allem die funikuläre Spinalerkrankung und die heute seltenere Tabes typische Ursachen der spinalen Ataxie.

Krankengymnastische Behandlung

Befund

Optische Beobachtung: Beim ruhig liegenden Kranken sind Bewegungsstörungen nicht erkennbar.

Taktile Beobachtung: Haut und Muskulatur weisen keine Veränderungen auf.

S-R-Probe: Ohne Augenkontrolle ist es dem Kranken nicht möglich, sich die Lage seines Körpers oder die Bewegung einzelner Gliedmaßenabschnitte bewußt zu machen. Zielunsicherheit und ungelenke Bewegungsführung bestimmen das Bild, wenn der Kranke aufgefordert wird, mit geschlossenen Augen einfachen Bewegungsaufträgen nachzukommen. Die Richtung einer vom Behandler passiv geführten Bewegung kann nicht angegeben werden.

Beim Gehen, soweit dies überhaupt möglich ist, schleudert der Kranke die Beine unkontrolliert vorwärts, die Füße werden stampfend aufgesetzt.

Gesichtspunkte der Behandlung

Üben koordinierter Bewegungsabläufe

Maßnahmen

Üben koordinierter Bewegungsabläufe: Da dem Kranken die Information über Lage und Bewegung seiner Gliedmaßen fehlt, muß er lernen, seine Bewegungsabläufe mit den Augen zu überwachen. *Zielvorstellungen* erleichtern dabei die willkürliche Konzentration: nicht nur den Arm strecken und zum Körper zurückführen, sondern einen Gegenstand greifen und ihn an einen anderen, vorgeschriebenen Platz legen. Die vergleichsweise groben und einfachen Bewegungsabläufe werden nach und nach verfeinert, bis schließlich eine ausreichende Sicherheit im geschickten Hantieren auch ohne ständige Augenkontrolle erreicht ist. Die Kontrolle der Bewegung im Spiegel ist dabei eine bewährte Hilfe.

Zerebrale Ataxie

Sehr viel seltener als zerebellare und spinale Ataxie sind Koordinationsstörungen auf dem Boden von Großhirnschädigungen. Diese zerebralen Ataxien gehen mit ähnlichen Bewegungsbehinderungen einher, wie sie bei den anderen Ataxien beobachtet werden. Tumoren, Verletzungen, Mißbildungen oder Entzündungen des Großhirns können verantwortlich sein.

Die krankengymnastische Behandlung folgt den gleichen Gesichtspunkten wie bei zerebellaren und spinalen Ataxien durch Schulen der Gleichgewichtsreaktion und Üben der koordinierten Bewegungsabläufe.

ZUR WIEDERHOLUNG

1. Erläutern Sie, welche Auswirkungen der Verlust der Tiefensensibilität für den Patienten hat.
2. Beschreiben Sie das Vorgehen, wenn Sie bei einem Patienten Lage- und Bewegungsempfinden überprüfen.
3. Erläutern Sie den Übungsaufbau und die -hilfen bei der Behandlung eines Patienten mit spinaler Ataxie.

Störungen von Kreislauf und Atmung bei neurologischen Erkrankungen

Bei einer Reihe neurologischer Erkrankungen können Störungen des kardiopulmonalen Systems (Herz- und Gefäß-System, Atmung) als Begleit- oder Folgeerscheinungen auftreten. Ihre Auswirkungen sind einander sehr ähnlich und unterscheiden sich oft kaum von den Folgen interner oder chirurgischer Leiden. Daher sind auch die Behanldungsrichtlinien die gleichen und nicht auf das Gebiet der Neurologie beschränkt. Gerechtfertigt erscheint eine kurze Darstellung der Gesichtspunkte und Maßnahmen einer krankengymnastischen Behandlung eben dieser Störungen hier deshalb, weil sie bei schweren neurologischen Erkrankungen nicht selten sind und ihrer Vorbeugung und Behandlung in vielen Fällen große Bedeutung zukommt.

Pneumonieprophylaxe

Die Gefahr einer Lungenentzündung droht allen
    bettlägerigen Patienten,
    Kranken mit Atemmuskellähmungen, gleich welcher Ursache,
    bewußtseinsgetrübten und bewußtlosen Kranken.

Atemtherapie

Die *Atemtherapie* als vorbeugende Maßnahme hat zum Ziel die ausreichende Belüftung und Durchblutung der Lungen und damit das Vermeiden von Atelektasen.

Als Maßnahmen zur Atemvertiefung stehen zur Verfügung:
Klatschungen, evtl. mit einem feuchten Tuch auf dem Brustkorb,
Handkontakt als Richtungshilfe oder als Richtungswiderstand für eine größere Atembewegung in costo-diaphragmaler Richtung,
Passives Bewegen der Arme im Atemrhythmus (zum Beispiel bei Halsmarkgelähmten, Patienten mit schwerer Polyneuropathie oder Poliomyelitiskranken und Bewußtlosen),
Atmen mit dem künstlichen Totraumvergrößerer (GIEBEL-Rohr), Therapie-Bird.
Obwohl die vertieften Atemzüge bereits eine *Lösung des Sekretes* bewirken, sind oft weitere Maßnahmen zur *Förderung des Sekretabflusses* und zur *Hustenprovokation* notwendig:
Vibrationen und Klopfungen auf dem Brustkorb in der Ausatemphase,
vorsichtige Schüttelungen,
rhythmisches Zusammendrücken des unteren Brustkorbringes bei der Ausatmung oder beim Hustenstoß,
Kopftieflage.
Die Häufigkeit der Atembehandlung richtet sich nach dem Grad der Pneumoniegefährdung des Kranken.

Thromboseprophylaxe

Die Gefahr der Strömungsverlangsamung und damit der Thrombenbildung in Bein- und Beckenvenen besteht bei:
Patienten mit strenger Bettruhe,
Patienten mit Lähmungen der Beinmuskulatur,
bewußtlosen Kranken.

Als *Maßnahmen zur Förderung des venösen Rückstromes* stehen zur Wahl:
Dynamische Fuß- und Beinmuskelkontraktionen (Muskelpumpe),
der Kompressionsverband mit elastischen Binden: Das Bein muß von den Zehengrundgelenken bis zum Knie mit gleichmäßigem Druck umwickelt werden (am liegenden Kranken ist wegen des geringen Venendruckgefälles eine stärkere Kompression an Fuß und Knöchel nicht erforderlich).
Lagerung durch Hochstellen des Bettes am Fußende, Ausstreichen der Beine in Hochlagerung (nur wirksam bei tonusloser Muskulatur!).
Auch bei der medikamentösen *Thromboseprophylaxe* mit gerinnungshemmenden Mitteln sollten die krankengymnastischen Maßnahmen als Unterstützung sorgfältig beachtet werden.

Kreislaufanpassung an die senkrechte Körperhaltung

Die *Verbesserung der Kreislaufregulation* durch ein konsequentes körperliches Training, das die Anpassung an die senkrechte Körperhaltung einschließt, hat in der Neurologie besondere Bedeutung bei Erkrankungen, die mit erheblichen vegetativen Beschwerden und Symptomen einhergehen. So ist die Rekonvaleszenz nach Meningitiden, Schädel-Hirntraumen, Hirnoperationen, Subarachnoidealblutungen oder anderen Erkrankungen, die zu längerer Bettlägerigkeit führten, geprägt von den Zeichen mangelhafter Kreislaufanpassung.

Die Kranken klagen über Mattigkeit, Abgeschlagenheit und rasche Ermüdung. Schon geringe körperliche Leistungen führen zum Anstrengungsgefühl mit Herzklopfen, Schwitzen und schwindelähnlichen Erscheinungen und den Zeichen des nahenden Kreislaufkollapses. Das *Ziel* der krankengymnastischen Behandlung ist es, eine *schnelle Anpassung des Kreislaufs an die senkrechte Körperhaltung (Orthostase-Vorgang)* und an die *Belastung* zu erreichen. Die Maßnahmen, die zu diesem Ziel hinführen, müssen zwar an die Grundkrankheit angepaßt sein, sind aber darüberhinaus bei allen Patienten anwendbar, die das Syndrom der hypotonen Dysregulation aufweisen. Auch alle Formen der vegetativen Dysregulation und der vegetativen Dystonie können durch ein regelmäßiges Kreislauftraining günstig beeinflußt werden.

Beispiel eines Übungsaufbaues:
rasche, dynamische Muskelkontraktionen, abwechselnd mit Armen und Beinen in der Rückenlage ausgeführt,
Lagewechsel vom Rücken auf die Seite, anfangs langsam, dann in schnellerer Folge,
langsames Aufrichten des Oberkörpers,
Bettkantensitz: Fuß-, Bein- und Armbewegungen im Wechsel,
Wechsel von Rückenlage und Bettkantensitz,
Gehen.

Dauer und Häufigkeit solcher Übungen hängen ab vom Ausmaß der Symptome und vom Alter des Kranken. Sie sollten aber – unter Einschaltung notwendiger Pausen – zehn bis fünfzehn Minuten täglich durchgeführt werden.

Kreislauftraining

Ist die Anpassung an die Körperaufrichtung erreicht, kann ein *Kreislauftraining* begonnen werden. Sein *Ziel* ist die *Kreislaufstabilisation* mit folgenden Merkmalen:
Ansprechbarkeit des Kreislaufs bei verschiedenen Formen der Belastung,
ökonomische Tätigkeit während dieser Belastungen,
rasches Umstellen von Leistung auf Ruhe am Ende der Belastung.

Belastungsart

Die *dynamische* Kontraktion von mehr als ⅙ bis ⅕ der gesamten Körpermuskulatur ist notwendig, um eine Kreislaufleistung zu bewirken, die als Trainingsreiz gelten kann. Fahrrad- oder Drehkurbelergometer erlauben eine zuverlässige, reproduzierbare Leistungsbemessung. Auch das Bali-Gerät, der Pullingformer, Expander, Hanteln und Gewichte an Federzügen können als Trainingsgeräte verwendet werden. Für Patienten ohne erhebliche Bewegungsbehinderungen eignet sich der Lauf oder das Schwimmen zur Steigerung der Dauerleistungsfähigkeit.

Belastungsform

Der Wechsel zwischen geringerer und stärkerer Belastung kennzeichnet das *Training nach dem Intervallprinzip.* Dabei wird in den Phasen der stärkeren Belastung niemals die Leistungsgrenze erreicht. Die nächste Arbeitsphase nach der „Pause" beginnt, solange das Kreislauf- und Atmungssystem sich noch in Arbeitseinstellung befinden, die Ruhepuls- und Ruheatemwerte also noch nicht wieder erreicht wurden.

Schonender als dieses „Intervalltraining", bei welchem die Arbeitsphase sehr rasch eine hohe Kreislaufleistung fordert, ist ein *Training in Dauerform.* Hierbei wird eine geringere Leistung ohne Pause über einen längeren Zeitraum erbracht.

Belastungsgröße

Unabhängig von Art und Form des Trainings muß die Belastungsgröße nach drei wichtigen Merkmalen bemessen werden, um als überschwelliger Trainingsreiz zu Anpassungsveränderungen an Herz- und Gefäßsystem zu führen:

Intensität,

Dauer,

Häufigkeit.

Die *Intensität* soll beim *„Intervalltraining"* ⅔ des maximalen Leistungsvermögens betragen. Dies bedeutet für einen Menschen im 3. Lebensjahrzehnt, daß in der Arbeitsphase eine Leistungspulsfrequenz von *130 bis 140 Schlägen in der Minute* erreicht werden muß. Auch älteren Patienten können Pulsfrequenzsteigerungen in erheblichem Umfang zugemutet werden, und die *Mindestgröße von 120 Schlägen in der Minute* sollte eingehalten werden. Voraussetzung ist dabei immer, daß keine Schäden oder Erkrankungen an Herz- und Gefäßsystem vorliegen!

Die *Intensität* des Trainings in der *Dauerform* ist wirksam bemessen, wenn über den gesamten Zeitraum eine Arbeitspulsfrequenz von *100–200 Schlägen in der Minute* aufrecht erhalten wird.

Die *Dauer* des Trainings soll bei der *Intervallform 5–10 Minuten,* bei der *Dauerform 10–15–20 Minuten* betragen.

Bei einer Häufigkeit von *einmal täglich* liegt der Gewinn des Trainings in einer optimalen Steigerung der Dauerleistungsfähigkeit durch Stabilisation des Kreislaufs.

Für die Anwendung dieser *Trainingsgrundsätze* beim Kranken empfiehlt es sich, mit der schonenderen Belastungsform des „Dauertrainings" zu beginnen. Im weiteren Verlauf können dann „Intervalltrainingstage" mit „Dauertrainingstagen" abwechseln, oder es wird das Training nur im Intervall fortgesetzt. Die Entscheidung für die eine oder andere Form wird in jedem Falle von den Möglichkeiten des Patienten bestimmt sein.

Trainingswirkungen

Die regelmäßige und angemessen dosierte Belastung läßt ihre Wirksamkeit meist schon nach wenigen Trainingstagen an folgenden Merkmalen ablesen:
Niedrigere Ruhepulsfrequenz,
langsamerer Pulsfrequenzanstieg unter Belastung,
niedrigere Arbeitspulsfrequenz bei gleicher Leistung,
raschere Rückkehr zur Ruhepulsfrequenz nach Arbeitsabbruch.

ZUR WIEDERHOLUNG

1. Erläutern Sie die Wirkungen atemtherapeutischer Maßnahmen bei der Pneumonieprophylaxe.

2. Nennen Sie vier Maßnahmen, mit denen Sie Pneumonieprophylaxe betreiben können.

3. Nennen Sie vier Möglichkeiten zur Sekretlösung.

4. Erklären Sie das Prinzip der „Muskelpumpe".

5. Beschreiben Sie die Beschwerden eines Patienten, der an orthostatischen Kreislaufregulationsstörungen leidet.

6. Beschreiben Sie einen Übungsaufbau zur Verbesserung der Kreislaufregulation.

7. Bezeichnen Sie den adäquaten Reiz für ein Kreislauftraining.

8. Charakterisieren Sie das Kreislauftraining nach dem Intervallprinzip im Vergleich zum Training in Dauerform.

9. Ordnen Sie den Trainingsmerkmalen „Intensität", „Dauer" und „Häufigkeit" die entsprechenden Belastungsgrößen zu.
   a) für die Intervallform
   b) für die Dauerform

10. Nennen Sie die Merkmale, an denen sich die Wirkung eines Kreislauftrainings ablesen läßt.

Krankheitsbilder
Krankheiten der peripheren Nerven und der Muskeln

Bei der Besprechung der klinischen Neurologie wird zumeist unterteilt in die Erkrankungen und Schädigungen des Zentralnervensystems und diejenigen des peripheren Anteils.

Zum *Zentralnervensystem* zählen Gehirn und Rückenmark und auch die sie umgebenden Häute.

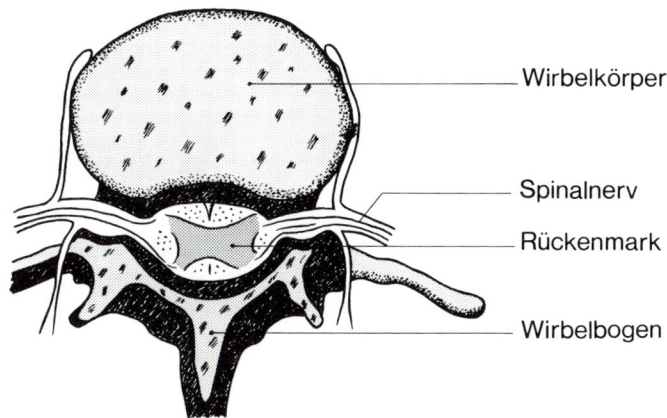

Wirbelkörper

Spinalnerv

Rückenmark

Wirbelbogen

Abb. 20: *Querschnitt durch die Wirbelsäule.*

Das *periphere Nervensystem* beginnt mit den Nervenwurzeln, die vom Rückenmark ausgehen. Die aus dem Vorderhorn kommende *motorische Wurzel* vereinigt sich vor dem Austritt aus dem Wirbelkanal mit der hinteren *sensiblen Wurzel* zum *Spinalnerven,* der als Anfangsteil des peripheren Nervensystems im klinischen Sprachgebrauch zumeist ebenfalls als *„Wurzel"* bezeichnet wird (Abb. 20). Die Spinalnerven (Wurzeln) treten durch die Zwischenwirbellöcher zwischen je 2 Wirbeln aus. Benannt werden die Spinalnervenwurzeln im Bereich der Halswirbelsäule nach den darunterliegenden Wirbeln als Zervikalwurzeln (C_1–C_7). Die 8. Zervikal-

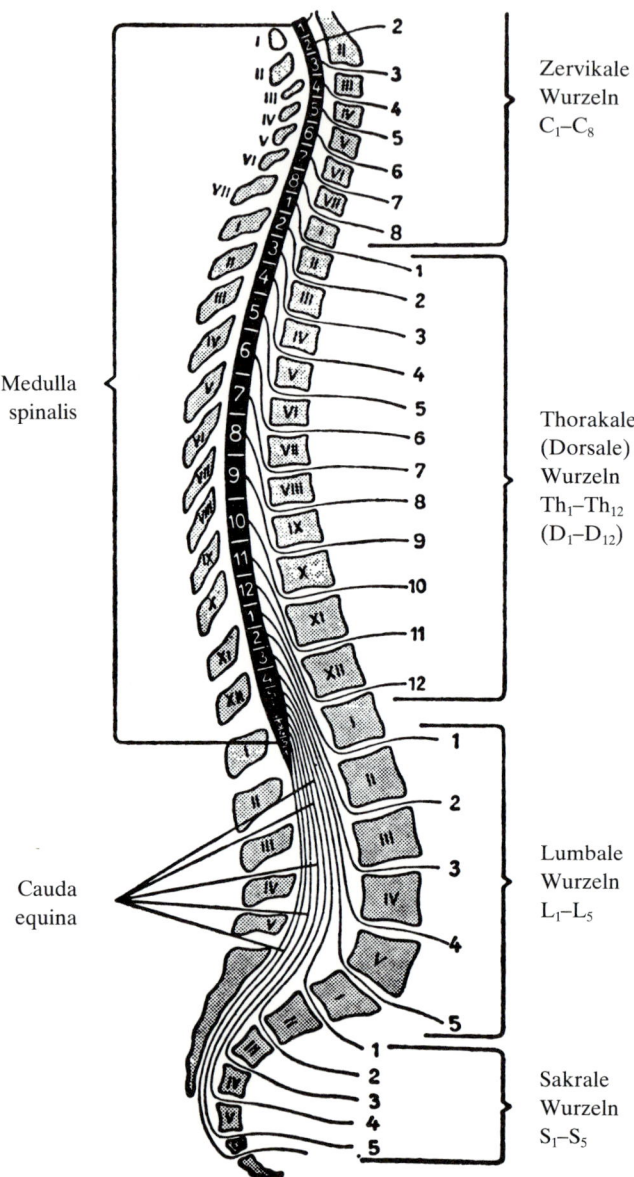

Abb. 21: *Beziehung von Rückenmark und den Spinalnervenwurzeln zu den Wirbelkörpern beim Erwachsenen. (Nach J. TANDLER aus SCHEID, W.: Lehrbuch der Neurologie, 4. Aufl., Thieme, Stuttgart 1980.)*

wurzel (C_8) verläuft zwischen dem 7. Halswirbel und dem 1. Brustwirbel. In den weiteren Abschnitten werden Thorakalwurzeln (Dorsalwurzeln), Lumbal- und Sakralwurzeln nach dem darüberliegenden Wirbel gezählt (Abb. 21). Die aus den ersten 4 Halssegmenten entspringenden Spinalnervenwurzeln vereinigen sich nach dem Austritt aus der Wirbelsäule zu einem *Nervengeflecht,* dem *Plexus cervicalis.* Aus den Wurzeln C_5 bis D_1 bildet sich der *Plexus brachialis.* Beide zusammen gehören zum *Plexus cervico-brachialis.* Im *Plexus lumbo-sacralis* treffen die Wurzeln L_1–S_3 (gelegentlich auch D_{12} und S_4) zusammen. In diesen Plexus verlaufen die Nerven über eine kurze Strecke gemeinsam, teilen sich dann auf in die großen Nervenäste und verzweigen sich zur Peripherie hin immer mehr.

Schäden des peripheren Nervensystems können die Abschnitte einerseits in einem umschriebenen Bereich treffen und als *Wurzelschädigung,* als *Plexusschaden* oder als *Lähmung einzelner* oder *mehrerer* benachbarter *peripherer Nerven* zu charakteristischen Funktionsstörungen führen. Zum anderen kann eine Vielzahl oder die Gesamtheit der peripheren Nerven von einer Krankheit befallen sein. Es entwickelt sich das Krankheitsbild der Polyneuropathie oder Polyneuritis.

Gleichartige oder doch sehr ähnliche Symptome wie im Gefolge einer Erkrankung peripherer Nerven treten auch bei Erkrankungen der Muskeln, den *Myopathien* verschiedenster Herkunft auf. Wegen der Verwandtschaft ihrer klinischen Erscheinungen mit den peripheren Nervenleiden sollen sie im gleichen Kapitel besprochen werden.

Die *Symptome* einer peripheren Nervenschädigung – gleich welcher Ursache – unterscheiden sich nur quantitativ voneinander. Es kommt zu einer Kraftminderung und Herabsetzung der Muskelspannung: *schlaffe Parese,* die überdies nach einigen Tagen auch zur *Atrophie* führt (S. 49ff, Abb. 15, Abb. 47, Abb. 49). Die physiologischen *Reflexe* sind abgeschwächt oder erloschen; die *elektrische Erregbarkeit* ist verändert. Außerdem kann es zu *Sensibilitätsstörungen* kommen, die als Mißempfindungen verschiedenster Art – *Paraesthesien* – oder als Herabsetzung der Wahrnehmung der einzelnen Qualitäten (Berührung, Schmerz etc.) auftreten – *Hypaesthesie* – oder als völlige Unempfindlichkeit – *Anaesthesie* –. Schließlich zeigen sich bei länger bestehenden peripheren Lähmungen nicht selten auch *trophische Störungen der Haut,* die zu blaßbläulicher Verfärbung und Trockenheit führen.

Bekanntes Beispiel für einen – flüchtigen – peripheren Nervenschaden sind die Folgen eines Druckes auf den *Nervus peronaeus:* Hat man einige Zeit die Knie übereinandergeschlagen, so kommt es zu Kribbelparaesthesien („eingeschlafene Füße") im sensiblen Versorgungsbereich des N. peronaeus – Unterschenkel-Außenseite, Fußrücken –; der Fuß wird als schwer erlebt, und ein Kneifen in das betroffene Gebiet oder ein Nadelstich wird infolge der Hypaesthesie weniger deutlich wahrgenommen. Versucht man zu gehen, so zeigt sich eine Schwäche der vom N. peronaeus versorgten Muskeln: Fuß und Zehen können nur mühsam gehoben werden. – Wird der Druck auf den Nerven beseitigt, klingen die Erscheinungen rasch ab.

Wurzelschäden

Spinalnervenwurzeln und Spinalnerven können durch Krankheitsprozesse im Wirbelkanal und an der Austrittsstelle – den Zwischenwirbellöchern – geschädigt werden. Es kommt zu *radikulären Symptomen* (Radix = Wurzel), die auf den Ort der Schädigung hinweisen. Hierbei ist zu beachten, daß die Spinalnerven nicht in Höhe ihrer zugehörigen Rückenmarkssegmente aus der Wirbelsäule austreten. Das Rückenmark erreicht im Verlauf des Wachstums eine geringere Länge als die Wirbelsäule. Dadurch werden die Spinalnervenwurzeln von oben nach unten zunehmend länger und verlaufen im Bereich der Lendenwirbelsäule und des Kreuzbeins über mehrere Wirbelhöhen durch den Wirbelkanal als cauda equina (Kauda), ehe sie in die Zwischenwirbellöcher eintreten (Abb. 21).

Radikuläre Symptome

Die sensiblen Versorgungsgebiete der einzelnen Spinalnervenwurzeln sind die Dermatome (Abb. 3 und 4), die entsprechend der Nervenwurzel bezeichnet werden. Bei einer Schädigung der Wurzel strahlen *Mißempfindungen* oder *Schmerzen* in dieses Gebiet aus, und es kommt zur *Herabsetzung der Sensibilität*. Die Schädigung des motorischen Anteils führt zur *Lähmung* und *Atrophie* der zugehörigen Muskeln und *Abschwächung* oder *Aufhebung der Eigenreflexe*. Da vor allem die großen Muskeln meist von mehreren Wurzeln innerviert werden, zeigen sie bei Schädigung einer einzelnen Wurzel keinen vollständigen Funktionsausfall.

Lumbaler Bandscheibenschaden

Häufigste Ursache einer Wurzelschädigung ist der *lumbale Bandscheibenschaden*

Ursachen

Zwischen je zwei Wirbeln liegt die *Zwischenwirbelscheibe (Discus intervertebralis)*. Diese besteht aus einem bindegewebigen Faserring *(Anulus fibrosus)* und hat im Inneren einen gallertartigen Kern *(Nucleus pulposus)*. Flüssigkeitsgehalt und damit Elastizität des Kernes nehmen schon im Jugend- und jüngeren Erwachsenenalter ab, und auch der Faserring ist schon früh einem Alterungsprozeß unterworfen, der die Voraussetzung für die eigentliche Bandscheibenerkrankung schafft. Diese Bandscheibenschädigung läßt sich in mehrere Stadien unterteilen.

Einrisse im Anulus fibrosus ermöglichen eine Verschiebung des Gallertkernes innerhalb der – in ihrer äußeren Begrenzung unversehrten – Bandscheibe *(dérangement interne)* und verändern dadurch die Beweglichkeit zwischen benachbarten Wirbeln.

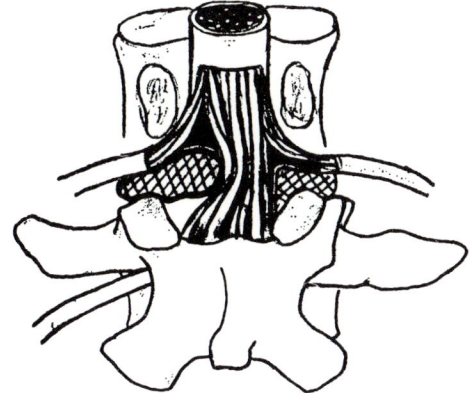

Abb. 22: *Bandscheibenvorfall mit mehr seitlichem Durchtritt des prolabierten Gewebes und Druck auf die darüber und darunter gelegenen Wurzeln (nach DUBS).*

Als *Bandscheibenlockerung* gilt die mit zunehmendem Elastizitätsverlust einhergehende stärkere Verschieblichkeit der Wirbel gegeneinander, die dann ihrerseits wieder zu einer Dehnung des Bandapparates führt und damit die Verschiebbarkeit weiter steigert.

Bei der *Bandscheibenprotrusion* dringt ein Teil des Nukleus durch einen Defekt im Faserring und wölbt das hintere Längsband in den Wirbelkanal vor.

Zum *Bandscheibenprolaps (Bandscheibenvorfall,* auch *Diskushernie* oder *Nukleusprolaps)* kommt es dann, wenn der vorgewölbte Teil des Bandscheibenkernes das hintere Längsband durchdringt und auf die Strukturen im Spinalkanal drückt (Abb. 22). Die Reizung der Wurzel durch die Protrusion oder den Prolaps wird auch als *Wurzelkontakt* bezeichnet.

Von einer *„ausgestoßenen Bandscheibe"* wird dann gesprochen, wenn sich der vorgewölbte Teil des Kernes vom Rest der Bandscheibe löst und frei im Wirbelkanal liegt.

Beschwerden und Befund

Beim ersten Stadium, der inneren Verschiebung der Bandscheibe, kommt es – oft im Zusammenhang mit einer abrupten Bewegung – zu einem plötzlichen und heftigen Schmerz („Hexenschuß") im Bereich des betroffenen Bewegungssegments. Die Beweglichkeit in diesem Abschnitt ist eingeschränkt (Abb. 23 und 24). Die paravertebralen Muskeln sind verspannt. – Bei diesem auch als *Lumbago* bezeichneten Syndrom treten noch keine radikulären (ins Gesäß oder ins Bein ausstrahlenden Schmerzen) und keine neurologischen Ausfallserscheinungen auf.

Die Bandscheibenlockerung belastet durch die stärkere Verschiebbarkeit der Wirbel gegeneinander die kleinen Wirbelgelenke und führt damit zu häufigen Schmerzen im befallenen Gebiet und zu arthrotischen Veränderungen an den Wirbelgelenken.

Protrusion oder Prolaps des Bandscheibenkernes bewirkt gleichfalls wieder lokale Schmerzen, Bewegungseinschränkung, Haltungsanomalien und paravertebrale Muskelverspannungen. Darüber hinaus aber strahlt der Schmerz infolge des Wurzelkontaktes in das sensible Versorgungsgebiet der Wurzeln aus, wird häufig beim Husten, Niesen oder Pressen stärker. Das *Lasègue-Zeichen* ist positiv: Dehnung der betroffenen Wurzel dadurch, daß man beim liegenden Kranken das im Knie gestreckte Bein im Hüftgelenk beugt, führt zu verstärkter radikulärer Schmerzausstrahlung. Durch die Wurzelkompression können im übrigen Paresen, Reflexverlust und eine Hypaesthesie im zugehörigen Dermatom auftreten.

Werden durch einen Bandscheibenvorfall mehrere Wurzeln komprimiert, sind Reiz- und Ausfallserscheinungen dementsprechend ausgedehnter.

Beim sogenannten *Massenprolaps* drücken die total ausgestoßenen Teile der Bandscheibe die Fasern der *cauda equina*. Ein- oder beidseitige Schmerzen, Sensibilitätsausfälle und Lähmungen sind dann oft von einer Störung der Blasenfunktion begleitet (S. 140, 158). Manchmal berichten Kranke, daß nach einer heftigen Schmerzattacke die Rückenschmerzen ganz geschwunden, die Sensibilitätsstörungen und Lähmungen aber ausgeprägter seien oder sich erstmalig eine Schwäche eingestellt habe. Diese Schilderung weist auf die „ausgestoßene Bandscheibe" hin.

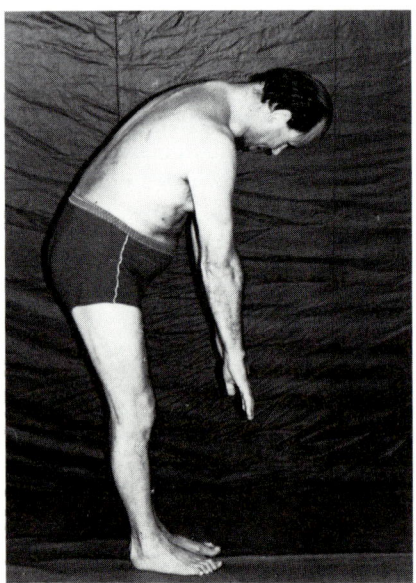 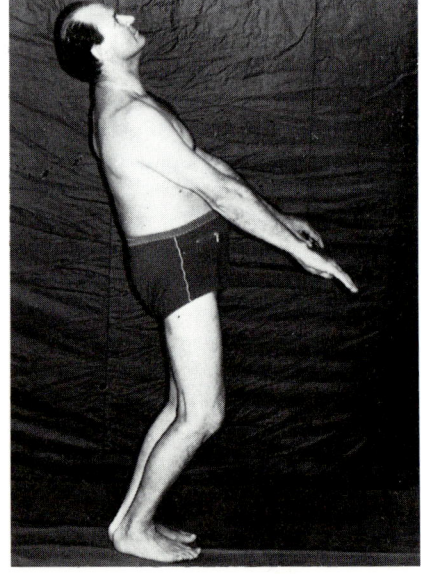

Abb. 23: *Lumbaler Bandscheibenschaden. Bei der Rumpfvorbeuge wird der schmerzhafte Bewegungsabschnitt steif gehalten.*

Abb. 24: *Lumbaler Bandscheibenschaden. Bei der Rückwärtsbeugung wird durch Kniebeugung das Zurückbiegen der schmerzhaft fixierten Wirbelsäule vorgetäuscht.*

Therapie

Die Behandlung des lumbalen Bandscheibenschadens richtet sich nach der Art und dem Ausmaß der Symptome.

Im Stadium der inneren Verschiebung des Bandscheibenkerns, dem „dérangement interne" (Hexenschuß, Lumbago), ist von vorrangiger Bedeutung die *Beseitigung der Schmerzen* oder ihre Linderung auf ein erträgliches Maß.

Diese Schmerzbekämpfung sollte möglichst nicht durch Injektionen schmerzstillender Mittel in das betroffene Gebiet erfolgen, weil durch diese Maßnahme die verspannte Muskulatur zusätzlich gereizt wird. Meist genügen orale Schmerzmittel oder Suppositorien. Im akuten Stadium ist die intraglutäale Injektion schmerzstillender Mittel gerechtfertigt.

Außerdem sollte die *Wirbelsäule entlastet und die Muskulatur entspannt* werden. Man wird also zur Einhaltung von Bettruhe raten und eine vom Kranken als Erleichterung empfundene Entspannungslagerung suchen.

Diese kann entweder in einer stärkeren Lordosierung der Lendenwirbelsäule bestehen und wird dann durch Flachlagerung erreicht – Brett unter die Matratze – oder in einer Verminderung der Lendenlordose im Stufenbett (Abb. 25).

Gleichmäßige Wärme – die Bettwärme ist im allgemeinen ausreichend – fördert gleichfalls die Muskelentspannung.

Bei hartnäckigen Beschwerden wird man eine krankengymnastische Behandlung beginnen mit dem Ziel, die Muskelverspannungen zu lösen, die Muskeldurchblutung zu verbessern, den Zwischenwirbelraum durch Druckentlastung zu erweitern und der Wiederherstellung der Beweglichkeit. – Alle krankengymnastischen Maßnahmen bei lumbalen Bandscheibenschäden sind zusammenhängend auf S. 84ff dargestellt.

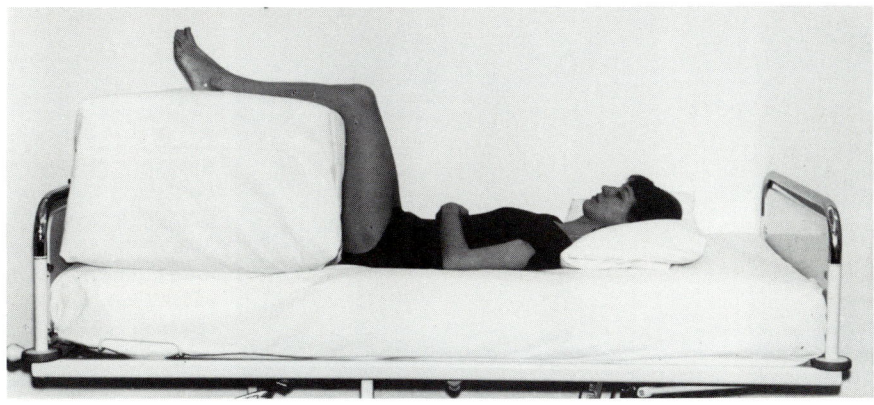

Abb. 25: *Entspannungslagerung im Stufenbett.*

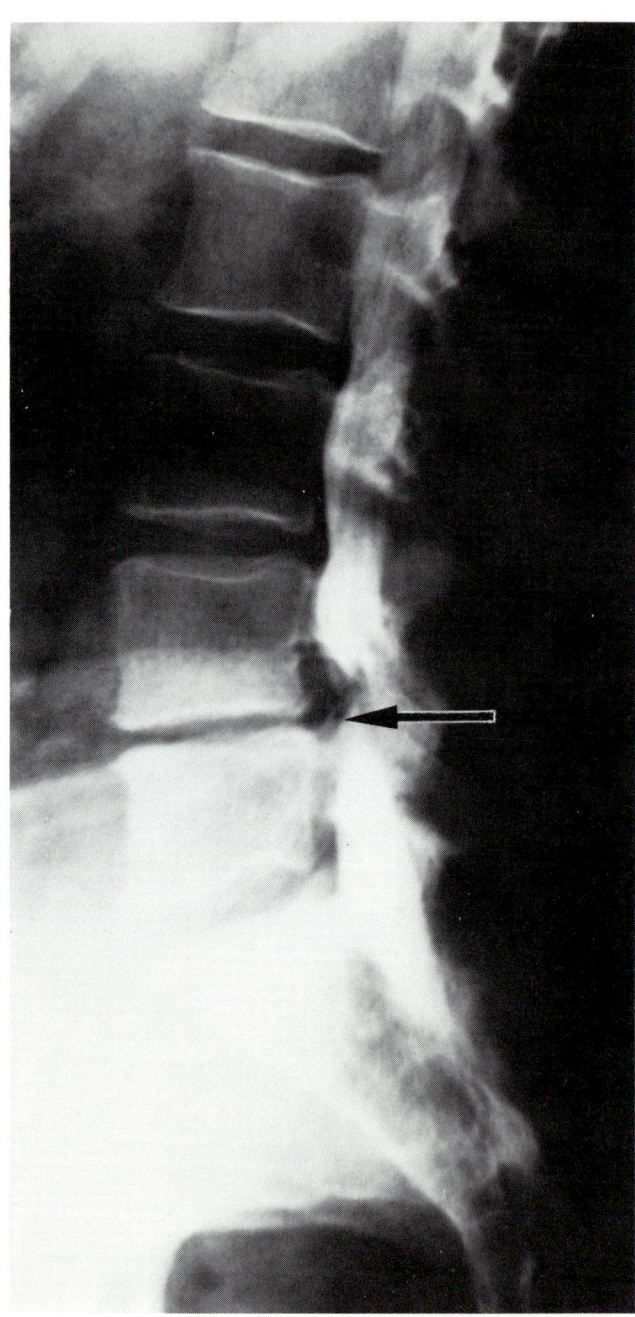

Abb. 26: *Myelogramm. Darstellung des Wirbelkanals im Bereich der Lendenwirbelsäule mit einem wasserlöslichen Kontrastmittel. Einengung des Wirbelkanals (Verschmälerung des Kontrastmittelbandes) durch Vorwölbung eines Bandscheibenkernes.*

Im Stadium der Bandscheibenlockerung werden neben dem Versuch einer vertretbaren medikamentösen Schmerzbekämpfung meist die gleichen krankengymnastischen Maßnahmen wie beim „dérangement interne" und darüber hinaus das Schulen der Koordination von Rumpf- und Beinmuskulatur angezeigt sein.

Bei der Bandscheibenprotrusion wird in vielen Fällen die Krankengymnastik als Kern der konservativen Therapie zur Beschwerdefreiheit führen. Manchmal ist jedoch schon bei der Protrusion, vor allem aber beim Prolaps und stets bei der „ausgestoßenen Bandscheibe" die Operation notwendig.

Absolute Indikation zur Operation ist das Auftreten einer Blasenstörung. Auch bei rasch zunehmenden Lähmungen und Sensibilitätsstörungen wird man sich zur Operation entschließen, vor allem dann, wenn die *Myelographie* (Abb. 26) oder die Computer-Tomographie (Abb. 27) einen eindeutig krankhaften Befund ergibt.

Schließlich muß die Operation auch dann erwogen werden, wenn trotz konsequenter konservativer Behandlung ein Wurzelkontakt bestehen bleibt.

Bei der Operation wird ausgestoßenes oder vorgewölbtes Bandscheibengewebe, das auf die Nervenwurzeln drückt, entfernt. Seltener wird darüber hinaus eine umschriebene knöcherne Versteifung der Wirbelsäule wegen hartnäckiger Beschwerden notwendig.

Auch nach erfolgreicher Operation ist krankengymnastische Behandlung von zentraler Bedeutung.

Oft wird nach konservativer oder operativer Behandlung eines Bandscheibenschadens im Rahmen einer sozialmedizinischen Begutachtung die Beurteilung des zukünftigen Leistungsvermögens in bestimmten Berufen notwendig.

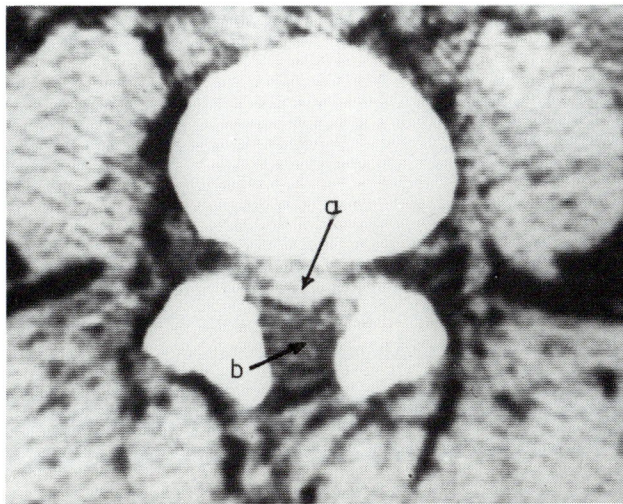

Abb. 27: *Medialer Bandscheibenvorfall zwischen 4. und 5. Lendenwirbel. Computer-Tomogramm. (a → Bandscheibengewebe), (b → der Duralraum wird komprimiert und nach hinten verlagert).*

83

Krankengymnastische Behandlung

Krankengymnastischer Befund

Optische Beobachtung: Durch eine *Schonhaltung* versucht der Kranke, Schmerzerleichterung zu finden. Seitneigung und „Strecksteife" der Wirbelsäule sind die häufigsten Entlastungshaltungen, die beim akuten „Hexenschuß" eingenommen werden. Daneben kommen zahlreiche andere Haltungsanomalien vor, zumal dann, wenn sich die Beschwerden langsam entwickelt haben. Bei der *Haltungsbeurteilung* im Stand sind zu beachten:

> Wirbelsäulenform,
> Stand der Schulterblätter,
> Taillendreiecke,
> Beckenstellung.
> Belastung beider Beine.

Taktile Beobachtung: Brettharte Verspannungen finden sich oft in der paravertebralen Muskulatur und in der seitlichen Rumpfwand. In der Glutäalmuskulatur und in den Muskeln beider Beine sind *hypertone Stränge* und *Myogelosen* zu tasten, wenn das Schmerzsyndrom schon längere Zeit besteht und zu *Fehlbelastungen* und *-bewegungen* geführt hat.

Messen/Schätzen: Durch Schmerz- und Muskelverspannungen kann die *Wirbelsäulenbeweglichkeit* in allen Richtungen erheblich *eingeschränkt* sein. Bei der Rumpfvorbeuge erscheint die Wirbelsäule des Gesunden als gleichmäßige Krümmung, der Kranke aber schließt den schmerzhaften Wirbelsäulenabschnitt aus der Bewegung aus. Er bemüht sich, bei der Vorbeuge durch Nachgeben in Knie- und Hüftgelenken den Finger-Boden-Abstand zu verringern, und auch die mangelnde Rückneigung wird durch einen Ausgleich in den Beinen verschleiert (Abb. 23 und 24).

Zu prüfen sind:
> Vorbeuge und Rückneigung,
> Seitneige nach rechts und links,
> Drehung nach rechts und links,
> Lasègue-Zeichen.

Auf ihre *Kraft* werden Rücken- und Bauchmuskeln sowie die Muskeln beider Beine geprüft. Aus der Verteilung der Lähmung an den Beinen kann auf die betroffene Wurzel geschlossen werden. Meist finden sich auch segmental begrenzte Sensibilitätsstörungen.

Gesichtspunkte der Behandlung

Lösen der Verspannungen und Verbessern der Durchblutung der betroffenen Muskelpartien
Verbessern der Raumverhältnisse im Zwischenwirbelbereich
Wiederherstellen der Wirbelsäulenbeweglichkeit
Steigerung der Kraft geschwächter Muskelgruppen
Schulen der Koordination von Rumpf- und Beinmuskulatur
Haltungsaufbau, Gangschulung
Hilfen für den Alltag

Maßnahmen

Lösen der Verspannungen und Verbessern der Durchblutung der betroffenen Muskelpartien: Es empfiehlt sich, die schmerzhaft verspannte Muskulatur zunächst nicht zu berühren, da schon ein geringer taktiler Reiz zu noch größerer Abwehrspannung führen kann. Jeder auch noch so fein dosierten Massage ist deshalb die Behandlung im *Bewegungsbad* vorzuziehen. Der Kranke wird mittels Luftkissen oder -reifen schmerzfrei gelagert (Abb. 28). Eine Wassertemperatur von 32 bis 34 Grad Celsius sorgt für die nötige Erwärmung, und die Minderung der Eigenschwere begünstigt die innere und äußere *Entspannung.* Fein abgestufte Schwingungen, die am Becken oder an den Füßen angesetzt werden (Abb. 29), laufen über den Rumpf weiter und bewirken eine milde *passive Lockerung der Wirbelsäule.* Mit Abnahme der Schmerzen wird die Bewegungsführung großzügiger, die Seitschwingungen werden verbunden mit der Drehung des Rumpfes und Beuge- sowie Streckbewegungen der Lendenwirbelsäule hinzugenommen. Der Wasserwiderstand bremst jede ruckhafte Bewegung, und die ruhig durchlaufende Schwingung des ganzen Körpers lockert nicht nur die muskulären Verspannungen, sondern sie löst auch die ängstliche Abwehrhaltung des Kranken. Der passiven Lockerung folgt die *aktive Mobilisation,* die ebenfalls unter den günstigen entlastenden Bedingungen des Bewegungsbades vorgenommen wird. Der Kranke wird aufgefordert, bei fixiertem Schultergürtel durch langsam geführte Beinbewegungen die Wirbelsäule in alle Bewegungsrichtungen einzubeziehen (Abb. 30). Eine ähnliche Lockerungsbehandlung kann im Schlingentisch durchgeführt werden.

Steht ein Bewegungsbad nicht zur Verfügung, so kann die durchblutungsfördernde Erwärmung des lumbalen Bereiches mit dem *Heißluftkasten* oder einem *Infrarotstrahler* erreicht werden. *Ein feuchtes Tuch* wird dabei auf der verspannten Muskulatur als sehr wohltuend empfunden. Bei stationären Patienten allerdings sind solche vorbereitenden Maßnahmen in der Regel nicht erforderlich, da die *Bettwärme* eine vergleichbare und ausreichende Wirkung zeigt. Die Lockerung von

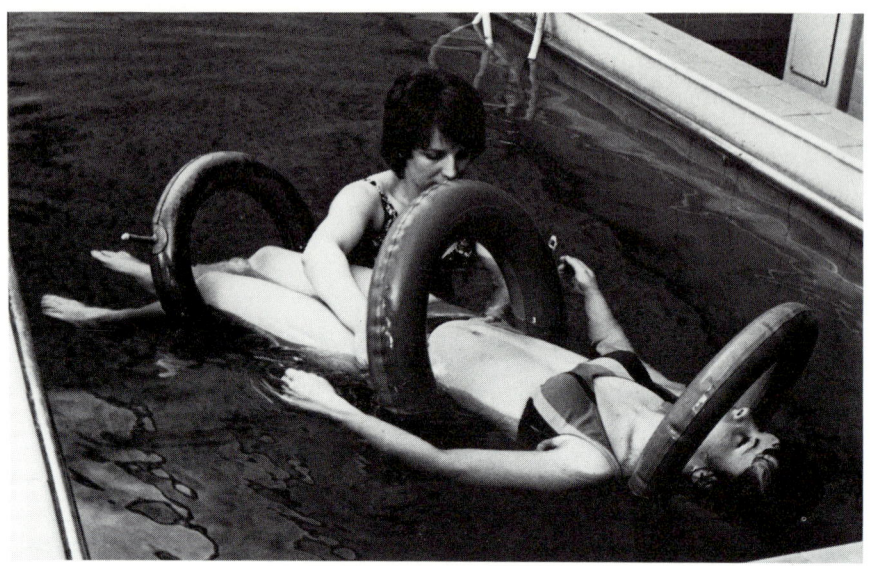

Abb. 28: *Zur Lockerung der Wirbelsäule wird der Kranke mittels Luftreifen schmerzfrei im Wasser gelagert. (Photo E. Danzinger)*

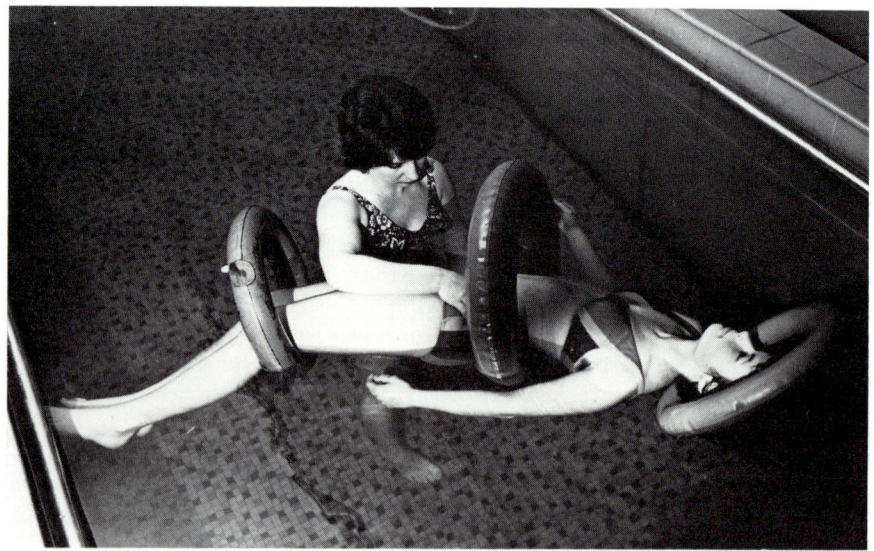

Abb. 29: *Fein abgestufte Schwingungen, die am Becken angesetzt werden, laufen über den Rumpf weiter und lockern die schmerzhaft fixierte Wirbelsäule. (Photo E. Danzinger)*

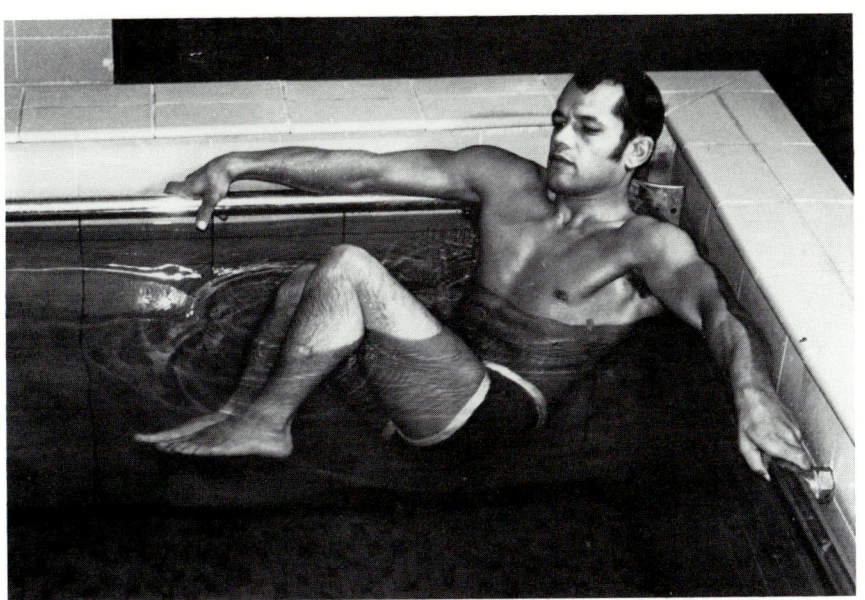

Abb. 30: *Bei fixiertem Schultergürtel führt der Kranke langsame Bewegungen mit den Beinen aus, die die Wirbelsäule in alle Bewegungsrichtungen einbeziehen.*

Muskulatur und Wirbelsäule wird erreicht durch *abgewogene Schüttelungen* mit leichtem diagonalem Zug an den gebeugten Beinen (Abb. 31). Später, wenn eine reflektorische Abwehrspannung weniger zu befürchten ist, können *Vibrationen* und *weiche Knetungen* der paravertebralen und der glutäalen Muskulatur hinzugenommen werden.

Verbessern der Raumverhältnisse im Zwischenwirbelbereich: Sobald die erhöhte Spannung der Muskulatur nachgelassen hat, sollte die *Traktionsbehandlung* beginnen. Ihr Ziel ist es, den Zwischenwirbelraum zu erweitern, um dem sich vorwölbenden Bandscheibengewebe ein Zurückgleiten zu ermöglichen und damit die Nervenwurzel vom Druck zu entlasten. Verständlicherweise kann dieses Ziel am wirkungsvollsten erreicht werden, wenn der Zug bei fixiertem Oberkörper am Becken ansetzt und somit unmittelbar auf den lumbalen Wirbelsäulenabschnitt einwirkt. Schrägbrett und Perlsches Gerät erfüllen diese Forderung nur unvollkommen: Ein Großteil der Zugwirkung geht an Hüft-, Knie- und Fußgelenke verloren, und die veränderliche Größe „Körpergewicht" ist zur Bemessung der Zugkraft unbefriedi-

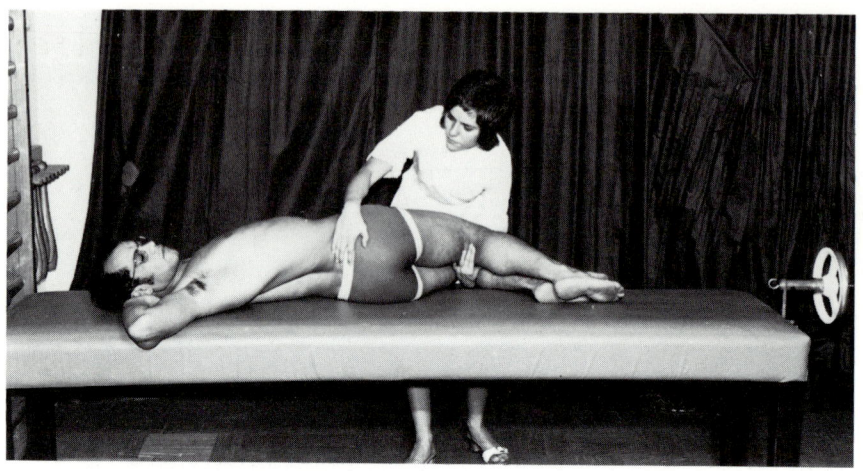

Abb. 31: *Abgewogene Schüttelungen mit leichtem Diagonalzug von den gebeugten Beinen her lockern auch die tiefe Rückenmuskulatur.*

gend. Neben dem Extensionstisch nach CYRIAX-HIRSCHFELD (Abb. 32 und 33) gibt es ein großes Angebot durchdachter Zugvorrichtungen, die folgende Forderungen erfüllen:

Der *Ansatzpunkt* des Zuges ist jeweils genau festzulegen,
die *Zugrichtung* kann verändert werden,
die *Stärke* des Zuges kann dem Patienten entsprechend bemessen werden.

Die Dauer einer solchen Traktionsbehandlung beträgt 40 bis 50 Minuten, wobei die Zugkraft, je nach Konstitution des Kranken, zwischen 30 und 60/70 Kilogramm liegt.

Beachte: Neigt sich der Kranke in seiner Schonhaltung zu seiner schmerzhaften Seite hin, so ist eine Traktionsbehandlung kontraindiziert!
In diesem Fall muß nämlich das prolabierte Bandscheibengewebe unterhalb der Wurzel angenommen werden, bei einer Aufrichtung des Rumpfes muß sich der Druck verstärken.

Wiederherstellen der Wirbelsäulenbeweglichkeit: Je früher der Kranke seine Rumpfbeweglichkeit wieder nutzt, desto günstiger wird sich dies auf die Rückbildung seiner Sekundärbeschwerden auswirken. Ein allzu langes Verharren in ängstlich fixierter Haltung führt erneut zu Verspannungen und Schmerzen und nicht zuletzt auch zu Inaktivitätsschäden an der Muskulatur. Zu Anfang dieser *aktiven Mobilisation* übt der Kranke in Ausgangsstellungen, in welchen die Wirbelsäule wenig belastet ist.

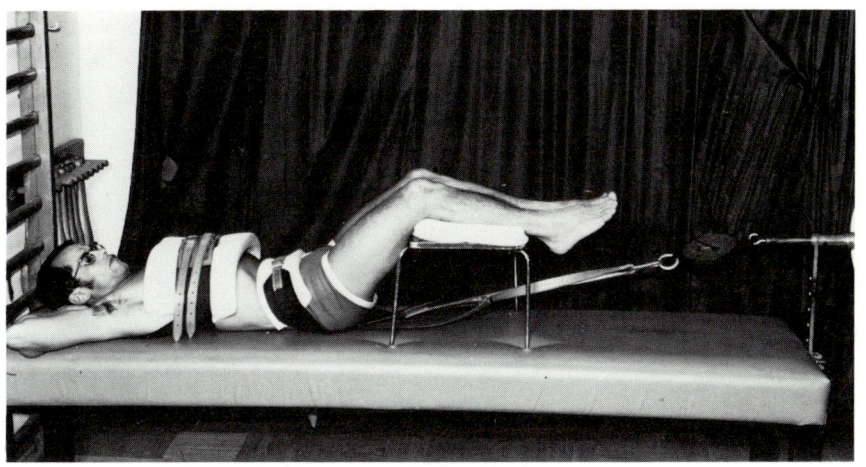

Abb. 32: *Traktion auf dem Tisch nach CYRIAX-HIRSCHFELD mit kyphosierter Lendenwirbelsäule.*

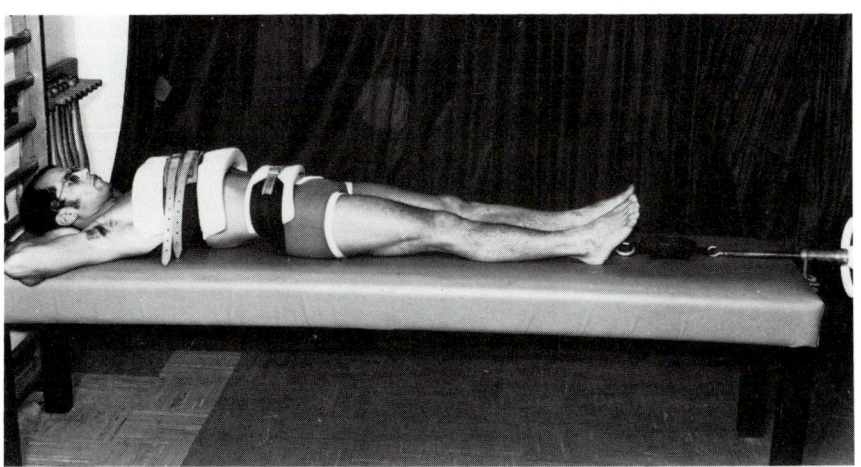

Abb. 33: *Traktion mit lordosierter Lendenwirbelsäule.*

1. Ausgangsstellung: Bauchlage, Arme in U-Halte. Ein Bein seitlich über den Boden hochziehen – Knie über die gleichseitige Schulter ansehen. Im Wechsel rechtes und linkes Bein (Abb. 34).

2. Ausgangsstellung: Rückenlage, Arme gestreckt abgespreizt. Füße zum Gesäß ziehen – beide Beine geschlossen zur Seite legen, bis sie den Boden berühren. Im Wechsel nach rechts und links (Abb. 35).

3. Ausgangsstellung: Knie-Ellenbogen-Stand. Auf die Fersen setzen, Stirn berührt die Knie – Kinn dicht über dem Boden bis zu den Fingerspitzen vorschieben – mit dem Kinn dicht über den Boden zurück zur Ausgangsstellung. Mehrmals vor und zurück (Abb. 36, 37).

4. Ausgangsstellung: Sitz auf dem Hocker. Rechte Hand rollt den Gymnastikball in einem weiten Kreis von hinten nach vorn – Übergabe an die linke Hand – Halbkreis nach hinten. Wiederholungen mit Richtungswechsel (Abb. 38).

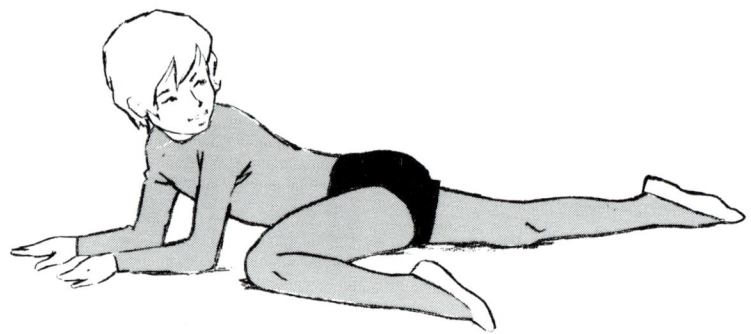

Abb. 34: *Durch seitliches Anbeugen des Beines Drehung und Seitneigung der Wirbelsäule.*

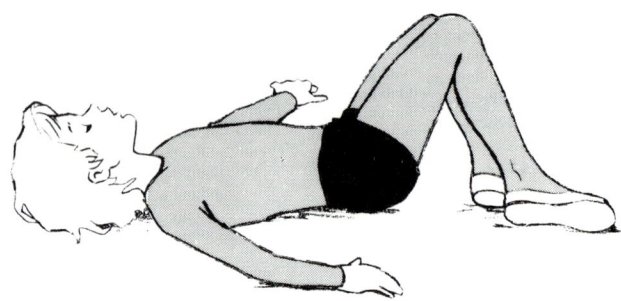

Abb. 35: *Wenn die angebeugten Beine nach rechts und links herübergelegt werden, kommt es zur Lordosierung und Drehung in der Lendenwirbelsäule.*

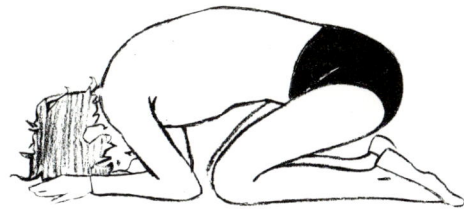

Abb. 36: *Im Knie-Ellenbogen-Stand kyphosiert sich die Wirbelsäule, wenn das Körpergewicht zu den Fersen verlagert wird.*

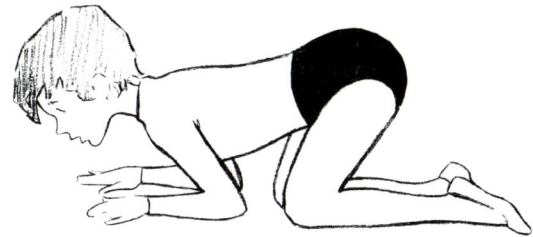

Abb. 37: *Mit dem Anheben des Kopfes beginnt die Lordosierung der Lendenwirbelsäule.*

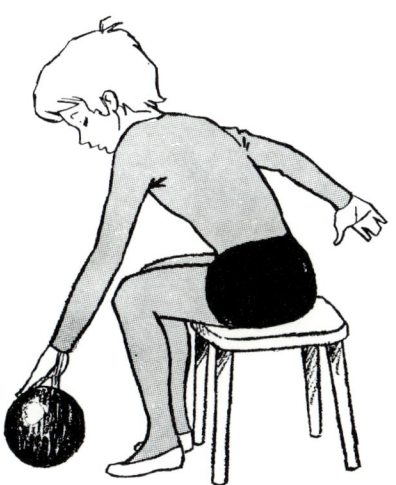

Abb. 38: *Wird der Ball im weiten Bogen um den Hocker herumgerollt, so folgt die Wirbelsäule in allen Bewegungsrichtungen.*

Steigerung der Kraft geschwächter Muskelgruppen: Sind durch den Druck auf die motorische Wurzel Lähmungen aufgetreten, so werden diese nach den Grundsätzen der Behandlung der schlaffen atrophischen Parese in das Übungsprogramm eingeordnet (S. 50). Inaktivitätsschwächen sind durch ein *statisches Krafttraining* zu beseitigen.

91

Schulen der Koordination von Rumpf- und Beinmuskulatur: Nicht selten ergibt die Prüfung isolierter Muskelleistungen einen vollkommen unauffälligen Befund, und dennoch lassen Haltung und Bewegung des Kranken muskuläre Schwächen vermuten. Diese scheinbare Unstimmigkeit ist zurückzuführen auf eine mangelnde Harmonie im Einsatz der Muskeltätigkeit, und sie zu beseitigen bedarf es großer Konzentration und Geduld. Nicht die Rückenmuskeln stehen im Vordergrund der Behandlung, sondern der koordinierte Einsatz der gesamten Rumpfmuskulatur. Dieses Zusammenspiel ist notwendig, um das Becken aufzurichten (Extension), damit die physiologische Krümmung der LWS zu gewährleisten und die Bandscheiben in diesem Bereich vor Fehlbelastungen zu bewahren.

Übungsbeispiele (Stemmführungen)

1. Ausgangsstellung: Rückenlage, Beine leicht gegrätscht.

Kopf anheben – Arme abheben und innenrotieren – Fußspitze hochziehen – Ferse auf gegenseitiges Knie führen und zurück. Im Wechsel rechtes und linkes Bein (Abb. 39).

2. Ausgangsstellung: Grätschsitz, Arme seitlich abgestützt.

Nacken strecken – Arme abheben – Fußspitzen hochziehen – im Wechsel rechte und linke Ferse auf gegenseitiges Knie führen und zurück (Abb. 40).
    In beiden Ausgangsstellungen können alle PNF-Muster von Beinen *und* Armen ausgeführt werden. Der Kopf wird dabei in der Rückenlage angehoben, damit die Muskeln der vorderen Rumpfwand aktiviert werden.

3. Ausgangsstellung: Seitlage, Gesäß- und Bauchmuskeln spannen, Oberarm rechtwinklig vor dem Körper aufstützen, Fußspitzen hochziehen und anschauen – Knie leicht beugen – oberes Bein abheben – Ferse führt zum Knie des unteren Beines und zurück in die Streckung und Abduktion. Mehrmals wiederholen (Abb. 41).

4. Ausgangsstellung: Stand, Beine etwas gegrätscht. Fußspitzen ansehen – Arme innenrotiert neben dem Körper „abstützen" – Gesäß spannen – Knie leicht beugen – Gewicht auf ein Bein verlagern – Ferse des freien Beines führt aus Abduktion, Innenrotation und Streckung in die Adduktion, Außenrotation und Beugung. Rückweg. Wechsel der Beine (Abb. 42).

Der koordinierte Einsatz der Rumpfmuskulatur ist die Grundlage des *Haltungsaufbaues* und der *Gangschulung*. Dabei muß dem Kranken bei jeder Übung die Stellung und Bewegung des Beckens bewußt werden, damit er später selbständig seine Haltung überprüfen kann. Er soll lernen, auch im Gehen die Spannung der Bauchmuskulatur aufrechtzuerhalten, denn damit kontrolliert er gleichzeitig die Haltung der Lendenwirbelsäule.

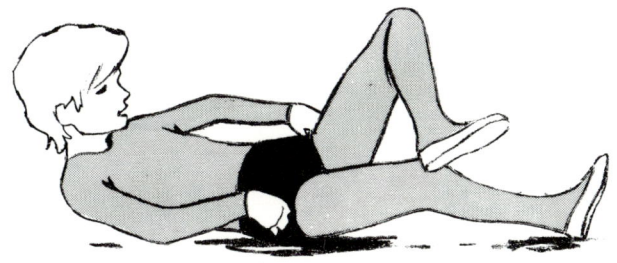

Abb. 39: *Anheben von Kopf und Armen hilft beim Einsatz der vorderen Rumpfwand zur Aufrichtung des Beckens.*

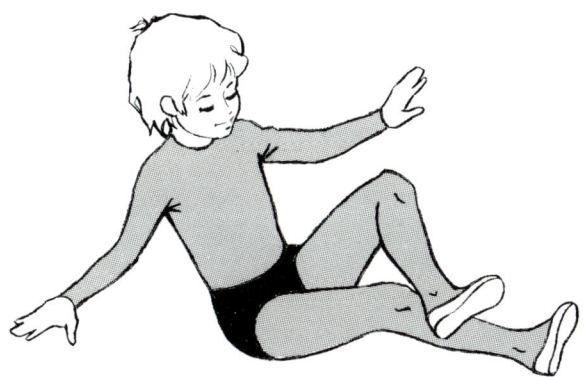

Abb. 40: *Gleichmäßiger Einsatz der vorderen und hinteren Rumpfmuskulatur hält den Oberkörper aufrecht bei raschen Beinbewegungen.*

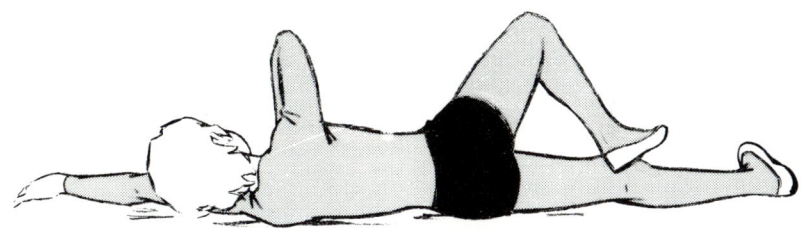

Abb. 41: *Bei kleiner Unterstützungsfläche arbeiten vordere und hintere Rumpfwand gleichmäßig zum stabilen Gegenhalt bei der Beinbewegung.*

93

Abb. 42: *Auch im Stand wird die Beckenextension kontrolliert. Der Rumpf hält stabil gegen die Beinbewegung.*

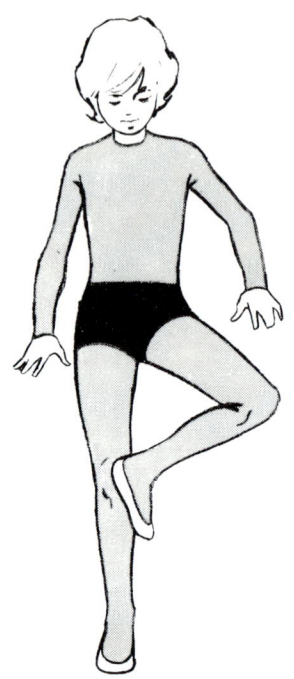

Hilfen für den Alltag: Neuerliche Beschwerden können vermieden oder gemildert werden, wenn der Kranke sich auch nach der Entlassung aus der Behandlung an einige Regeln hält:

Täglich üben!

Nicht bücken, sondern in die Hocke gehen!

Nicht einseitig tragen!

Brett unter die Matratze!

Schwimmen!

Abrupte und schwunghafte Bewegungen vermeiden!

Des weiteren gilt die Empfehlung, auch bei erneuten Schmerzen die Übungen fortzusetzen, um nicht durch Fehlhaltung und Inaktivität den Teufelskreis von Schmerz – Verspannung – Schmerz abermals zu betreten. Heiße Wannenbäder fördern die Durchblutung und entspannen die Muskulatur, und die ständige Mahnung zum einmal erlernten koordinierten Einsatz der Rumpfmuskeln bei allen Bewegungen trägt oft dazu bei, erste Beschwerden rasch wieder abklingen zu lassen.

94

Postoperative Behandlung

Gesichtspunkte

Pneumonie- und Thromboseprophylaxe
Kräftigung der Rumpfmuskulatur zum sog. „Muskelkorsett"
Üben der Wirbelsäulenbewegungen
Schulen der Koordination von Rumpf- und Beinmuskulatur
Haltungsaufbau, Gangschulung
Hilfen für den Alltag

Maßnahmen

Pneumonie- und Thromboseprophylaxe: Diese Maßnahmen beginnen am Tage der Operation und erfolgen unter den bereits dargestellten Gesichtspunkten (S. 70f).

Kräftigung der Rumpfmuskulatur zum sog. „Muskelkorsett": Bereits am ersten Tag nach der Operation sollte die Schulung der Rumpfmuskulatur beginnen, damit der Kranke, wenn er das Bett verlassen darf, *aktiv* seine Wirbelsäule *stützen* kann. Zu beachten ist aber, daß bis zur vollständigen Wundheilung der M. erector trunci bei den Übungen weitestgehend ausgeschaltet bleibt. Die Gegendrehung von Schultergürtel und Becken muß in den ersten Tagen ebenfalls vermieden werden, weil es dabei zu einer Verwringung im Bereich der Operationsnarbe kommen kann.

PNF-Muster mit Armen und Beinen sind mit *angehobenem Kopf* durchzuführen, damit beim Gegenhalt des Rumpfes gegen die Extremitätenbewegung in erster Linie die *Bauchmuskeln* angespannt werden. Aktive Fixation durch die nicht bewegenden Gliedmaßen gewährleisten eine symmetrische Spannungsarbeit.

Schon nach wenigen Tagen können die Übungen zur *Stabilisation des Rumpfes* auch aus der Seitenlage hinzugenommen werden. Beim Übergang von der Rücken- in die Seitlage ist aber die Rotation im Rumpf auf jeden Fall zu vermeiden.

Üben der Wirbelsäulenbewegungen: Heilt die Wunde komplikationslos ab, so darf der Kranke vom 8. bis 10. Tag nach der Operation an aufsitzen und das Bett verlassen. Im *Bewegungsbad* oder auf der *Matte* beginnt eine vorsichtige *Mobilisation* der Wirbelsäule. Die Übungsauswahl unter diesem Gesichtspunkt unterscheidet sich nicht von derjenigen bei einer konservativen Behandlung (S. 84ff), wohl aber müssen diese Übungen zurückhaltender dosiert werden.

Für die *Koordination*, den *Haltungsaufbau* und die *Gangschulung* gelten die gleichen Gesichtspunkte, wie sie für die konservative Behandlung beschrieben wurden (S. 92), und auch die Regeln für den Alltag sind in gleicher Weise zu beachten.

ZUR WIEDERHOLUNG

1. Nennen Sie sieben Gesichtspunkte der konservativen Behandlung bei lumbalem Bandscheibenschaden.

2. Nennen Sie die Forderungen, die an eine möglichst effektive Traktionsbehandlung gestellt werden müssen.

3. Bezeichnen Sie die Schonhaltung eines Patienten, bei der eine Traktion nicht durchgeführt werden darf, und begründen Sie die Kontraindikation.

4. Begründen Sie das Prinzip, das dem Übungsaufbau zur Koordination von Rumpf- und Beinmuskulatur zugrunde liegt.

5. Nennen Sie die Gesichtspunkte, in denen sich die konservative und postoperative Behandlung des lumbalen Bandscheibenschadens unterscheiden.

6. Erläutern Sie, weshalb in der frühen postoperativen Behandlung die symmetrische Muskelspannung gefordert wird.

AUFGABEN

1. Vergleichen Sie die Lockerungsbehandlung im Bewegungsbad mit der Lockerung im Schlingentisch und stellen Sie die jeweiligen Vorteile heraus.

2. Formulieren Sie – für einen Patienten verständlich – Erklärungen für die Regeln: „Nicht bücken, sondern in die Hocke gehen!", „Nicht einseitig tragen!" und „Abrupte und schwunghafte Bewegungen vermeiden!"

3. Beschreiben Sie einen Bewegungsablauf von der Rückenlage bis zum Bettkantensitz, bei dem keine Rotation in der Wirbelsäule stattfindet.

Zervikaler Bandscheibenschaden

Die mechanischen Vorgänge in der Zwischenwirbelscheibe sind die gleichen wie beim lumbalen Bandscheibenvorfall.

Beschwerden und Befund

Der im Vergleich zur Bandscheibenschädigung im Lumbalbereich sehr viel seltenere *zervikale Bandscheibenschaden* befällt in erster Linie die unteren Segmente der Halswirbelsäule.

Plötzlich einsetzende lokale Schmerzen, die oft zum Hinterkopf und in die Schultern ziehen, Verspannungen der Muskulatur und eine Bewegungseinschränkung – statt einer alleinigen Kopfdrehung zur Seite wird mit dem Kopf der ganze Oberkörper gedreht – können erste Anzeichen eines Bandscheibenschadens sein. Darüberhinaus kann es zu radikulär ausstrahlenden Schmerzen in die Dermatome, C_5, C_6, C_7 oder C_8 kommen und auch zu einer Schwäche der von den unteren Zervikalwurzeln versorgten Muskulatur. Stärkere Protrusionen oder ein Prolaps werden aber vor allem zu einer Kompression des Rückenmarks führen mit den Symptomen einer mehr oder weniger vollständigen Querschnittslähmung (S. 128 ff).

Sehr viel häufiger jedoch als der zervikale Bandscheibenschaden ruft eine Osteochondrose der Halswirbelsäule ein gleiches Beschwerdebild hervor, auch als „Zervikalsyndrom" oder „Schulter-Arm-Syndrom" bezeichnet. Allerdings führen längst nicht alle – oft auch schon bei jüngeren Menschen faßbaren – röntgenologischen Veränderungen an der HWS zu klinischen Erscheinungen.

Therapie

Der myelographisch oder durch eine Diskographie bestätigte zervikale Bandscheibenvorfall muß operiert werden.

Die *konservative Therapie* des *Zervikal-Syndroms* umfaßt einmal eine medikamentöse Schmerzlinderung und Muskelentspannung, eine vegetative Dämpfung und zum anderen die krankengymnastische Behandlung. Chiropraktische Maßnahmen können schwerwiegende Folgen haben (Querschnittslähmung!).

Krankengymnastische Behandlung

Krankengymnastischer Befund

Optische Beobachtung: Der Kranke „trägt" seinen Kopf und schließt ihn bei den Körperbewegungen aus. So dreht er beispielsweise den Rumpf zum Gesprächspartner, um ihn anzuschauen, wo auch eine leichte Kopfwendung ausreichen würde. Bei der Haltungsbeurteilung sind zu beachten:

Kopfstellung,
Nacken-Schulter-Linie,
Stand der Schulterblätter.

Langdauernder oder immer wiederkehrender Schmerz kann Ursache sein für ausgedehnte *Inaktivitätsatrophien* im Bereich des Schultergürtels und der Arme.

Taktile Beobachtung: Nackenmuskulatur und oberer Anteil des M. trapecius sind als *harte Stränge* zu tasten. *Schmerzhafte Verspannungen* finden sich darüber hinaus in den Muskeln der vorderen und hinteren Achselwand, in der Schulterblattmuskulatur, zwischen den Schulterblättern, im M. latissimus dorsi und nicht selten am Ansatz des M. deltoideus. Die Muskeln beider Arme sind ebenfalls in den Tastbefund einzubeziehen.

Messen/Schätzen: Die Bewegungen der Halswirbelsäule sind erheblich vermindert. Wird der Kranke aufgefordert, seinen Kopf zu bewegen, so gleicht er den Mangel an Beweglichkeit in tiefer gelegenen Wirbelsäulenabschnitten aus. Bei der Bewegungsprüfung soll deshalb der sitzende Kranke beide Arme dicht neben dem Körper aufstützen und den Rumpf aktiv fixieren. Beurteilt werden:
Beugung und Streckung der Halswirbelsäule,
Seitneigung nach rechts und links,
Drehung nach rechts und links.
Bei lang andauerndem Schmerzsyndrom mit weitgehender Inaktivität sind Einschränkungen in der Beweglichkeit der Schultergelenke möglich.

Auf ihre *Kraft* werden sämtliche aus dem Halsmark innervierten Muskeln geprüft.
S-R-Probe: Sensible Störungen sind segmental begrenzt. Häufig klagen die Kranken über eine Minderung des *feineren Handgeschicks,* wenn das Berührungsempfinden in den Fingern abgeschwächt ist.

Als Zeichen einer Störung der *vegetativen Regulationen* finden sich fleckige Rötungen der Haut, vermehrte Schweißproduktion, kalte Hände und – bei stark ausgeprägten Syndromen – Kollapsneigung.

Gesichtspunkte der konservativen Behandlung

Lösen der Verspannungen und Verbessern der Durchblutung der betroffenen Muskelpartien
Verbesserung der Raumverhältnisse im Zwischenwirbelbereich
Wiederherstellen der Wirbelsäulenbeweglichkeit
Steigerung der Kraft geschwächter Muskelgruppen
Schulen der Koordination von Kopf, Armen und Rumpf
Hilfen für den Alltag

Maßnahmen

Lösen der Verspannungen und Verbessern der Durchblutung der betroffenen Muskelpartien: Vor der Lockerungsbehandlung im *Bewegungsbad* überdenke man zwei wichtige Fragen:

98

Ist die *Kreislaufregulation* des Kranken so stabil, daß das warme Bad nicht zum Kollaps führt?

Verträgt der Kranke die – wenn auch sanften – Schwingungen des Kopfes ohne schwindelig zu werden?

Ist dies der Fall, dann wird der Kranke entspannt im Wasser gelagert (Abb. 28) und in gleicher Weise vorsichtig passiv gelockert, wie es für das Lumbalsyndrom beschrieben wurde (S. 84). Gelingt es infolge der starken Verspannung nicht, die Halswirbelsäule in die rhythmischen Schwingungen einzubeziehen, so kann vorbereitend der Kopf *passiv unter dosiertem Zug bewegt* werden, wobei ein Luftkissen den Nacken unterlagert. *Schüttelungen unter Zug* für Arme und Schulterblätter lösen die muskulären Verspannungen und setzen sich als Vibrationen auf Brust- und Halswirbelsäule fort.

Verträgt der Kranke die Behandlung im Bewegungsbad nicht, so entspannt er sich leichter unter *milden Wärmeanwendungen.* Feuchten Kompressen im Schulter-Nacken-Bereich oder einem Infrarotstrahler ist dabei der Vorzug zu geben vor den Anwendungen des Heißluftkastens, da viele Patienten in der beengten Lage unter dem Kasten vermehrt vegetativen Störungen ausgesetzt sind. Angstgefühle und „Herzbeklemmung" können die Folge sein.

Nach Durchwärmung der Muskulatur wird *Lockerung* auch außerhalb des Wassers erreicht durch *passives Bewegen* des Kopfes und der Schultergelenke einschließlich der Schulterblätter, verbunden mit *Schüttelungen unter Zug. Weiche Knetungen* der Nacken- und Schultermuskulatur sowie der Rückenmuskeln bis hinunter zum Becken sollten erst dann angewendet werden, wenn der Berührungsreiz nicht mehr als schmerzhaft empfunden wird.

Bei allen Maßnahmen empfiehlt sich für den Kranken eine Ausgangshaltung, in der er den Kopf und die Arme bequem und möglichst schmerzfrei ablegen kann.

Im *Anschluß an die Lockerungsbehandlung* sollte der Kranke 20 bis 30 Minuten *zur Entspannung ruhen:* Rückenlage, HWS in Hyperlordose durch eine kleine Nackenrolle unterstützt. Die Lordosierung der HWS gelingt in größerem Ausmaß, wenn die Brustwirbelsäule durch ein festes Kissen unterpolstert und damit angehoben wird. Nur wenige Kranke entspannen besser bei kyphosierter Halswirbelsäule. Hier wird der Hinterkopf durch ein Kissen angehoben.

Verbesserung der Raumverhältnisse im Zwischenwirbelbereich: Zur *Traktion* der Halswirbelsäule wird in vielen Fällen die GLISSON-Schlinge angewandt. Sind allerdings ausgeprägte vegetative Zeichen mit dem Syndrom verbunden, so wird oft die Anwendung der Schlinge von heftigen und unangenehmen Kreislaufsensationen begleitet. Hier läßt sich dann die *manuelle Traktion* weitaus schonender durchführen: der Kranke liegt auf dem Massagebett, die Schulterhöhe schließt mit der Bettkante ab. Den Hinterkopf des Patienten umspannt der Krankengymnast mit der Daumengabel einer Hand, seine andere Hand greift unter das Kinn. Damit der Kranke beim Traktionszug nicht vom Bett herunterrutscht, fixiert eine Hilfsperson beide Schultern durch einen kräftigen Gegenzug. Es ist besser, den Kranken an den Schultern zu halten, und nicht an den Füßen, weil dann der Zug unmittelbar auf den Halswirbelsäulenabschnitt einwirken kann. Unter dem Traktionszug wird der Kopf langsam in alle Richtungen passiv bewegt.

Wiederherstellen der Wirbelsäulenbeweglichkeit: Sobald die Muskulatur locker ist, beginnt die *aktive Mobilisation* der Halswirbelsäule. PNF-Muster für den Kopf aus Lage und Sitz schließen alle Bewegungsrichtungen ein. Bei Stemmführungen der Arme in verschiedenen Ausgangsstellungen folgen die Augen im Wechsel der rechten und linken Hand.

Steigern der Kraft geschwächter Muskelgruppen: Bei Paresen infolge des Wurzeldruckes wird nach den Grundsätzen der Behandlung schlaffer Lähmungen verfahren (S. 50). Muskeln, die durch Inaktivität geschwächt sind, müssen durch *statische Kontraktion* ihre Kraft wiedergewinnen.

Schulen der Koordination von Kopf, Armen und Rumpf: In seiner Schonhaltung hat der Kranke oft sehr rasch das Gefühl für ein Zusammenspiel von Kopf- und Armbewegungen verloren. Jeder Gebrauch der Arme verlangt aber auch einen frei beweglichen Kopf, damit die Augen den „Hantierungen" folgen können. So ist es auch am geschicktesten, diese Kopf-Arm-Koordination über Bewegungsaufgaben zu schulen, bei welchen die Augen den Kopf fast automatisch in die gewünschten Richtungen leiten.

Übungsbeispiele

1. Ausgangsstellung: Sitz auf dem Hocker.
Übungsgerät: Gymnastikball
Ball seitlich neben dem Hocker prellen – Wechsel von Hoch und Tief – im Halbkreis vor und zurück. Wechsel der Arme (Abb. 43).

2. Ausgangsstellung: Sitz auf dem Hocker.
Übungsgerät: Gymnastikball

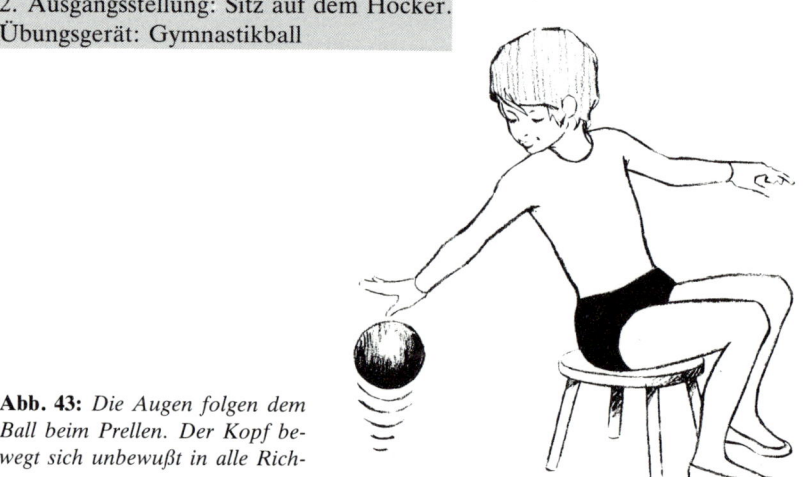

Abb. 43: *Die Augen folgen dem Ball beim Prellen. Der Kopf bewegt sich unbewußt in alle Richtungen.*

100

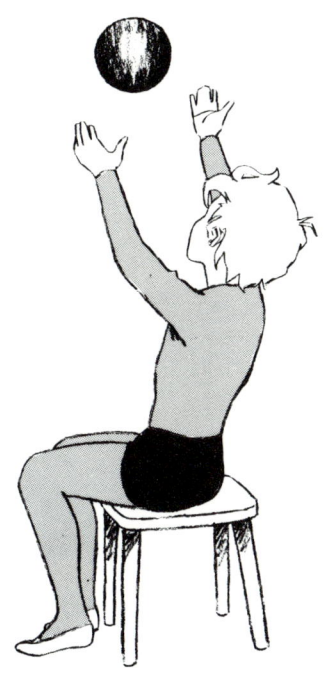
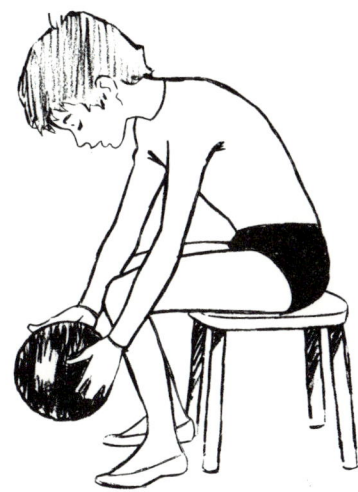

Abb. 44: *So hoch wie möglich wird der Ball gefangen. Der Kopf neigt sich dabei nach hinten.*

Abb. 45: *Wird der Ball so tief wie möglich abgeworfen, so folgt der Kopf mit einer Beugung nach vorn.*

Ball mit beiden Händen in die Luft werfen – so hoch wie möglich auffangen – so tief wie möglich wieder abwerfen (Abb. 44 und Abb. 45).

3. Ausgangsstellung: Sitz auf dem Hocker.
Übungsgerät: Gymnastikball
Mit dem Ball rund um den Hocker herum Figuren rollen (Abb. 46).

Armpendeln und -schwünge mit dem Schleuderball eignen sich ebenfalls, und ein Seilchen bietet die Möglichkeit, Figuren zu legen, zu schwingen oder es zwischen beiden Händen ausgespannt auf selbstgewählten Kreisbahnen durch die Luft zu führen. Wichtig bleibt immer der Hinweis, *mit den Augen dem Gerät zu folgen!* Ist es auf diese Weise gelungen, den Kopf mehr unbewußt als bewußt in die Bewegungen einzubeziehen, so können im Sitz die PNF-Muster frei mit jeweils einem Arm oder mit beiden Armen gleichzeitig ausgeführt werden. Auch hierbei soll die Hand nichts ohne die Kontrolle des Auges tun!

Hilfen für den Alltag: Ein kleines tägliches Übungsprogramm beizubehalten, sollte allen Patienten nahegelegt werden, und beim Schwimmen in verschiedenen Lagen werden Gelenke und Muskeln ausgiebig beansprucht.

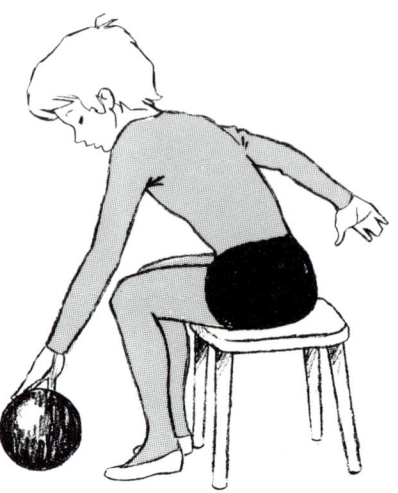

Abb. 46: *Die Halswirbelsäule wird in alle Richtungen bewegt, wenn der Ball um den Hocker gerollt wird und die Augen ihm folgen.*

Das dicke, weiche Kopfkissen sollte eingetauscht werden gegen ein kleineres und festeres Kissen, welches sich bei Bedarf auch zu einer Nackenrolle zusammenlegen läßt. Die Seitlage ist erfahrungsgemäß die unangenehmste Haltung. Sie wird aber bequemer, wenn das Kissen nicht bis unter den Oberarmkopf reicht, sondern den Raum zwischen Ohr und Schulterhöhe ausfüllt.

Gesichtspunkte der postoperativen Behandlung

Pneumonie- und Thromboseprophylaxe
Kräftigung der Nacken-, Schultergürtel- und Armmuskulatur
Wiederherstellen der Wirbelsäulenbeweglichkeit
Schulen der Koordination von Kopf, Armen und Rumpf

Maßnahmen

Pneumonie- und Thromboseprophylaxe: Diese Maßnahmen sind vom Tage der Operation an unter den bekannten Gesichtspunkten durchzuführen (S. 71 f).

Kräftigung der Nacken-, Schultergürtel- und Armmuskulatur: Um Inaktivitätsschäden während der Ruhigstellung zu vermeiden, wird am ersten Tag nach der Operation das Muskeltraining begonnen. Die statische Kontraktion der Nackenmuskulatur erfolgt symmetrisch und auch bei den PNF-Mustern mit den Armen soll der nicht bewegende Arm aktiv fixieren, damit Ausweichbewegungen in der Wirbelsäule vermieden werden.

Wiederherstellen der Wirbelsäulenbeweglichkeit: Ruhigstellung des Kopfes durch einen SCHANZschen Verband ist zur Wundheilung notwendig. Schon nach weni-

102

gen Tagen kann der Kranke den Bewegungen der Arme auch mit dem Kopf folgen, soweit der Verband dies zuläßt. Keinesfalls sind die Kopfbewegungen zu forcieren! Auch wenn die Wunde verheilt ist, bewahrt eine Halskrawatte den Kranken vor allzu ausgiebigen und unkontrollierten Bewegungen der Halswirbelsäule. Dennoch aber soll er nun, im Rahmen der täglichen Gebrauchsbewegungen, die Beweglichkeit der Halswirbelsäule aktiv üben. Passive Maßnahmen sind hier auf jeden Fall zu vermeiden.

Schulen der Koordination von Kopf, Armen und Rumpf: Für die Übungsauswahl unter diesem Gesichtspunkt gelten die Merkmale, die wir auch für die konservative Behandlung beschrieben haben (S. 100ff).

ZUR WIEDERHOLUNG

1. Nennen Sie Möglichkeiten zur Entspannung und Lockerung bei zervikalen Bandscheibenbeschwerden.
2. Begründen Sie den Vorzug der manuellen Traktionsbehandlung gegenüber einer Traktion der HWS in der Glissonschlinge.
3. Erläutern Sie das Prinzip, nach dem die Koordination von Kopf-, Arm- und Rumpfbewegungen geschult wird.

AUFGABEN

1. Stellen Sie für einen Patienten mit zervikalen Bandscheibenbeschwerden ein Hausaufgabenprogramm von mindestens sechs Übungen zusammen. Die Übungen sollen die HWS-Beweglichkeit fördern und die Koordination von Kopf, Rumpf und Armen verbessern.
2. Analysieren Sie die Bewegungsabläufe der Wirbelsäule beim Brust-, Rücken-, Kraul- und Delphinschwimmen und leiten Sie daraus Empfehlungen für den Schwimmstil ab
   a) für einen Patienten mit lumbalen Bandscheibenbeschwerden,
   b) für einen Patienten mit zervikalen Bandscheibenbeschwerden.

Weitere Wurzelschäden

Neben den Bandscheibenschäden kommt eine Reihe anderer Ursachen für die Schädigung einer oder mehrerer Wurzeln in Frage. Im Kapitel über die zervikale Bandscheibenschädigung wurde unter dem Stichwort des Zervikalsyndroms bereits darauf verwiesen, daß in vielen Fällen der Wurzelreiz nicht Folge einer Bandscheibenschädigung ist, sondern auf *degenerative Veränderungen* an den kleinen *Wirbelgelenken* zurückgeht. Ähnliches gilt für den Bereich der Lendenwirbelsäule. Auch hier kommt es mit oder ohne gleichzeitigen Bandscheibenschaden zur *Osteochondrose,* die über eine *Einengung der Zwischenwirbellöcher* zur Wurzelkompression führt.

Die *Therapie* umfaßt in gleicher Weise wie bei der Bandscheibenschädigung die krankengymnastische Behandlung (S. 84 und S. 94), Entspannung der Muskulatur durch Lagerung, Medikamente und Massage sowie die notwendige medikamentöse Schmerzlinderung. Von einer Operation ist bei den osteochondrotisch bedingten Wurzelschäden keine Beseitigung der Beschwerden zu erwarten.

Tumoren

Auch durch Tumordruck können radikuläre Symptome hervorgerufen werden. Tumoren kommen – anders als die Bandscheibenschäden – auch im Bereich der Brustwirbelsäule vor. Häufig weist der eher schleichende Beginn der Beschwerden auf das Vorliegen eines Tumors hin. Örtliche Nacken-, Rücken- oder Kreuzschmerzen, bald radikulär (am Rumpf gürtelförmig) ausstrahlend, und lokale Klopfschmerzen können Leitsymptome sein. Neurologischer Befund, Röntgenuntersuchung und schließlich die Myelographie (Abb. 10) werden die Diagnose ermöglichen.

Die *Neurinome* sind von der Nervenwurzel selbst ausgehende Tumoren. *Meningeome* entwickeln sich aus den Rückenmarkshäuten. Gliome entstehen aus den Geweben des Rückenmarks. *Metastasen* können sich in den Wirbeln und im Wirbelkanal ansiedeln und auf die Wurzeln drücken. Bei den Tumoren im Spinalkanal wird häufig schon sehr bald neben den radikulären Erscheinungen der Druck auf das Rückenmark zu Symptomen unterhalb der Schädigungsstelle führen, die nicht mehr als Folge einer Wurzelkompression zu deuten sind: es kommt zum Syndrom der fortschreitenden Querschnittslähmung (S. 140) oder zur Kaudalähmung (S. 158) bei den unterhalb der Brustwirbelsäule gelegenen Tumoren.

Abszesse im Wirbelkanal, meist epidural gelegen, führen vor allem zu heftigen lokalen Schmerzen, die beim Beklopfen der betroffenen Region noch erheblich zunehmen. Rasche Diagnostik und Operation sind geboten.

Verletzungen

Verletzungen der Wirbelsäule haben neben einer Rückenmarksschädigung oft auch eine Schädigung der Nervenwurzeln zur Folge. Im Bereich der Wirbelfraktur werden eine oder mehrere Wurzeln gedehnt, durchtrennt oder aus dem Rückenmark ausgerissen. So findet sich nicht selten bei Patienten mit einer Querschnittslähmung oberhalb der Querschnittssymptomatik das Bild einer peripheren Lähmung infolge dieser Wurzelverletzungen. Meist ist mit einer Erholung der Funktion nicht zu rechnen. Die Therapie folgt zunächst aber den Gesichtspunkten der Behandlung atrophischer Paresen (S. 50). Ist ein Wurzelausriß sicher oder nach 1- bis 2jähriger erfolgloser Behandlung als sicher anzusehen, bleibt die Wiederherstellung ausgeschlossen. Dann sind orthopädische Hilfsmittel angebracht.

Radikuläre Schmerzen und Lähmungen können schließlich auch durch den vom Virus der Varizellen hervorgerufenen *Zoster* verursacht werden (S. 166).

Plexusschäden

Plexus cervico-brachialis

Von den im *Plexus cervico-brachialis* zusammengefaßten Plexus cervicalis und Plexus brachialis ist vor allem die Schädigung des Plexus brachialis (Armplexus) von Bedeutung.

Armplexuslähmung

Bei der *vollständigen Armplexuslähmung* ist der ganze Arm schlaff paretisch, die Muskulatur wird atrophisch (Abb. 15), die Reflexe fehlen, die Sensibilität ist aufgehoben und an der Haut sind trophische Störungen zu erkennen.

Obere Armplexuslähmung (ERB)

Bei der nach W. Erb benannten oberen Armplexuslähmung sind die aus den Wurzeln C_5 und C_6 entstammenden Anteile des Plexus geschädigt. Betroffen sind vor allem die Abduktion und Außenrotation im Schultergelenk, Armbeugung im Ellbogengelenk und Supination der Hand. Eine Sensibilitätsstörung besteht an der Oberarmaußenseite und an der radialen Seite des Unterarms.

Untere Armplexuslähmung (KLUMPKE)

Der Ausfall des von den Wurzeln C_7 bis Th_1 gebildeten unteren Armplexusanteils führt zur Lähmung der kleinen Handmuskeln, oft auch der Streckung im Ellenbogengelenk (M. triceps brachii) und der Hand- und Fingerbeuger. Herabsetzung der Sensibilität findet sich an der Ulnarseite von Unterarm und Hand.

Ursachen

Häufigste Ursache der Armplexuslähmung ist die plötzliche Gewalteinwirkung auf die Schulter-Halsregion, meist beim Sturz vom Zweirad. Zug und Dehnung beim Tragen schwerer Lasten („Rucksacklähmung") sind seltener. Als „Geburtslähmung" kann ein Plexusschaden beim Kind während der Entbindung entstehen. Tumoren in der Nachbarschaft (Lungenspitze), seltener einmal eine Halsrippe, können zum Druckschaden am Armplexus führen. Auch nach Röntgenbestrahlungen der Region (z. B. Mamma-Carcinom) kann es zur Plexuslähmung kommen. Schließlich müssen die Schnitt- und Stichverletzungen am Hals erwähnt werden.

Therapie

Nur in wenigen Fällen einer Plexuszerreißung kann eine Nervennaht mit Erfolg durchgeführt werden. Meist ist allein die konservative Behandlung möglich und sinnvoll. Der Erfolg hängt vom Ausmaß der Schädigung ab. Dieses Ausmaß ist aber aus dem Anfangsbefund nicht immer abzulesen, sondern erst an den Zeichen der Funktionsbesserung – oder ihres Ausbleibens – zu erkennen. Zeigt ein Muskel 12 bis 18 Monate nach Eintritt einer Schädigung die Zeichen völliger Denervierung im Elektromyogramm, so ist mit seiner Erholung nicht mehr zu rechnen.

Krankengymnastische Behandlung

Krankengymnastischer Befund

Optische Beobachtung: Bei der *oberen Armplexuslähmung* hängt der Arm schlaff herunter und wird innenrotiert gehalten. Schulterblattmuskulatur, M. deltoideus und M. biceps brachii sind deutlich atrophiert. Die *untere Armplexusschädigung* führt zur atrophischen Lähmung der kleinen Handmuskeln und der langen Fingerbeuger. Charakteristisch ist die Krallenstellung der Finger. Die Haut ist blaß-blau verfärbt. Häufig bildet sich ein Handrückenoedem.

Taktile Beobachtung: Der Tonus der betroffenen Muskeln ist herabgesetzt. Hand und Finger fühlen sich kühl, manchmal feucht an.

S-R-Probe: Infolge der Lähmung des M. deltoideus und einiger Schulterblattmuskeln kann der Arm nicht gehoben werden, der Kranke versucht, dieses Unvermögen durch Kontraktion des oberen Trapeziusanteils auszugleichen. Die Ellenbogenbeugung ist nicht möglich. Bei der unteren Plexuslähmung fehlt dem Faustschluß die Kraft der langen Fingerbeuger. Die Streckung im Ellbogengelenk kann geschwächt sein. *Passive Bewegungen* sind in allen Gelenken unbegrenzt möglich, werden aber im Schultergelenk oft äußerst schmerzhaft empfunden. *Koordinierte Bewegungen* oder geschicktes Hantieren werden durch das gestörte Muskelgleichgewicht vereitelt.

Die *Gesichtspunkte der Behandlung* sind im Kapitel über die schlaffe atrophische Parese (S. 50) dargestellt.

Maßnahmen

Neben den zur Behandlung der atrophischen Lähmung gebotenen Maßnahmen wird bei der Plexuslähmung außerdem der Arm auf einer Schiene in je 60 Grad Abduktion und Flexion im Schultergelenk gelagert. Überdehnung sowohl des Plexus als auch des Kapsel-Band-Apparates im Schultergelenk wird damit vermieden und der Oedembildung im Bereich von Hand und Fingern vorgebeugt. Durch regelmäßiges *passives Bewegen* und Anwendung der Techniken der Manuellen Therapie muß der Spielraum vor allem der Fingergelenke erhalten werden. Beim Bewegen des Schultergelenkes gilt Vorsicht: die geschädigten Nervenstränge sollen nicht gedehnt werden. Bei starker Schmerzhaftigkeit empfiehlt sich daher eine absolute Ruhigstellung der Schulter für die ersten Wochen.

Neben der *Elektrotherapie* zur Erhaltung der Kontraktionsbereitschaft der gelähmten Muskeln stehen Maßnahmen zur *Durchblutungsförderung* wie Massage oder Armbäder. Von allzu starken Reizen sollte hierbei aber abgesehen werden, um nicht die ohnehin drohende Gefahr einer dystrophischen Störung (SUDECK) zu vergrößern.

Bei Rückbildung der Lähmungen müssen *Kraft* und *lokale Ausdauer* der Muskeln gesteigert werden. „Betonte Muskelaktionsfolge", „Wiederholte Kontraktionen", „Langsame Umkehr" und „Rhythmische Stabilisation" aus der PNF-Technik sind hierfür gut geeignet.

Koordination und *Geschicklichkeit* verlangt das Üben mit dem Ball oder Seilchen. Die täglichen Verrichtungen zum Waschen, Ankleiden oder Essen können ein hilfreiches Übungsprogramm werden, wenn der Kranke sich bemüht, weitgehend ohne die Unterstützung des gesunden Armes zurechtzukommen.

Plexus lumbo-sacralis

Der *Plexus lumbo-sacralis* aus den Segmenten (Th$_{12}$) L$_1$ bis S$_3$ (S$_4$) versorgt die gesamte Hüft- und Beinmuskulatur und die Sensibilität an den Beinen.

Beinplexuslähmung

Die Schädigung des *Beinplexus* ist sehr viel *seltener* als der Armplexusschaden, da der Plexus im Becken geschützter liegt. Zu seiner Verletzung kann es bei Beckenbrüchen kommen. Druck durch den kindlichen Kopf in der Schwangerschaft, Tumordruck oder die Infiltration des Nervengewebes durch bösartige Tumoren können gleichfalls gelegentlich zur Schädigung führen. Folge ist die teilweise oder vollständige Lähmung der Hüft- und Beinmuskeln und eine Beeinträchtigung der Sensibilität.

Therapie

Eine Beseitigung der Ursache für die Beinplexuslähmung wird nur in wenigen Fällen möglich sein. Nach Druck- oder Dehnungsschäden kann eine spontane Erholung erfolgen. Eine operative Wiederherstellung des geschädigten Plexus gelingt nicht.

Krankengymnastische Behandlung

Krankengymnastischer Befund

Optische Beobachtung: Die Muskeln des Beines sind atrophiert. Auffallend ist das scharfe Hervortreten der Schienbeinkante. Der Fuß hängt schlaff herunter. Die Haut – vor allem in der Fuß- und Knöchelgegend – ist blaß-blau verfärbt.

Taktile Beobachtung: Die Grundspannung der gelähmten Muskeln ist herabgesetzt. Der *passiven Bewegung* wird kein Widerstand entgegengesetzt, die Gelenke sind frei. *Aktive Bewegungen* in Hüfte, Knie und Fuß sind nicht möglich. Die *Gesichtspunkte der Behandlung* sind im Kapitel über die schlaffe atrophische Parese auf S. 50 dargestellt.

Maßnahmen

Um *Gelenkkontrakturen* und *Überdehnung* der gelähmten Muskeln zu vermeiden, wird das Bein in *Mittelstellung gelagert*. Der Fuß ist in Dorsalflektion unterstützt, um dem Spitzfuß entgegenzuwirken. *Passives Bewegen, tonisierende Massage* und *Elektrotherapie* sind im Stadium der vollständigen Lähmung angezeigt. Mit Beginn der Rückbildung wird die Behandlung im *Bewegungsbad* oder auf dem Schlingentisch hilfreich, um erste Bewegungen unter Abnahme der Schwere zu fördern. Zur Steigerung von *Kraft und lokaler Ausdauer der Muskulatur* eignet sich am besten die PNF-Technik, die auch zur Verbesserung *koordinierter Bewegungsabläufe* benutzt werden kann. *Gangschulung* im Raum, auf Treppen und im Freien schließt die Behandlung ab.

Periphere Nervenschäden

Grundsätzlich können alle peripheren Nerven auf ihrem Weg zum Erfolgsorgan geschädigt werden. Manche dieser Schäden sind sehr selten, andere bedeutungslos. Hier sollen nur die wichtigsten isolierten peripheren Schäden besprochen werden.

Ursachen

Häufigste Ursachen für die Schädigung einzelner peripherer Nerven sind *Verletzungen* durch Schnitt, Stich, Schuß, eine Zerreißung oder Dehnung des Nerven im Bereich einer Fraktur oder einer Luxation und die *Druckschäden* durch schnürende Verbände, falsche Lagerung, Druck von Tumoren oder Haematomen, Einengung durch Narbengewebe.

Symptome

Schädigung eines peripheren Nerven führt je nach Funktion des Nerven und dem Ausmaß des Schadens zu mehr oder minder ausgeprägten *motorischen und sensiblen Ausfällen.*

Die motorische Störung zeigt sich in Form der schlaffen atrophischen Parese (S. 21 und S. 49) mit Veränderung der elektrischen Erregbarkeit. Die Sensibilitätsstörungen treten als Mißempfindungen und Schmerzen, vor allem aber als Hypaesthesie und Anaesthesie (S. 23) auf. Eine genaue Untersuchung, welche Muskeln betroffen sind und in welchem Gebiet eine Beeinträchtigung der Sensibilität vorliegt, erlaubt die Lokalisation des Schadens, sofern sie nicht aus Befund (Verletzung) oder Anamnese (umschriebene Druckwirkung) abzulesen ist.

Therapie

Bei einer *Durchtrennung* der Nerven ist in vielen Fällen eine *Nervennaht* möglich, die je nach Ort und Art des Schadens sofort mit der Wundversorgung oder nach einigen Wochen oder Monaten als „Sekundärnaht" vorgenommen wird. Der Erfolg einer solchen Naht hängt von zahlreichen Faktoren ab.

Die zum *Druckschaden* führende Ursache sollte nach Möglichkeit beseitigt, ihre Wiederholung vermieden werden. Länger dauernde Ausfälle ohne Rückbildungszeichen können auch beim Druckschaden zu einer operativen Revision Anlaß geben.

Von hervorragender Bedeutung für die Therapie peripherer Nervenschäden ist die *krankengymnastische Behandlung.* Sie ist in ihren Prinzipien und Maßnahmen im Kapitel über die schlaffe atrophische Lähmung (S. 50) dargestellt. Hier sollen einige Übungsbeispiele folgen für die Behandlung der häufigsten peripheren Nervenschäden.

N. thoracicus longus (C_5–C_7)

Er innerviert den *M. serratus anterior,* der als Bestandteil einer kräftigen Muskelschlinge das Schulterblatt am Brustkorb festhält. Beim Vorwärts- oder Seitwärtsheben des Armes zieht der M. serratus anterior den unteren Schulterblattwinkel nach lateral und ventral.

Bei einer Lähmung des Muskels steht der innere Schulterblattrand vom Brustkorb ab. Armheben oder Stützen gegen die Wand hebelt die Skapula noch deutlicher vom Brustkorb ab (scapula alata). Abduktion und Flexion des Armes über die Horizontale hinaus sind kaum möglich. Sturz oder Schlag auf die Schulter und das Tragen schwerer Lasten sind die häufigsten Lähmungsursachen.

Übungsbeispiele

1. Bauchlage – den gestreckten Arm dicht über dem Boden bis zum Ohr führen und zurück. Mehrmals wiederholen.

2. Bauchlage – auf die Unterarme stützen und den Stütz gegen Widerstand halten. Gewicht verlagern.

3. Bauchlage – Ball in weitem Bogen um den Körper herumrollen.

4. Bauchlage – Medizinball zum Partner stoßen.

5. Vierfüßlerstand – Widerstände abfangen; Gewicht verlagern; Arme zur Seite und nach vorn abheben.

6. Liegestütz.

7. Sitz oder Stand – Handball oder Medizinball zum Partner stoßen.

N. musculocutaneus (C_5–C_7)

Sein motorischer Anteil innerviert die Beuger am Oberarm und unterstützt die Supination des Unterarms durch die
M. biceps brachii
M. coracobrachialis
M. brachialis
Verletzungen sind die häufigste Lähmungsursache.

Übungsbeispiele:

1. Beugung im Ellenbogengelenk gegen Widerstand in Pronations- und in Supinationsstellung.

2. Sitz auf dem Hocker – Gummischnur, die am Stuhlbein befestigt ist, bei fixiertem Oberarm durch Beugung im Ellbogengelenk in Pronations- und in Supinationsstellung nach oben ziehen.

3. Bei fixiertem Oberarm Hanteln durch Beugung im Ellenbogengelenk und in Supinationsstellung zum Rumpf führen.

4. Tischtennis, Federball.

5. Klimmzüge.

N. axillaris (C_5–C_6)

Sein motorischer Teil innerviert den M. deltoideus, der mit seinen 3 Anteilen (pars clavicularis, acromialis et spinalis) den Arm im Schultergelenk nach vorn hebt, zur Seite abduziert und den bis 90 Grad gehobenen Arm nach hinten zirkumduziert. Außerdem versorgt er den M. teres minor, der bei der Außenrotation im Schultergelenk hilft.

Schulterluxation oder Oberarmbruch sind die häufigsten Ursachen seiner Lähmung, die im übrigen durch die Schulter- und Oberarmmuskulatur oft recht gut kompensiert wird. Beim Üben ist es wichtig, den Schultergürtel passiv oder aktiv zu fixieren, um den Einsatz vor allem des oberen Trapeziusanteils zu verhindern.

Übungsbeispiele

1. Rückenlage – beide Arme bis 80 Grad abduzieren und zur Senkrechten heben, Gewichte von einer Hand in die andere geben.

2. Sitz auf dem Hocker – Medizinball mit dem Handrücken zum Partner stoßen; Richtungen wechseln.

3. Sitz auf dem Hocker – Gummischnur, die am Stuhlbein befestigt ist, mit gestrecktem Arm in alle Richtungen hochziehen.

4. Tischtennis, Federball.

Bei Lähmungen der Schultergürtelmuskulatur (oberer Plexus, Nn. thoracicus longus, axillaris) ist in frühen Stadien des Übens das Aufhängen im Schlingengerät oder eine Behelfsschlinge sowie die manuelle Hilfe zur aktiven Fixation eine wirkungsvolle Möglichkeit, Ausweichbewegungen und den Einsatz gesunder Muskeln – vor allem des M. trapezius – zu verhindern.

N. radialis (C_5–C_8)

Sein motorischer Anteil innerviert die Strecker des Unterarms, der Hand und der Finger:

M. triceps brachii	M. extensor digitorum communis
M. anconeus	M. extensor digiti minimi
M. brachioradialis	M. extensor carpi ulnaris
M. brachialis (inkonstant)	M. abductor pollicis longus
M. extensor carpi radialis longus	M. extensor pollicis brevis
M. extensor carpi radialis brevis	M. extensor pollicis longus
M. supinator	M. extensor indicis proprius.

Häufigste Lähmungsursachen sind Druckschäden („Parkbanklähmung") und Verletzungen bei Oberarmschaftbrüchen.

Bei Schädigung des Nerven kommt es zur typischen *„Fallhand"*. Obwohl die Fingerbeuger unversehrt sind, bleibt der Faustschluß kraftlos, da die synergistische Dorsalextension im Handgelenk fehlt. Es ist daher zweckmäßig, das Handgelenk mittels einer *Radialisschiene* in günstigere Funktionsstellung zu bringen und damit auch die Streckmuskulatur am Unterarm vor Überdehnung zu bewahren.

Übungsbeispiele

1. Greifübungen bei aufliegendem Unterarm.

2. „Klavierspielen" bei aufliegendem Unterarm.

3. Schreiben und Zeichnen.

4. Ballprellen im Sitz oder Stand.

5. Gummiband um die flach aufeinanderliegenden Hände schlingen – Band bei gestrecktem Handgelenk und gestreckten Fingern auseinanderziehen.

N. medianus (C_5–Th_1)

Sein motorischer Anteil innerviert an Unterarm und Hand die
- M. pronator teres
- M. palmaris longus
- M. flexor carpi radialis
- M. flexor digitorum superficialis 3.–5. Finger
- M. flexor digitorum profundus 2.–3. Finger
- M. flexor pollicis longus
- M. pronator quadratus
- M. abductor pollicis brevis
- M. opponens pollicis
- M. flexor pollicis brevis (caput superficiale)
- Mm. lumbricales 1 und 2

Sein Ausfall führt zur Schwächung der Beugung und Pronation. Beim Versuch, die Faust zu schließen, kommt es zur „Schwurhand", da Daumen, Zeige- und Mittelfinger nur ungenügend gebeugt werden können.

Druckschäden und Schnittverletzungen am Handgelenk sind die häufigsten Lähmungsursachen. Wichtig ist das Carpaltunnel-Syndrom.

Übungsbeispiele

1. Bei proniertem Unterarm den Daumen nacheinander allen Fingerkuppen auftippen. Das gleiche zu den Fingergrundgelenken.

2. Tennis- oder Tischtennisball auf den Boden aufprellen und bei proniertem Unterarm fangen.

3. An die Wandtafel schreiben oder malen.

4. Mit Knetmasse modellieren.

N. ulnaris (C_8–Th_1)

Der motorische Anteil versorgt an Unterarm und Hand die
- M. flexor carpi ulnaris
- M. flexor digitorum profundus 3.–4. Finger
- M. palmaris brevis
- M. abductor digiti minimi
- M. flexor digiti minimi brevis
- M. opponens digiti minimi
- Mm. interossei volares et dorsales
- M. adductor pollicis

M. flexor pollicis brevis (caput profundum)

Mm. lumbricales 3. und 4.

Die Muskeln bewirken Beugung und Ulnarduktion im Handgelenk und Beugung der Finger 3 bis 5. Bei ihrem Ausfall kommt es zur „Krallenhand", deren Haltungsanomalie am 4. und 5. Finger besonders ausgeprägt ist.

Die Ulnarislähmung – häufigste Lähmung eines peripheren Nerven – kommt in erster Linie zustande bei Verletzungen am Ellbogengelenk und am Unterarm sowie infolge einer Druckschädigung des Nerven bei längerer Bettlägerigkeit oder ständigem Aufstützen des Ellbogens bei bestimmten Berufen (Telefonistin).

Übungsbeispiele

1. Bei gestreckten Fingern ein Blatt Papier oder ein Lineal mit dem Daumen der Mittelhand anpressen („Affenhand") und gegen Zug halten.

2. Im Spitzgriff zwischen Daumen und Kleinfinger oder Daumen und Zeigefinger kleine Gegenstände (Steine, Kastanien, Erbsen) einsammeln.

3. Schwamm oder Gummiball zusammenpresssen.

4. Handfläche auf ein Tuch legen, dieses jeweils zwischen zwei Fingern zusammenraffen.

Eine wertvolle Ergänzung der krankengymnastischen Behandlung ist bei allen Funktionsstörungen von Hand und Fingern die *Beschäftigungstherapie*. Wo eine entsprechende Abteilung nicht zur Verfügung ist, wird es um so wichtiger, daß der Krankengymnast und auch die Angehörigen den Patienten ständig daran erinnern, die geschädigte Hand nicht zu schonen, sondern sie ganz bewußt in die täglichen Funktionsabläufe einzubeziehen.

N. femoralis (L_2-L_4)

Der motorische Anteil des Nerven innerviert die

M. iliopsoas

M. pectineus

M. sartorius

M. quadriceps

Bei seiner Lähmung ist die Streckung im Kniegelenk unmöglich, die Beugung im Hüftgelenk geschwächt. Hauptursache für eine Lähmung, die meist den unteren Anteil betrifft und dann nur zur Quadrizepsparese (Abb. 47) führt, sind Dehnung des Nerven bei falscher Lagerung (Narkose), Tumoren und Haematome im kleinen Becken sowie operative Eingriffe in der Leistengegend und im Becken. Gehen und

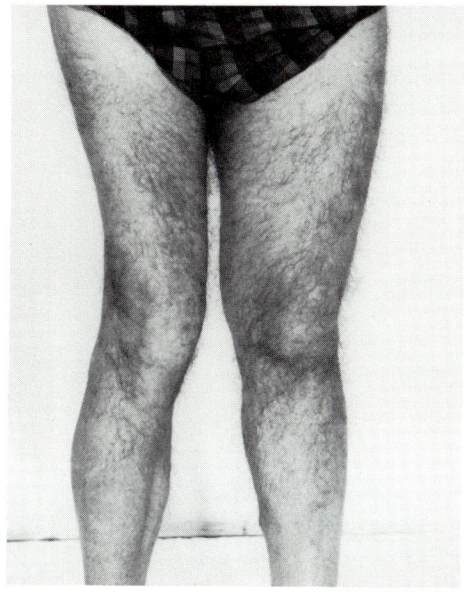

Abb. 47: *Femoralislähmung rechts. Ausgeprägte Atrophie des M. quadriceps.*

vor allem Treppensteigen sind erschwert. Beim Aufstehen aus dem Sitzen stützt sich der Kranke mit einer Hand auf sein Knie, um das Bein in Streckstellung zu bringen.

Übungsbeispiele

1. Rückenlage, gesundes Bein angestellt – langsames Beugen und Strecken des kranken Beines.
   Das gleiche gegen den Widerstand einer Gummischnur, die am Bett oder an der Sprossenwand befestigt ist.

2. Vierfüßlerstand – das kranke Bein unter den Bauch ziehen und langsam nach hinten wegstrecken.

3. Sitz auf dem Hocker – langsam hochkommen zum Stand, auf halber Höhe halten, Gewicht verlagern von einem Bein auf das andere, dann wechselweise die Beine abheben.

4. Rückenlage – Oberkörper aufrichten, beide Knie langsam anbeugen und in die Luft wegstrecken = Schwebesitz.

5. Kniebeugen, langsam durchgeführt mit Halt auf verschiedenen Höhen.

6. „Kleiner-Mann-Gang".

7. Radfahren in hügeligem Gelände.

N. ischiadicus (L_4–S_3)

Dieser längste und kräftigste Nerv des menschlichen Körpers versorgt mit seinen motorischen Teilen die Beuger am Oberschenkel und über seine beiden Äste *N. peronaeus* und *N. tibialis* die gesamte Unterschenkel- und Fußmuskulatur.

Bei seiner Lähmung durch Dehnung, Verletzung, Spritzenschaden (falsche Technik bei intraglutaealer Injektion) sind gelähmt die

M. biceps femoris	M. semimembranaceus
M. semitendinosus	M. adductor magnus

Übungsbeispiele sind nach der Besprechung des N. peronaeus und N. tibialis genannt.

N. peronaeus (L_4–S_2)

Sein motorischer Anteil versorgt die

M. tibialis anterior	M. extensor digitorum brevis
M. extensor digitorum longus	M. extensor hallucis brevis
M. extensor hallucis longus	M. peronaeus longus
M. peronaeus tertius	M. peronaeus brevis

Bei der Peronaeusparese, meist durch Fraktur des Fibulaköpfchens, Druck auf den Nerven seitlich unterhalb des Knies durch Gipsverbände oder direkte Verletzung sind Fuß- und Zehenheber geschwächt. Beim Gehen wird die Fußspitze vor der Ferse aufgesetzt: „Steppergang". Fersenstand ist nicht möglich. Bei stärkerer Lähmung empfiehlt es sich, dem Kranken vorübergehend eine Peronaeusschiene zu verordnen, um Überdehnung der Streckmuskulatur am Unterschenkel zu vermeiden.

N. tibialis (L_4–S_3)

Motorisch versorgt er die

M. gastrocnemius	M. plantarius
M. Flexor digitorum longus	M. popliteus
M. flexor hallucis longus	M. soleus
M. flexor digitorum brevis	M. tibitalis posterior
M. abductor hallucis	M. abductor digiti minimi
M. adductor hallucis	M. quadratus plantae
Mm. lumbricales	
Mm. interossei	

Ursache einer Lähmung können Verletzungen in der Kniekehle sein oder Teilschädigung des N. ischiadicus. Fuß- und Zehenbeuger sind gelähmt, der Zehenstand ist unmöglich.

Für alle Lähmungen im Versorgungsbereich des N. ischiadicus und seiner Äste gelten neben den Möglichkeiten der PNF-Technik die nachfolgenden

Übungsbeispiele

1. Zehengreifarbeit mit kleinen Gegenständen (Steinen, Stäbchen) oder mit Seilchen und Stoff.

2. Kreide zwischen den Zehen fassen und auf dem Boden malen.

3. Auf dicker Schaumstoffmatte gehen.

4. Sitz auf dem Hocker – Gymnastikball mit den Füßen rollen oder ihn mit den Füßen aufnehmen und zum Partner werfen.

5. Gehen auf dem Rundbalken.

6. Federn, Hüpfen, Laufen.

7. Balancieren auf dem Schaukelbrett oder auf schräger Ebene aufwärts- und abwärtsgehen.

8. Trampolinspringen.

Zu den peripheren Nerven sind auch die *Hirnnerven* zu zählen. Häufigste und wichtigste Erkrankung dieser Gruppe sind die des V. und VII. Hirnnerven, die Trigeminusneuralgie und die periphere Fazialisparese.

Trigeminusneuralgie

Der Schmerztyp der *Neuralgie* ist gekennzeichnet durch das plötzliche Einschießen heftigster Schmerzen, die einige Sekunden andauern und dann wieder abklingen. Häufigste Form der Neuralgie ist die *Trigeminusneuralgie*. Die innerhalb des Versorgungsgebietes des V. Hirnnerven (S. 16, Abb. 1) blitzartig auftretenden Schmerzattacken, die in der Mehrzahl den Bereich des 2. und 3. Trigeminusastes befallen, werden häufig durch Bewegungen beim Sprechen und Kauen ausgelöst oder durch eine leichte Berührung der Haut – ein Luftzug kann genügen –. Die Patienten schützen die betroffene Gesichtsseite vielfach durch ein warmes Tuch, vermeiden aus Furcht vor den Schmerzen das Sprechen und Kauen. Oft ist die Nahrungsaufnahme unzureichend.

Bei der Mehrzahl der Erkrankten ist die *Ursache* des qualvollen Leidens unbekannt. Man spricht von der *idiopathischen Trigeminusneuralgie;* manchmal rufen Tumoren am Nerven, Verletzungen oder Prozesse in der Umgebung des Nerven die Schmerzen hervor.

Im Vordergrund der Behandlungsmaßnahmen steht die medikamentöse Schmerzdämpfung. Hier hat sich vor allem das Carbamazepin („Tegretal") bewährt. Einer operativen Durchtrennung der Nerven oder Äste wird heute meist die stereotaktische Operation an den Schmerzbahnen des Gehirns vorgezogen. Eine für alle Fälle zuverlässige Therapie ist bis heute nicht bekannt. Daher suchen immer wieder einmal verzweifelte Kranke Erlösung von den Schmerzen im Selbstmord. Eine erfolgversprechende krankengymnastische Behandlung gibt es nicht.

Der Trigeminusneuralgie verwandt, aber viel seltener ist die *Nasoziliaris-Neuralgie*. Der Schmerz sitzt im Auge, im inneren Augenwinkel und im Bereich der Nase, und er wird häufig von Tränenfluß begleitet.

Die Schmerzen der SLUDER-*Neuralgie* strahlen in Kieferhöhle, Augenhöhle und Ohr aus.

Schmerzattacken am Zungengrund und im Bereich der Rachenmandeln charakterisieren die *Glossopharyngeus-Neuralgie*.

Neben diesen Schmerzen vom Typus der Neuralgie spielen einige weitere Schmerzformen im Gesicht eine Rolle. Das HORTON-*Syndrom* (Erythroprosopalgie, Histaminkopfschmerz) ist ein bis zu Stunden anhaltender Schmerz mit gleichzeitiger Rötung der betroffenen Gesichtsseite, Tränenfluß und Verstopfung der Nase. Beim COSTEN-*Syndrom* ist eine unphysiologische Kiefergelenkfunktion Ursache von Schmerzen auf der gleichen Gesichtsseite.

Schließlich umfaßt der Begriff *Prosopalgie* einseitige Gesichtsschmerzen, die nicht genauer klassifiziert sind.

Periphere Fazialisparese

Ursachen

Verletzungen und Tumoren können zu einer Funktionsstörung des VII. Hirnnerven führen. Auch bei der Infektion mit dem Zostervirus (Zoster oticus: Schmerzen in der Gegend des Ohres mit Bläschenausschlag im Ohr und in seiner Umgebung, evtl. Schädigung mehrerer Hirnnerven, V bis XII), bei einer chronischen lymphozytären Meningitis und bei der Poliomyelitis kann es zur Fazialislähmung kommen. In der Mehrzahl der Fälle ist die Ursache der *peripheren Fazialisparese* jedoch nicht bekannt. Die Begriffe „idiopathische" und „rheumatische" Fazialisparese sagen noch nichts über die Herkunft aus.

Symptome

Die Lähmung des N. facialis führt zu einer Parese der mimischen Muskulatur (Abb. 48). Die Stirn kann nicht gerunzelt, das Auge nicht geschlossen werden.

Naserümpfen und Aufblasen der Wangen sind unmöglich. Der Mundwinkel hängt herab, das Trinken ist erschwert, Pfeifen unmöglich. Außerdem kann das Geschmacksvermögen auf den vorderen zwei Zungendritteln beeinträchtigt sein. Bei der idiopathischen Fazialisparese können vor Einsetzen der Lähmung Mißempfindungen in der betroffenen Gesichtshälfte auftreten.

Verlauf

Bei nachweisbarer Ursache ist der Verlauf der Störung abhängig vom Grundprozeß. Die idiopathische Fazialisparese kann sich spontan und innerhalb weniger Wochen zurückbilden, sie kann jedoch auch Restlähmungen hinterlassen oder sogar in manchen Fällen jedem Behandlungsversuch trotzen.

Therapie

Bei faßbarer Ursache wird diese nach Möglichkeit angegangen. Eine Durchtrennung des Nerven (etwa Schädelbasisbruch) wird kaum zu beheben sein. Unter der Annahme, daß bei der idiopathischen Fazialisparese der Nerv im Knochenkanal,

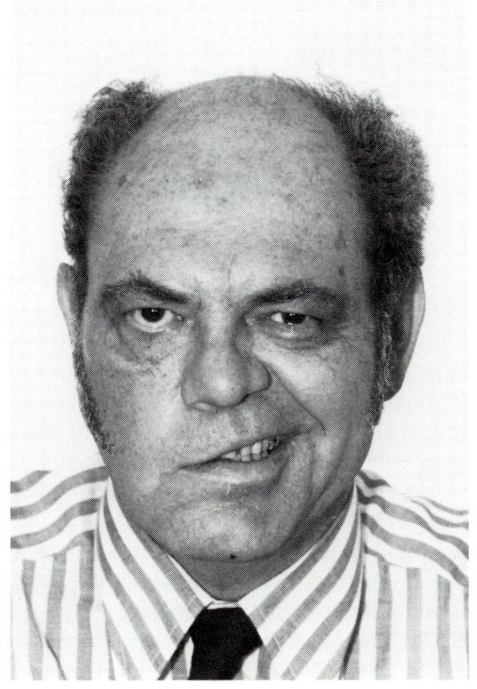

Abb. 48: *Periphere Fazialisparese rechts. Lähmung der mimischen Muskulatur.*

119

durch den er aus dem Schädel austritt, komprimiert wird, versuchen manche Therapeuten die „Dekompression" durch operative Eröffnung des Kanals. Gefürchtete *Komplikationen* sind Verletzungen der Hornhaut infolge des mangelnden Lidschlusses oder die Austrocknung des Augapfels. Augensalbe und – vor allem nachts – eine Schutzklappe können vorbeugen.

Krankengymnastische Behandlung

Die wichtigste therapeutische Bemühung ist die krankengymnastische Behandlung.

Krankengymnastischer Befund

Optische Beobachtung: Die erkrankte Gesichtshälfte „hängt", der Mundwinkel steht tiefer als auf der gesunden Seite. Die Nasolabialfalte ist verstrichen, die Lidspalte ist vergrößert.
Taktile Beobachtung: Der Tonus der gelähmten mimischen Muskulatur ist herabgesetzt.
S-R-Probe: Der Kranke kann das Auge nicht schließen und die Stirn nicht runzeln. Beim Sprechen, Essen oder Trinken behindert ihn der hängende Mundwinkel. Die Lippen können nicht gespitzt werden, und beim Lachen verzieht sich der Mund nur zur gesunden Seite.

Gesichtspunkte der Behandlung

Durchblutungsförderung
Üben der mimischen Bewegungen

Maßnahmen

Durchblutungsförderung: Da der Kranke mit einer Fazialislähmung in der Regel ambulant behandelt werden kann, empfiehlt es sich – vor allem in der kühleren Jahreszeit – durch *milde Wärmeanwendungen* die Durchblutung des Gesichtes anzuregen. Hierzu wird der Sollux-Lampe ein Blau- oder Rotfilter vorgeschoben. Leichte Knetungen, Reibungen und Klopfungen lockern das Gewebe auf und regen die Blutzirkulation an. Mit *Streichungen* wird der Mundwinkel nach oben außen gedehnt und die Muskulatur der Wange vom Kinn aufwärts gehoben (sobald allerdings eine Muskelkontraktur die erkrankte Gesichtshälfte zusammenzieht, werden die Streichungen in entgegengesetzter Richtung ausgeführt).

Der Wert der früher stets geforderten Elektrotherapie der mimischen Muskulatur ist umstritten. Manche Autoren halten die elektrische Reizung für sinnlos, da sie bei der mimischen Muskulatur nicht unter isometrischen Bedingungen erfolgen kann. Nicht zuletzt aus psychologischen Gründen wird sie dennoch oft praktiziert, der Nachweis ihrer Wirksamkeit konnte bisher nicht erbracht werden. Da durch elektrische Reizung die *Kontraktur* der mimischen Muskulatur begünstigt werden kann, sollte von ihr grundsätzlich abgesehen werden.

Üben der mimischen Bewegungen: Bei noch fehlender Willkürinnervation werden die mimischen Bewegungen vom Krankengymnasten geführt. Der Patient denkt sie mit und kontrolliert seinen Gesichtsausdruck im *Spiegel*. Vorstellungen wie „Sie schauen ärgerlich", „Sie blicken erstaunt", „Sie riechen etwas Unangenehmes", „Sie schnuppern an einer Blüte" erleichtern das Üben und bringen Abwechslung. Wenn dem Schlüssel ein Pfeifton entlockt werden soll, dann müssen sich die Lippen spitzen, und ein Wattebausch braucht viel Rückenwind, wenn er über einen langen Tisch getrieben wird. Selbständig zu Hause vor dem Spiegel oder mit einem Angehörigen übt der Kranke meist sehr bereitwillig, und auch die Massagegriffe zur Korrektur des „hängenden" Gesichtes kann er sich rasch aneignen. Beim lauten Lesen lernt er, deutlich zu artikulieren, und wenn das Gelesene auch mimisch ausdrucksvoll gestaltet wird, erhält die Gesichtsmuskulatur viele anregende Übungsreize.

ZUR WIEDERHOLUNG

1. Beschreiben Sie den Funktionsverlust bei
   a) oberer und b) unterer Arm-Plexuslähmung.

2. Beschreiben und begründen Sie die Lagerung des Beines bei Schädigung des Plexus lumbosacralis.

3. Nennen Sie die Funktionen des M. serratus anterior und leiten Sie daraus die bei seiner Lähmung resultierenden Funktionsstörungen ab.

4. Beschreiben Sie den typischen Bewegungsbefund bei Schädigung des N. radialis und nennen Sie die Muskeln, die außer den Handgelenk- und Fingerstreckern gelähmt sind.

5. Nennen Sie die Muskeln des Daumens, die bei einer Medianusschädigung gelähmt sind.

6. Bezeichnen Sie die Muskeln, deren Lähmung bei einer Ulnaris-Schädigung zum typischen Bild der „Krallenhand" führt.

7. Nennen Sie zwei Alltagsbewegungen, bei denen die Folgen einer Schädigung des N. femoralis deutlich werden.

8. Beschreiben Sie das Gangbild eines Patienten mit einer Peronäuslähmung.

9. Begründen Sie, weshalb bei peripherer Fazialislähmung eine Reizstromtherapie nicht sinnvoll ist.

1. Vergegenwärtigen Sie sich die Funktionsmängel bei Schädigung des N. ulnaris, des N. femoralis und des N. peronaeus. Wählen Sie jeweils zwei PNF-Muster aus, mit denen Sie die geschwächten Muskeln am besten aktivieren können.

2. Überlegen Sie und probieren Sie aus, bei welchen Alltagshantierungen sich eine Medianuslähmung besonders behindernd auswirkt. Entwickeln Sie entsprechende Hilfen für den Patienten.

Polyneuropathien

Im Gegensatz zur isolierten Schädigung einzelner peripherer Nerven, Plexus oder Wurzeln, die jeweils auf eine umschriebene Ursache – meist mechanischer Art – zurückzuführen ist, haben wir bei den Polyneuropathien Erkrankungen vor uns, die systematisiert das periphere Funktionssystem befallen. Dementsprechend sind die Ausfallerscheinungen in der Regel ausgedehnter und meist symmetrisch.

Die Begriffe *Polyneuropathie* und *Polyneuritis* werden weitgehend gleichsinnig gebraucht. Will man einen Unterschied machen, so bietet sich der Begriff Polyneuropathie als der umfassendere an für alle mit polyneuritischen Syndromen einhergehenden Krankenheiten. Als Polyneuritis im engeren Sinne kann dann die *idiopathische Polyneuritis* bezeichnet werden.

Ursachen

Eine Reihe verschiedener Ursachen kommt für die Entstehung einer Polyneuropathie in Frage.
Die wichtigsten Gruppen sind hier genannt:
Toxische Polyneuropathien
In dieser Gruppe werden exogen-toxische und endogen-toxische Formen unterschieden.

Exogen-toxische Polyneuropathien
Alkohol-P.
Blei-P.
Thallium-P.
Arsen-P.
Schwefelkohlenstoff-P.
Trikresylphosphat-P.
Arzneimittel-P. (z. B. INH = Isonikotinsäurehydrazid, Cytostatika, Furantoin)

Serogenetische P. (nach Serumgaben)
Die Schwermetall- und Schwefelkohlenstoff-Polyneuropathien kommen in erster Linie im Rahmen gewerblicher Vergiftungen vor. Zu der mit oft qualvollen Schmerzen einhergehenden Thallium-Polyneuropathie kommt es nach Selbstmord- oder Mordversuchen mit thalliumhaltigem Rattengift.

Endogen-toxische Polyneuropathien
Hauptvertreter dieser Gruppe sind die
    P. bei Diabetes mellitus
    P. bei Urämie (Dialyse-Patienten)
    P. bei Porphyrie
Seltener sind

Polyneuropathien bei Infektionskrankheiten
    (Diphtherie, Fleckfieber, Botulismus)

Polyneuropathien bei Gefäßleiden
    (Periarteriitis nodosa)

Polyneuropathien bei bösartigen Tumoren
    (Paraneoplastische Polyneuropathie, metastatische Infiltrationen des peripheren Nervensystems)

Die größte Gruppe bildet die
Idiopathische Polyneuritis
    von anderen Autoren auch als *Polyradikulitis* (GUILLAIN – BARRE) bezeichnet oder nach ihrem Verlauf als LANDRY-Paralyse.

Symptome und Verlauf

Symptomatik. Einige Formen der Polyneuropathien bieten charakteristische Besonderheiten, etwa typische Verteilungsmuster der Ausfallserscheinungen oder besondere Verlaufsformen. Dennoch kann man in vertretbarer Vereinfachung die Symptome gliedern in meist *symmetrische* und distal am stärksten ausgeprägte *schlaffe atrophische Paresen* (Abb. 49).
Reflexabschwächung oder Reflexverlust,
Veränderung der elektrischen Erregbarkeit,
gliedförmig begrenzte Sensibilitätsstörungen, entweder in Form von *Mißempfindungen (= Parästhesien)* – Kribbeln, Brennen, Schmerzen – oder in Form einer Herabsetzung oder Aufhebung der Sensibilität für alle Qualitäten – *Hypästhesie* – wiederum meist distal am stärksten. Betroffen sein können sowohl die Oberflächen- als auch die Tiefensensibilität.
    Von den Lähmungen kann die gesamte quergestreifte Muskulatur befallen werden. Motilität und Sensibilität müssen nicht immer in gleichem Ausmaß betrof-

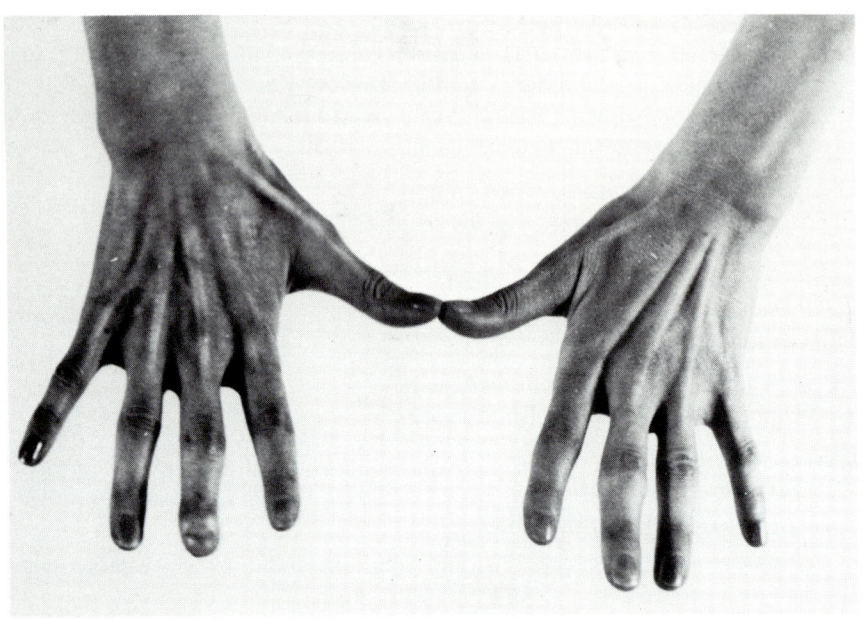

Abb. 49: *Polyneuropathie. Ausgeprägte symmetrische Atrophien an den Händen (Pat. wie Abb. 50–52). (Photo E. Danzinger)*

fen sein. Gelegentlich kommen rein motorische Polyneuropathien vor, rein sensible Formen sind seltener.

Die *Idiopathische Polyneuritis* nimmt nach Symptomatik und Verlauf eine Sonderstellung ein. Ihre Ursache ist nicht bekannt, aber das Krankheitsbild zeigt sich weitgehend einheitlich mit rascher Entwicklung über einige Tage bis zum Höhepunkt der oft hochgradigen Lähmungen der gesamten Willkürmuskulatur (beidseitige Fazialisparese!) und Sensibilitätsstörungen, die allerdings häufig sehr viel bescheidener sind. Typisch ist die „zytoalbuminäre Dissoziation" im Liquor: Bei normaler oder nur gering erhöhter Leukozytenzahl kommt es im Beginn der Erkrankung zu deutlicher Eiweißvermehrung.

In einigen Fällen sind Besonderheiten in der Symptomatik Hinweise auf bestimmte Ursachen.

Bei der *Blei-P.* sollen in erster Linie die Hand- und Fingerstrecker betroffen sein. Bei der *Trikresylphosphat-P.* können sich mit dem Abklingen des polyneuritischen Syndroms spastische Zeichen an den Beinen zeigen als Hinweis auf einen gleichzeitigen Befall des Rückenmarks durch die Vergiftung.

Bei der *serogenetischen P.* sind vornehmlich Schulter- und Armmuskulatur einseitig oder auf beiden Seiten befallen.

Die *INH-P.* führt überwiegend zu Sensibilitätsstörungen, meist in Form schmerzhafter Mißempfindungen an Zehen und Füßen, seltener auch an den Händen.

Haarausfall und typische Veränderungen an den Fingernägeln sprechen für die *Thallium-P.*

Bei der *diabetischen P.* kommt es nicht selten zur Entwicklung von Monoparesen, die zunächst an eine periphere Lähmung anderer Ursache denken lassen.

Die *Botulismus-P.* beschränkt sich auf das Ausbreitungsgebiet der motorischen Hirnnerven.

Verlauf. Das Verlaufstempo und die Rückbildung der Symptome ist naturgemäß abhängig von der Ursache der Polyneuropathie. Bei fortschreitendem Grundprozeß oder andauernder Stoffwechselstörung wird die Rückbildung oft schleppender sein, manchmal ausbleiben. Bei den exogen-toxischen Formen kann die Rückbildung je nach Ausmaß des Syndroms Wochen, Monate und auch Jahre in Anspruch nehmen. Bleibende Ausfälle sind möglich. Den wohl günstigsten Verlauf nehmen Polyneuropathien im Zusammenhang mit Infektionskrankheiten. Bei der idiopathischen Polyneuritis können sich selbst schwerste Ausfälle im Verlauf von Wochen bis Monaten zurückbilden. Allerdings werden auch hier Verläufe über ein Jahr und länger beobachtet – Defekte kommen vor.

Komplikationen

Vor allem bei schweren Polyneuropathien, die zu vollständigen Lähmungen einzelner Körperabschnitte führen oder zu längerer Bettruhe zwingen, droht eine Reihe von Komplikationen. Ihr Auftreten sollte vermieden werden, denn nicht selten sind diese Komplikationen folgenschwerer (manchmal lebensbedrohlich!) als die Polyneuropathie selbst. So kann etwa etwa ein hartnäckiges Dekubitalgeschwür oder eine Gelenkkontraktur notwendige Behandlungs- und Rehabilitationsmaßnahmen verzögern, erschweren oder gar unmöglich machen.

Wichtigste Komplikationen, die im Verlauf einer Polyneuropathie auftreten können, sind

Pneumonie, vor allem bei bettlägerigen Kranken und insbesondere dann, wenn die Atemmuskulatur von der Polyneuropathie gleichfalls geschwächt ist.

Dekubitalgeschwüre bei bettlägerigen Patienten vor allem dann, wenn sie neben den Paresen auch Sensibilitätsstörungen aufweisen.

Kontrakturen in den Gelenken, die aktiv nicht oder nicht ausreichend bewegt werden können.

Thrombosen in den Bein- und Beckenvenen, wenn die „Muskelpumpe" für den Bluttransport in den Venen durch die Paresen ausfällt. Von Beinvenenthrombosen ausgehend ist die tödliche *Lungenembolie* eine besonders große Gefahr im Verlauf schwerer Polyneuropathien.

Blaseninfektionen kommen vor, wenn der liegende Kranke infolge einer Bauchmuskelparese seine Blase nicht hinreichend auspressen kann. Restharnbestimmungen lassen die Gefahr rechtzeitig erkennen und entsprechende Behandlung (S. 143) beseitigt sie.

Austrocknung des Augapfels oder seine *Verletzung* droht bei einer Parese der mimischen Muskulatur im Rahmen der Polyneuropathie. Durch geeignete Salben und – vor allem nachts – durch Schutzverbände müssen die Augen vor sonst nicht mehr heilbaren Schäden bewahrt werden.

Therapie

Eine einheitliche Behandlung der Polyneuropathien gibt es nicht. Bei allen toxisch bedingten Formen wird man um Einstellung der Giftzufuhr, unter Umständen auch um Ausscheidung des Giftes bemüht sein. Stoffwechselstörungen sollten bestmöglich ausgeglichen werden. Bei den anderen Formen der Polyneuropathie ist – soweit dies möglich – die Behandlung des Grundleidens angezeigt. Eine wirksame Therapie der idiopathischen Polyneuritis ist nicht bekannt.

Bei Polyneuropathien, die insbesondere mit hochgradigen Lähmungen der Beine einhergehen, sollte zur Vermeidung von Thrombosen frühzeitig eine Antikoagulantien-Behandlung begonnen werden.

Wichtigster Teil der Therapie ist die

Krankengymnastische Behandlung

Krankengymnastischer Befund

Die durch optische und taktile Beobachtung erhobenen Befunde entsprechen dem typischen Bild der schlaffen Lähmung (S. 50).

S-R-Probe: Die Gelenke sind passiv frei beweglich. Der Kranke klagt aber häufig über heftige Dehnschmerzen in der Muskulatur, die so stark auftreten können, daß das volle Bewegungsausmaß nicht erreicht wird. Im akuten Stadium ist bei schweren Fällen die gesamte quergestreifte Muskulatur kontraktionslos. Die Oberflächen- und Tiefensensibilität sind aufgehoben oder abgeschwächt.

Krankengymnastische Behandlung im akuten Stadium:

Solange die Lähmungen zunehmen oder noch keine Rückbildung zeigen, hilft die Krankengymnastik, Komplikationen vorzubeugen.

Gesichtspunkte der Behandlung

Vermeiden von Gelenkkontrakturen und Druckschäden der Haut
Thromboseprophylaxe
Pneumonieprophylaxe

Maßnahmen

Vermeiden von Gelenkkontrakturen und Druckschäden der Haut: Die Lagerung erfolgt nach den Grundsätzen, die für alle schlaffen Lähmungen verbindlich sind (S. 52). Vermieden werden muß auf jeden Fall die Außenrotationsstellung des Beines, da sonst die Gefahr einer zusätzlichen Druckschädigung des N. peronaeus am Wadenbeinköpfchen besteht. Ein ausgeschnittenes Schaumgummipolster hält das Bein in der Mittelstellung zwischen den Rotationen (Abb. 57). Die gleiche Gefahr des Druckschadens besteht für den N. ulnaris im Bereich des Ellenbogengelenkes sowie für den N. radialis in seinem Verlauf am Oberarmschaft, wenn das Muskelpolster atrophisch geworden ist. Fellschutz oder Schaumgummipolster fangen hier den Druck ab (Abb. 17).

Nach einer weichen Massage und Bindegewebsstrichen an den Gelenkkapseln gelingt das passive Bewegen oft mit weniger heftigen Dehnschmerzen. Unter leichtem Zug kann dann die Endstellung einer jeden Bewegungsrichtung schonender erreicht werden. Besondere Sorgfalt verlangen dabei die Schultergelenke, da sie erfahrungsgemäß zur schmerzhaften Bewegungseinschränkung neigen. Auch Kontrakturen der Finger- und Handgelenke entwickeln sich rasch und sind – selbst bei nur geringer Ausprägung – äußerst behindernd. Um das Gelenkspiel, die Gleitfähigkeit der Gelenkkörper gegeneinander zu erhalten, sollten die Techniken (Traktion, Gleiten) der Manuellen Therapie eingesetzt werden, sobald Einschränkungen der Beweglichkeit spürbar werden.

Eine 10 cm dicke Schaumgummimatratze oder spezielle Dekubitus-Matratzen mildern den Druck des Körpergewichtes und bewahren die Haut vor Schaden. Besonders gefährdet sind in Rückenlage Fersen, Kreuzbein, Schulterblätter und Ellenbogengelenke. In der Seitlage werden Fußknöchel, Kniegelenke, Hüftkopf, Beckenkamm und Schultergelenke erhöht durch Druck belastet. Zwei- bis dreistündliche Umlagerung des Kranken vermindert ganz erheblich die Gefahr der Druckgeschwürsbildung.

Thromboseprophylaxe: Der Kompressionsverband hat zwei Punkten Rechnung zu tragen: Er muß so fest angelegt werden, daß sein Druck auch die tiefen Venen erreicht, und er darf nicht so fest gewickelt sein, daß er Hautschädigungen bewirkt. Bei seiner täglichen Erneuerung muß deshalb aufmerksam nach Hautrötungen gefahndet werden, die vor allem an den Schienbeinkanten und auf dem Fußrücken auftreten können. Nimmt die Rötung nach kurzer Zeit nicht deutlich ab, so muß durch Schaumgummistreifen der Druck gemildert und gleichmäßiger verteilt werden. Dunkelt die Verfärbung trotz dieser Maßnahmen nach, so muß bisweilen für einige Tage auf den Verband verzichtet werden, wenn nicht das Risiko einer

Thrombose größer ist als die Gefahr einer hochgradigen Hautschädigung. An die Stelle des Kompressionsverbandes sind heute weitgehend die nahtlosen Anti-Thrombose-Strümpfe aus Nylon getreten und haben sich bewährt. Sie sind in verschiedenen Längen und für unterschiedlichen Wadenumfang erhältlich. Daneben können nach Wahl die sonst noch üblichen Maßnahmen zur Thromboseprophylaxe angewendet werden (S. 71).

Pneumonieprophylaxe: Entsprechend dem Zustand des Kranken werden die Maßnahmen zur Atemvertiefung ausgewählt, wie sie auf S. 70 aufgeführt werden.

Bei Lähmung der Atemmuskulatur wird das Kranke assistiert beatmet, kann aber meist noch während des akuten Stadiums von dieser apparativen Hilfe wieder entwöhnt werden. Dies geschieht in der Form, daß mehrmals am Tage das Atmungsgerät für einige Minuten abgenommen wird und der Kranke unter Anleitung die aktive Atemarbeit wieder erlernt. Die Zeitspanne des „freien" Atmens verlängert sich schrittweise, bis der Kranke die anfängliche Angst vor Atemnot verloren hat. Jetzt kann zum Training der Atemmuskulatur der künstliche Totraumvergrößerer (GIEBEL-Rohr) angewandt werden: Das größere Kohlendioxyd-Angebot zwingt zu tieferem Atmen, die Lungen werden ausreichend belüftet, und vermehrte Muskelarbeit muß geleistet werden.

Krankengymnastische Behandlung im Stadium der Rückbildung:

Sobald die Lähmungen sich zurückbilden, wird die krankengymnastische Behandlung um folgende *Gesichtspunkte* erweitert:
Steigerung von Kraft und lokaler Ausdauer der Muskulatur
Schulen koordinierter Bewegungsabläufe
Kreislaufanpassung,
Steigerung der Gesamtausdauer
Erhalten der Kontraktionsbereitschaft der in der Rückbildung verzögerten Muskulatur
Funktionsersatz bei unvollständiger Rückbildung der Lähmungen

Maßnahmen

Steigerung von Kraft und lokaler Ausdauer der Muskulatur: Mit dem Wiedereinsetzen willkürlicher Muskelinnervation beginnt sogleich die aktive Übung nach den Regeln der Behandlung schlaffer Lähmungen (S. 50). Bei den meisten Polyneuropathien geht die Rückbildung erfreulich rasch und stetig vonstatten, so daß schon bald die *Schulung koordinierter Bewegungsabläufe* begonnen werden kann. Die Technik „rasche Umkehr" im Rahmen von PNF verlangt ein harmonisches Zusammenspiel aller Muskelgruppen, und mit der „rhythmischen Stabilisation" kann die maximale Spannungsarbeit zwischengeschaltet werden.
Die *Anpassung des Kreislaufes an die aufrechte Körperhaltung* sollte so früh wie möglich geübt werden, damit der Kranke der größeren Belastung einer Behandlung

128

außerhalb des Bettes gewachsen ist (S. 72). Bei noch unzureichenden Muskelkräften müssen Lagewechsel und Bettkantensitz vom Krankengymnasten unterstützt werden. Eine geordnete Kreislaufregulation ist die Voraussetzung zur Behandlung im Bewegungsbad oder auf dem Schlingentisch. Da der Körper im Wasser an Schwere verliert, können selbst mit nur geringen Muskelkräften Bewegungen ausgeführt werden, die außerhalb des Wassers noch nicht möglich sind. Neben der Wirkung auf Muskulatur, Kreislauf und Atmung darf auch die psychische Belebung nicht unterschätzt werden. Der Kranke, der tage- oder wochenlang bewegungsunfähig im Bett gelegen hat, erlebt nun plötzlich einen vergleichsweise schwerelosen Zustand, gewinnt neues Bewegungsgefühl und sieht sich zu körperlichen Leistungen befähigt! – Der Schlingentisch bietet ähnliche Vorzüge: Auch hier kann dem Kranken die Last des Körpergewichtes abgenommen werden, der Bewegungsraum wird größer.

Bei fortschreitender Besserung wird die Behandlung auf der Matte fortgesetzt. Übungsziel sind nun: Selbständiger Lagewechsel, sicheres Gleichgewicht, Koordination von Rumpf und Extremitäten (Abb. 50–52). Haltungs- und Gangschulung vervollständigen das Behandlungsprogramm. Bei Störungen der Tiefensensibilität

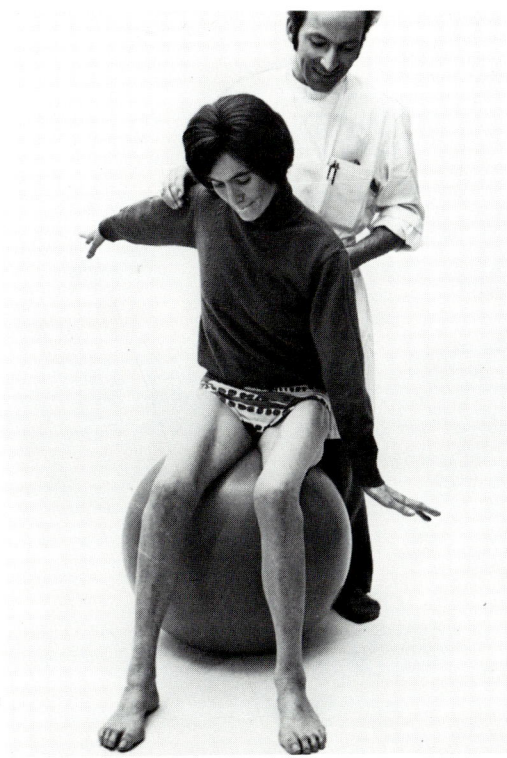

Abb. 50: *Beim Sitz auf dem Ball arbeiten die Muskeln des Rumpfes und der Extremitäten zusammen, um das Gleichgewicht zu halten. (Photo E. Danzinger)*

werden beim Üben die Hilfen eingesetzt, die für die Behandlung der spinalen Ataxie beschrieben sind (s. S. 69). Übungen zur Verbesserung des Handgeschickes, Zeichnen, Schreiben oder Beschäftigungstherapie verfeinern die motorischen Fertigkeiten des Kranken.

Das Kreislauftraining zur *Steigerung der Dauerleistungsfähigkeit* kann erst dann begonnen werden, wenn ausreichend große Muskelgruppen über einen Zeitraum von 5 bis 10 Minuten dynamisch betätigt werden können. Sobald aber diese Voraussetzung geschaffen ist, wird das Training nach den auf S. 72 beschriebenen Belastungsmerkmalen aufgebaut.

Wenn einzelne Muskeln in der Rückbildungsphase auffallend zögernd ihre Funktion wiedergewinnen, so kann versucht werden, durch Elektrotherapie die *Kontraktionsbereitschaft dieser Muskeln zu erhalten.* Meist handelt es sich dabei um die Hand- und Fingerstrecker sowie die Extensoren des Fußes.

Nur selten bleiben Lähmungsreste, die durch *apparative Hilfen* ausgeglichen werden müssen. Die *Peronäusschiene* hält den Fuß in der Schwungphase des Beines in einem Winkel von 90 Grad und verhindert, daß der Kranke über die eigene Fußspitze stolpert. Mit einer *Radialisschiene* wird die Hand in die günstigste Funktionsstellung gebracht.

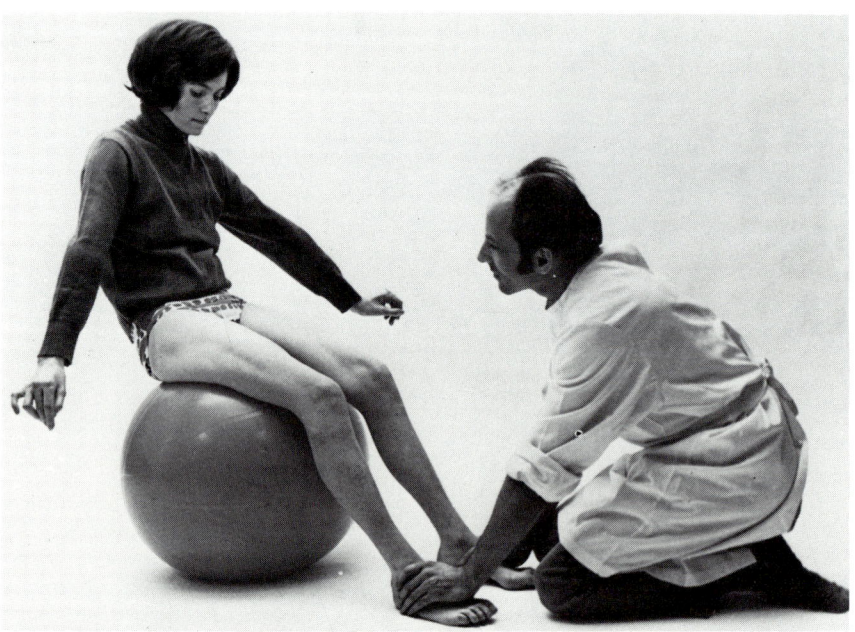

Abb. 51: *Gewichtsverlagerungen vor-, rück- und seitwärts erfordern Kraft und Koordination von Rumpf- und Extremitätenmuskeln. (Photo E. Danzinger)*

130

ZUR WIEDERHOLUNG

1. Erläutern Sie anhand der Symptomatik die möglichen Komplikationen im Akutstadium einer Polyneuropathie. Leiten Sie daraus die notwendigen krankengymnastischen Behandlungsmaßnahmen ab.

2. Begründen Sie eine möglichst frühzeitige Behandlung im Bewegungsbad für Patienten mit einer Polyneuropathie.

3. Definieren Sie einen Zeitpunkt, zu dem Sie bei einem Patienten mit Polyneuropathie mit Reizstromtherapie beginnen würden.

AUFGABEN

1. Ihr Patient befindet sich im Stadium der Rückbildung einer Polyneuropathie. Er hat hochgradige Paresen der Fuß- und Unterschenkelmuskulatur (Kraftgrad

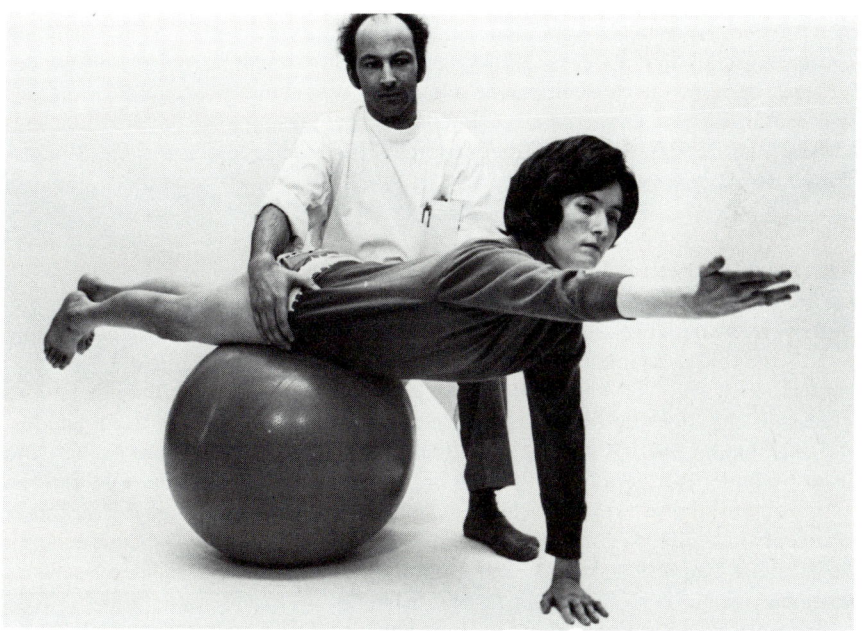

Abb. 52: *Auch in anderen Ausgangsstellungen verlangt das Üben auf dem Ball motorische Reaktionsfähigkeit und Beherrschen der Körperbalance. (Photo E. Danzinger)*

1–2) und mittelgradige Paresen der Oberschenkel- und Beckenmuskulatur (Kraftgrad 2–3 und 3). Entwickeln Sie fünf Übungen zur Stabilisation des Beckens in drei unterschiedlichen Ausgangsstellungen.

2. Sie wollen Ihren Patienten selbständig üben lassen. Er hat Paresen der Schulter- gürtelmuskulatur (Kraftgrad 3–4) nach einer serogenetischen Polyneuropathie. Finden Sie eine Ausgangsstellung und in dieser Ausgangsstellung Bewegungsab- läufe, mit denen die Schultergürtelmuskulatur im Schlingentisch mit Federzügen gekräftigt werden kann.

Myopathien

Die Myopathien sind Erkrankungen der Muskulatur, die wegen der nahen Ver- wandtschaft ihrer Symptome mit den Erscheinungen bei Schädigungen des periphe- ren Nervensystems im Zusammenhang mit den peripheren Nervenschäden bespro- chen werden. Auch bei Myopathien kommt es zu Paresen, manchmal zu Atrophien – vom Ausmaß der Paresen abhängig –, zu Abschwächung oder Verlust der Reflexe, bei einigen zu Schmerzen, mit einer Ausnahme nicht zur Störung der Sensibilität. Für die Diagnose sind neben der Anamnese (einige Myopathien sind erblich) und dem Befund die Ergebnisse der Elektrodiagnostik und die Muskel- biopsie ausschlaggebend.

Neurale Muskelatrophie

Diese vererbbare Krankheit gehört in das Grenzgebiet zwischen Polyneuropathien und Myopathien. Krankhafte Veränderungen zeigen hier nicht nur die Muskeln, sondern auch das Nervensystem bis hin zum Rückenmark. Das männliche Ge- schlecht ist häufiger betroffen. Erste Erscheinungen treten oft schon im Kindes- und Jugendalter auf. Es kommt zu langsam fortschreitenden, symmetrischen und distal besonders ausgeprägten Paresen mit hochgradigen Atrophien. Die unteren Extremitäten sind stärker (manchmal ausschließlich) befallen. Folge der sich über Jahre entwickelnden Lähmungen sind Fußdeformitäten – Hohlfuß –. Die Sensibili- tät ist meist nur gering gestört. Zur Sicherung der Diagnose trägt der Nachweis verminderter Nervenleitgeschwindigkeit bei.

Eine erfolgreiche *Behandlung* ist nicht bekannt. Die *Krankengymnastik* richtet sich nach dem Muskelbefund und kann gelegentlich beim Erlernen und Schulen von Ersatzfunktionen helfen. Häufig sind orthopädische Hilfsmittel notwendig.

Myasthenie

Die *Myasthenia gravis pseudoparalytica* ist gekennzeichnet durch eine *krankhafte Ermüdbarkeit der Muskulatur*. Sie ist bedingt durch einen Mangel an *Acetylcholin*, das an der motorischen Endplatte die Reizübertragung vom Nerv zum Muskel bewirkt. Die Ursache dieser Störung ist noch nicht geklärt. Beziehungen zu Thymusveränderungen und zu Autoimmunerkrankungen werden diskutiert. Die Krankheit kann in jedem Lebensalter auftreten. Frauen sind häufiger betroffen als Männer.

Symptome

Erste Symptome sind oft Störungen im Bereich der motorischen Hirnnerven. Die Kranken sehen Doppelbilder oder beobachten eine Ptose; andere klagen über Kau- und Schluckstörungen. Die Erkrankung kann jedoch auch in anderen Muskelgruppen beginnen. Die Patienten bemerken, daß ihre Bewegungen mühsamer werden und nach mehrfacher Wiederholung unmöglich sind. Typisch sind Schilderungen einer zunehmenden Erschwerung des Treppensteigens, der Unfähigkeit, die Arme zu heben oder sich aus dem Liegen aufzurichten. Oft gelingen die Bewegungen am Vormittag, werden mit wachsender Belastung kraftloser und schließlich können sie gar nicht mehr ausgeführt werden. Eine kurze Ruhepause kann zum Kraftgewinn führen. Die gesamte Willkürmuskulatur kann ergriffen werden. Dann führen Kau- und Schluckstörung zur Behinderung der Nahrungsaufnahme, die Sprache wird schwer verständlich. Beim Befall der Atemmuskulatur entsteht oft sehr plötzlich eine lebensbedrohliche Situation.

Die Entwicklung der Symptome kann rasch oder sehr langsam erfolgen, manchmal mit langdauerndem Stillstand oder Phasen eindeutiger Besserung.

Diagnose

Die Diagnose wird in der Mehrzahl der Fälle nach der Beschwerdeschilderung möglich sein. Manchmal werden allerdings die Klagen der Patienten über das vorschnelle Nachlassen der Kräfte als Faulheit oder „Hysterie" gedeutet. Die Abgrenzung gegenüber neurogenen Lähmungen ist nicht schwierig, da das Verteilungsmuster der betroffenen Muskelgruppen weder dem Versorgungsgebiet einzelner peripherer Nerven noch den Nervenwurzeln zuzuordnen ist. Atrophien treten nur bei schweren Erkrankungen auf. Die Eigenreflexe sind nach dem Ausmaß der Muskelschwäche weniger lebhaft oder aufgehoben. Sensibilitätsstörungen bestehen nicht. Zur Bestätigung der Diagnose wird ein Stoff injiziert, der eine schlagartige Steigerung der Muskelkraft bewirkt: Bei der Myasthenie wird das Acetylcholin an den motorischen Endplatten durch die Cholinesterase zu schnell abgebaut. Cholinesterasehemmende Medikamente – z. B. Tensilon – erhalten die Wirkung des Acetylcholins; allerdings hält die Wirkung des zur Bestätigung der Diagnose intravenös verabfolgten Tensilon nur Sekunden bis Minuten an. Eine Stützung der

Diagnose gestattet auch das Elektromyogramm (EMG). Seine Ableitung zeigt beim Kranken eine Abnahme der Amplitude nach längerer Willkürbewegung oder anhaltender Reizung mit faradischem Strom: *myasthenische Reaktion*.

Therapie

Die Wirkung der Cholinesterasehemmer ist Grundlage der Behandlung. Mestinon, Prostigmin u. a. werden als Tabletten oder Spritzen verabfolgt. Mehrfache Gaben täglich sind notwendig. Die Dosierung bedarf großer Sorgfalt und ständiger Kontrolle der Wirkung.

Die operative Entfernung der Thymus in der Myastheniebehandlung wurde schon lange vereinzelt praktiziert. Die zunehmende Senkung des Operationsrisikos erleichtert heute den Entschluß zu diesem Eingriff. Vor allem bei frischen Erkrankungen junger Menschen sollte früh operiert werden. Bösartige und auch gutartige Vergrößerung des Thymus fordern stets die Thymektomie.

Vor allem bei schweren Formen der Myasthenie bringt die Behandlung mit Kortikoiden und/oder Azathioprin (Imurek) nach den Erfahrungen der letzten Jahre sehr gute Erfolge. Regelmäßige Kontrolluntersuchungen der Kranken sind nicht zuletzt im Hinblick auf mögliche Nebenwirkungen der für den Organismus eingreifenden immunsuppressiven Therapie unverzichtbar.
Eine unnötige Beanspruchung der myasthenischen Muskeln soll unterbleiben.

Krankengymnastische Maßnahmen sind daher zur Behandlung *nicht geeignet*. Allenfalls können einzelne Kranke mit nicht betroffenen Muskelgruppen Ausgleichsfunktionen üben. Außerdem kann der Krankengymnast den Patienten beraten und führen bei der Gewöhnung an die Alltagsbelastung: Zumeist wird die notwendige Arzneimitteldosis im Krankenhaus erprobt. Da die Kranken später zu Hause aber in der Mehrzahl größere Aufgaben zu bewältigen haben als während des stationären Aufenthaltes, sollte noch vor der Entlassung die Alltagsbelastung durch vergleichbare Anstrengungen (kleine Spaziergänge, Treppensteigen) nachgeahmt werden, um die dabei erforderliche Dosis zu kennen und zu verordnen.

Dystrophia musculorum progressiva

Die nach W. ERB benannten Muskeldystrophien sind degenerative Muskelerkrankungen, die meist im Kindes- und Jugendalter, manchmal aber auch erst im 3. oder 4. Lebensjahrzehnt auftreten. Muskeldystrophien sind erblich. Nach den unterschiedlichen Erbgängen, dem Manifestationsalter, dem Verlaufstempo und den Verteilungsmustern der betroffenen Muskeln lassen sich Hauptformen abgrenzen.

Schultergürtelform

Der auch als fazio-skapulo-humerale Form bezeichnete *Typ I* tritt im 2. und 3. Lebensjahrzehnt auf, befällt Gesichts-, Schulter und Oberarmmuskulatur, schreitet nur langsam fort, greift später auf den Beckengürtel über (Abb. 53).

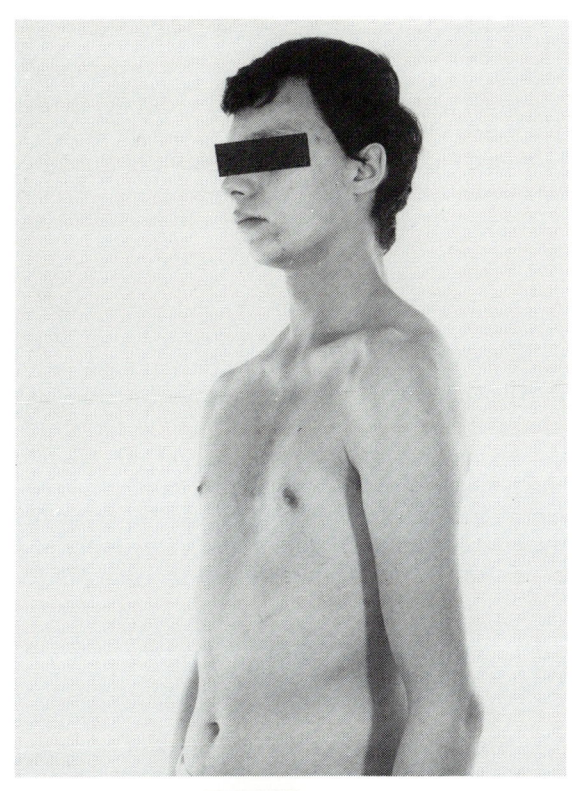

Abb. 53 a–c: *Progressive Muskeldystrophie, Schultergürtelform. Verschiedene Positionen des Patienten.*

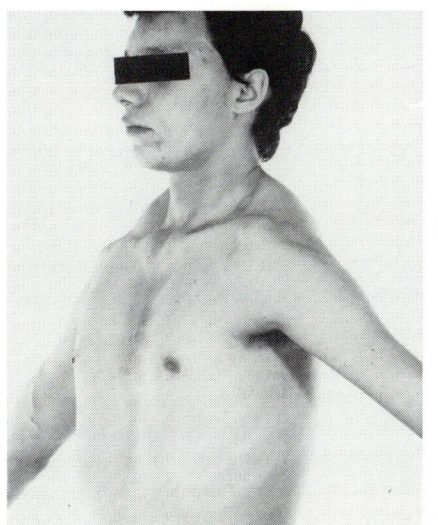

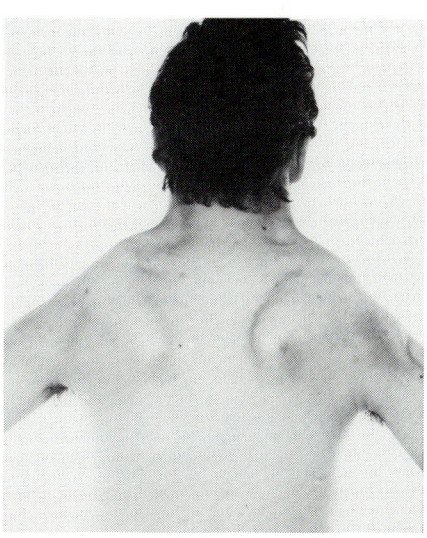

Beckengürtelform

Bei diesem *Typ II* der Dystrophien treten die Symptome häufig im Kindes- und Jugendalter, aber auch noch bis zum 4. Lebensjahrzehnt auf. Zunächst werden die beckennahen Muskeln am Rumpf und Oberschenkel befallen, und im weiteren Verlauf dann auch Unterschenkel- und Fußmuskeln sowie schließlich die Muskulatur des Schultergürtels und der oberen Extremitäten. Die Entwicklung schreitet schneller fort als beim Typ I. Gelegentlich zeigt sich eine *Pseudohypertrophie* der Waden (s. Typ III).

DUCHENNE-Form

Der nach G.-B.-A. DUCHENNE benannte *Typ III* befällt nur Knaben und beginnt im 1. bis 6. Lebensjahr. Zunächst sind Beckengürtel- und Beinmuskulatur betroffen, im Verlauf weniger Jahre breitet sich der Prozeß dann auf die gesamte Skelettmuskulatur aus, und infolge zunehmender Schwäche und Anfälligkeit sterben die Patienten meist vor dem 20. Lebensjahr. Vor allem in den Waden tritt bei dieser Form an die Stelle dystrophischen Muskelgewebes festes Bindegewebe und Fett. Diese *Pseudohypertrophie der Waden* täuscht eine Zunahme funktionsfähiger Muskelmasse vor.

Therapie

Bis heute ist eine Therapie nicht bekannt, durch die der Verlauf der Dystrophia musculorum progressiva beeinflußt werden könnte.

Krankengymnastische Behandlung

Krankengymnastischer Befund

Optische Beobachtung: Trophische Störungen zeigen sich als als Hautverfärbung. Becken- und Schultergürtelmuskulatur sind atrophiert, die Waden häufig verdickt infolge der Gewebeveränderungen.

Taktile Beobachtung: Passiv ist die Gelenkbeweglichkeit nicht eingeschränkt. Das Ausmaß der aktiven Bewegung, vor allem in Hüft- und Schultergelenken, wird durch die Kraftlosigkeit der Muskulatur begrenzt. Infolge des erhöhten Tonus der Wadenmuskulatur kann es zum ausgeprägten *Spitzfuß* kommen. Mangelnde Kraft der Rumpf- und Beckenmuskulatur zwingt den Kranken im Stand den Schwerpunkt vorzuverlegen: Er steht mit tiefer Lendenlordose (Hohlkreuz) und zurückgeneigtem Oberkörper. Das *Gangbild* wird geprägt von der Schwäche der kleinen Glutäen: Absinken des Beckens zur Spielbeinseite (TRENDELENBURGsches Zeichen) oder Seitneige des Oberkörpers zur Standbeinseite (DUCHENNEsches Zeichen). Mit einer Beckendrehung wird das Spielbein zum Schritt nach vorn geschwungen.

Gesichtspunkte der Behandlung

Vermeiden von Gelenkkontrakturen
Anregen der Durchblutung in den betroffenen Muskeln
Erhalten der Kraft
Üben von Ersatzfunktionen
Auswahl von Hilfsmitteln

Maßnahmen

Vermeiden von Gelenkkontrakturen: Das regelmäßige *passive Bewegen* aller Gelenke in alle Bewegungsrichtungen soll nach Möglichkeit vom Kranken selbst erlernt werden. Darüber hinaus empfiehlt es sich, einen Angehörigen mit dieser Maßnahme vertraut zu machen, um auch bei fortschreitendem Kraftverlust die Gefahr einer Versteifung der Gelenke abzuwenden.

Anregung der Durchblutung in den betroffenen Muskeln: Neben der *tonisierenden Massage* steht die Behandlung im warmen *Bewegungsbad.* Hier wird nicht nur die Durchblutung verbessert, sondern der Kranke kann mit geringerer Anstrengung seine verbliebenen aktiven Bewegungsmöglichkeiten nutzen. *Statische Kontraktionen* aller betroffenen Muskeln in kurz aufeinanderfolgenden Intervallen fördern die Blutversorgung in den übenden Muskelanteilen und dienen gleichzeitig zum *Erhalten der Kraft.*

Üben von Ersatzfunktionen: Im Rahmen der PNF-Technik lernt der Kranke, Bewegungsmuster mit Hilfe aller noch vorhandenen Muskelanteile auszuführen. Deutliche Funktionsausfälle müssen rechtzeitig durch gewissenhafte Muskelleistungsprüfungen erkannt werden, damit ausgleichende Bewegungsabläufe geschult werden können.

Auswahl von Hilfsmitteln: Hier gilt der Grundsatz, alle apparativen Hilfen in Bau und Handhabung so leicht und einfach wie eben möglich zu gestalten, um nicht die verbliebenen Kräfte des Kranken unnötig zu beanspruchen. Krankengymnasten und Beschäftigungstherapeuten können nach gemeinsamem Erfahrungsaustausch über die funktionellen Fähigkeiten des Patienten dem Mechaniker wertvolle Hinweise geben zur Konstruktion der orthopädischen Hilfen.

Dystrophia myotonica

Die *myotone Dystrophie* (CURSCHMANN – STEINERT) ist nach der Duchenne-Form der progressiven Muskeldystrophie die zweithäufigste erbliche Muskelerkrankung. Sie kann in jedem Lebensalter einsetzen, betrifft Männer sehr viel häufiger als Frauen. Meist beginnt der dystrophische Prozeß in den distalen Muskelgruppen und greift dann im Verlauf von Jahren und Jahrzehnten auf die übrige Muskulatur über. Auch die mimische Muskulatur wird früh befallen. Die schlaffen Gesichtszüge haben zur Bezeichnung „Facies myopathica" geführt. Später als der dystrophische Prozeß zeigt sich die *myotone Reaktion:* Nach einer aktiven Muskelkontraktion oder elektrischer Reizung löst sich die Muskelspannung verzögert und langsam: Ein fest umgriffener Gegenstand kann nicht plötzlich losgelassen werden. Die myotone Reaktion ist auch im EMG nachweisbar.

Neben Muskeldystrophie und myotoner Reaktion kommt es bei den Patienten zur Linsentrübung (Katarakt), zur Ausbildung einer Stirnglatze, zu Hodenatrophie (bei Frauen Menstruationsstörungen). Die intellektuellen Fähigkeiten lassen im Verlauf der Krankheit nach.

Eine wirksame Therapie des langsam fortschreitenden Leidens ist bisher nicht bekannt.

Krankengymnastische Maßnahmen können auch nur begrenzte Hilfen vermitteln und erfolgen nach den gleichen Gesichtspunkten wie bei der Dystrophia musculorum progressiva.

Myositis

Bei der *Myositis* – auch *Polymyositis,* da meist mehrere Muskeln betroffen sind – handelt es sich um eine primär entzündliche Erkrankung der Muskulatur, für die wahrscheinlich verschiedene Ursachen in Frage kommen.

Die Erkrankung kann in jedem Lebensalter auftreten, befällt Frauen doppelt so häufig wie Männer. Gleichzeitig auftretende Hautveränderungen führen zur Diagnose der „Dermatomyositis".

Die akute Myositis geht mit Temperaturerhöhung, starken Schmerzen in der Muskulatur, zunehmender Muskelschwäche sowie Gelenkschwellungen und Ödemen einher. Tödliche Verläufe kommen vor. Sehr viel häufiger entwickelt sich eine Myositis schleichend, manchmal schubförmig. Es kommt zu einer fortschreitenden Muskelschwäche, auffallend lange ohne Zeichen einer Atrophie. Schmerzen kommen vor. Die Reflexe sind oft trotz deutlicher Schwäche noch auslösbar. Die Sensibilität ist ungestört. Alle Muskeln können befallen werden. Manchmal weisen Veränderungen im EMG auch auf Beteiligung solcher Muskeln hin, die noch keinerlei klinische Ausfallserscheinungen zeigen.

Die Sicherung der Diagnose erfolgt durch den Nachweis typischer Veränderungen bei der histologischen Untersuchung eines Muskelexzisionsstückes.

Die *Therapie* mit Glukokortikoiden kann zum Stillstand der Erkrankung, aber auch zu deutlicher Besserung und zur Heilung führen.

Krankengymnastische Behandlung: Im akuten entzündlichen Stadium erfolgt die krankengymnastische Behandlung lediglich unter dem Gesichtspunkt der *Kontrakturprophylaxe.* Das *passive Bewegen* der Gelenke geschieht unter vorsichtiger Dehnung der oft schmerzhaften Muskulatur, die *Lagerung* erfolgt in Mittelstellung aller Gelenke.

Klingt die Entzündung ab, so können *aktiv geführte Bewegungen* den Behandlungsplan ergänzen mit dem Ziel des *koordinierten Muskeleinsatzes.*

Kräftigung der geschwächten Muskelgruppen durch *statische Kontraktionen* über einen Zeitraum von 5–7 Sekunden erfolgt erst dann, wenn der entzündliche Prozeß im Muskel vollkommen abgeklungen ist.

Bewegungsschulung im Wasser und auf der Matte sowie *Kreislauftraining* schließen die Behandlung ab.

Erkrankungen
des Rückenmarks und der Kauda

Die traumatische Querschnittslähmung

Ursachen

Trifft eine heftige Gewalteinwirkung die Wirbelsäule, so kann das Rückenmark in seinem ganzen Querschnitt oder teilweise zerstört werden. Häufige Ursachen sind *Sturz aus großer Höhe, Aufprall mit hoher Geschwindigkeit, „Schleudertrauma",* seltener sind Stich- oder Schußverletzungen. Oft werden zugleich Luxations- oder Kompressionsfrakturen der Wirbelsäule bestehen (Abb. 54 und 55).

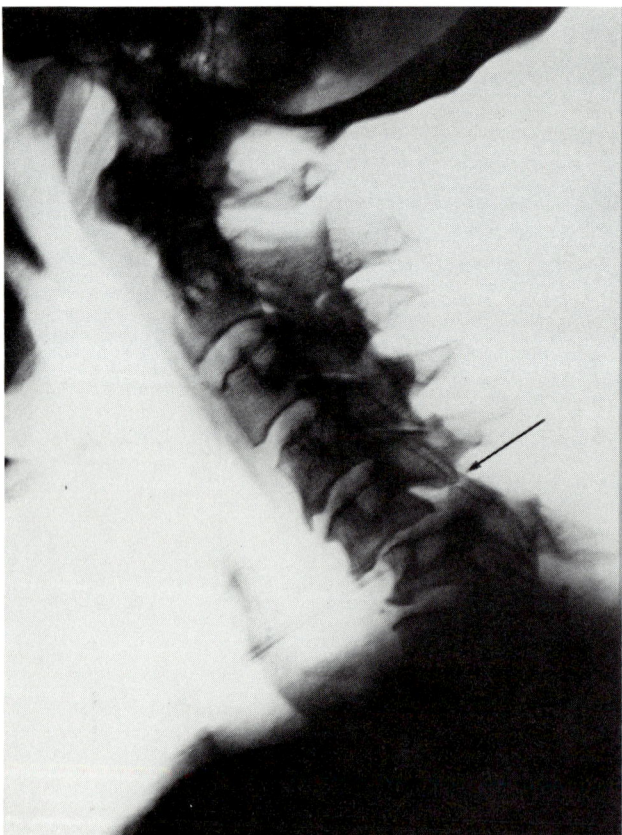

Abb. 54: *Luxationsfraktur zwischen dem 5. und dem 6. Halswirbel.*

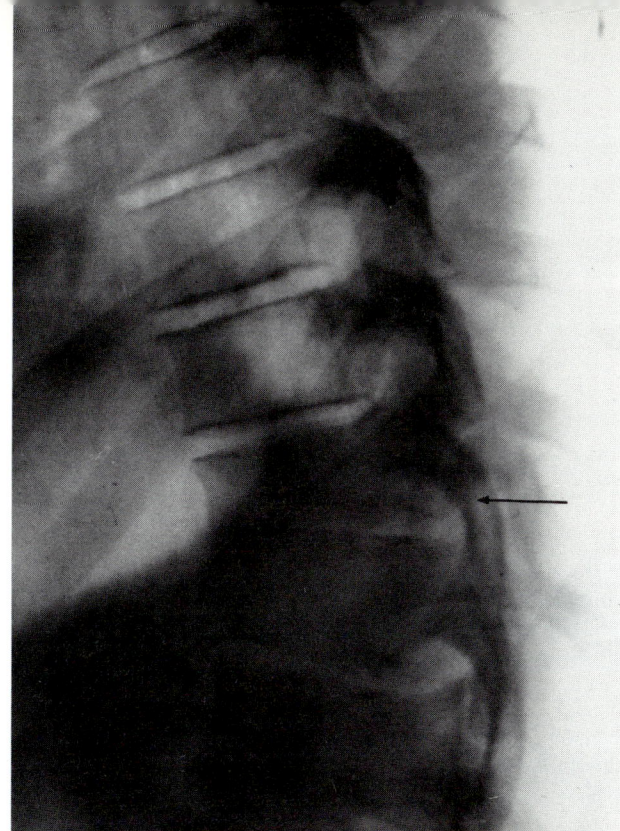

Es kann jedoch auch ohne Knochenbruch zu einer Markschädigung kommen, wenn bei einer *Contusio spinalis* das Mark verletzt wird durch eine heftige Prellung gegen die knöcherne Umgrenzung des Wirbelkanals.

Andererseits kommen traumatische Querschnittslähmungen auch ohne stärkere äußere Gewalteinwirkung vor. Entzündliche Veränderungen in einem Wirbel oder Knochentumoren können die Stabilität so weit verringern, daß der Wirbelkörper zusammenbricht *(Spontanfraktur)* und das Rückenmark lädiert.

Symptome

Lähmung der Willkürmotorik unterhalb der Schädigungsstelle,
Aufhebung der Sensibilität von der Schädigungsstelle abwärts,
Lähmung von Blase und Mastdarm (Retentio),
Trophische Störungen der Haut durch Unterbrechung der vegetativen Bahnen.
Bei *Halsmarkschäden* bestehen darüber hinaus oft heftigste brennende Schmerzen in den Armen,
bei *Brustmarkschäden* findet sich eine gürtelförmige Schmerzzone an der oberen Begrenzung der Sensibilitätsausfälle.

Verlauf

Die plötzliche Entstehung der traumatischen Querschnittslähmung führt zunächst zu einer schlaffen Parese aller von den betroffenen Rückenmarksbahnen und Wurzeln versorgten Muskeln infolge des *„spinalen Schocks"*. Im Verlauf einiger Wochen nimmt dann das Rückenmark unterhalb der Schädigungsstelle seine Eigentätigkeit wieder auf. Es kommt zur *spastischen Reflexsteigerung*, zum Auftreten *pathologischer Reflexe* und oft zum Einsetzen *spinaler Automatismen* in Form von *Beuge-* oder *Strecksynergien*.

Der Füllungsreiz der Blase kann über das sakrale Blasenzentrum zur reflektorischen Kontraktion der Blase anregen *(Reflexblase)*.

Je nach dem Ausmaß der Gewebeschädigung können sich allmählich über Wochen und Monate einzelne Funktionen wieder erholen. Der Besserung des Leistungsvermögens wird insbesondere die krankengymnastische Behandlung und das Training des Kranken angepaßt. Die totale Durchtrennung des Rückenmarks schließt eine Wiederkehr der Willkürmotorik und der Sensibilität aus. Es bleibt bei der kompletten Querschnittslähmung.

Die langsame Entwicklung einer Querschnittslähmung – etwa durch Tumordruck – geht von Anbeginn mit spastischen Zeichen einher.

Therapie

Die Behandlungsmaßnahmen richten sich in jedem Einzelfall nach dem Ort und der Art der Verletzung.

Bei *offenen Rückenmarksverletzungen ist eine operative Revision* erforderlich zur Entfernung von Fremdkörpern und Knochenbruchstücken. Bei *gedeckten Verletzungen* mit Brüchen und Luxationen wird man sich nur in Ausnahmefällen zu einem chirurgischen Eingriff entschließen zur Beseitigung komprimierender Knochenteile. Meist wird das Bemühen dahin gehen, durch geeignete *Lagerung* der Wirbelsäule eine Reposition in möglichst physiologischer Stellung zu erreichen.

Die Lagerung bei Halsmarkläsionen erfolgt in der Regel unter gleichzeitiger Dauerextension der Wirbelsäule mit Hilfe der CRUTCHFIELD-Zange (Abb. 143).

Komplikationen

Schon sehr früh drohen dem Patienten mit Querschnitts- oder Kaudalähmung Komplikationen. Ihre Vermeidung ist eine wesentliche Aufgabe der Therapie und Pflege.
Typische Gefahren sind
  Druckschäden der Haut (Dekubitus),
  Gelenkkontrakturen,
  Pneumonie,
  Überdehnung oder Schrumpfung der Blase,
  Blaseninfektion,
  Thrombose und Embolie.

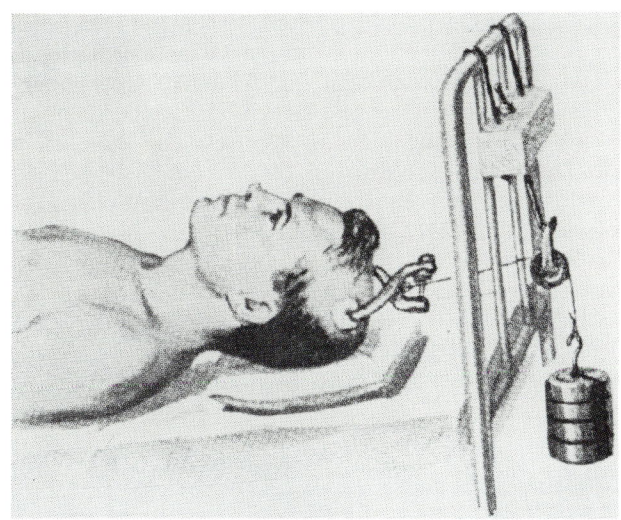

Abb. 56: *Dauerextension der Wirbelsäule mit Hilfe der CRUTCHFIELD-Zange. (Aus NETTER, Frank H.: Nervous System, Volume I, The CIBA collection of medical illustrations.)*

Maßnahmen zur Verhinderung von Druckschäden und Gelenkkontrakturen sind bei der krankengymnastischen Behandlung (S. 52) besprochen. Zur Vermeidung eines Dekubitus ist darüber hinaus auf eine sorgfältige Hautpflege (Schutz vor Feuchtigkeit, Abhärtung) zu achten.

Pneumonie- und Thromboseprophylaxe sind auf S. 67f beschrieben, die Behandlung schlaffer Paresen auf S. 49. Die Versorgung der Harnwege erfordert im Anfang ein regelmäßiges Katheterisieren unter sterilen Bedingungen zur vollständigen Entleerung der Blase. Damit soll ihre Überdehnung oder Schrumpfung verhindert werden. Mit der Rückkehr von spontanen Blasenentleerungen muß der Kranke zunächst unter Anleitung und später allein in einem „Blasentraining" die Ausscheidung überwachen und regulieren. Die Entleerung der Blase gelingt bei den verschiedenen Typen der Querschnittslähmung auf unterschiedliche Weise. Bei *nicht-spastischen Läsionen* ist der Tonus der Blasenmuskulatur erloschen, sie ist unfähig, sich zu kontrahieren. Hier füllt sich die Blase und läuft schließlich über. Um diesen unkontrollierten Harnabgang zu steuern, sollte der Querschnittsgelähmte lernen, in regelmäßigen Abständen die Blase durch kräftigen Druck mit der Hand auf den Unterbauch auszupressen. Auch wenn die Bauchmuskulatur noch willkürlich kontrahiert werden kann, ist dieser manuelle Druck im unteren Bauchabschnitt zur vollständigen Blasenentleerung notwendig. Die Abstände dieser Blasenentleerung werden von einer Stunde langsam gesteigert, bis schließlich ein „trockenes" Intervall von 2–3 Stunden möglich ist.

Bei *spastischen Läsionen* – also meist oberhalb Th 10 – arbeitet die Blase „automatisch": sie füllt sich bis zu einem gewissen Grad; durch diese Füllung wird die Blasenwand gedehnt, die Muskulatur kontrahiert sich, und der Urin wird

143

ausgepreßt. In diesen Fällen soll der Querschnittsgelähmte lernen, mit Hilfe eines entsprechenden Reizes die Blase zur Kontraktion anzuregen. Die gebräuchlichsten Zonen, in denen solcher Reiz ausgelöst werden kann, sind der untere Abschnitt der Bauchdecke genau über dem Schambein (hier fest kneten oder leicht klopfen), äußere Öffnung der Harnröhre oder Innenseite der Oberschenkel (hier leicht streichen oder reiben), der Damm (hier fest drücken). Meist kontrahiert sich die Blase wenige Sekunden nach diesem Reiz. Es ist wichtig, daß der Querschnittsgelähmte schließlich – unter genauer Kontrolle der Trinkmenge – seine Blase soweit trainiert, daß er über einen Zeitraum von 2–4 Stunden trocken bleiben kann. Auch selbständiges Katheterisieren muß er erlernen. Auf diese Weise ist ihm nicht nur die Einpassung in die Gesellschaft wesentlich erleichtert, sondern er grenzt damit die Gefahr einer Hautschädigung ganz entscheidend ein.

Einmal aufgetretene *Komplikationen* sind meist langwierig und nur schwer wieder zu beseitigen. Stets behindern und verzögern sie die weiteren Schritte der Behandlung und Rehabilitation.

Wichtigster Bestandteil der Therapie ist die

Krankengymnastische Behandlung

I. FRÜHSTADIUM

Krankengymnastischer Befund

Optische Beobachtung: Die Muskulatur der gelähmten Gliedmaßen wirkt teigig, die Haut ist blaß.

Taktile Beobachtung: Die Extremitätenenden sind kühl und feucht, der Muskeltonus stark herabgesetzt.
Die im Frühstadium schlaff gelähmte Muskulatur setzt der passiven Bewegung keinen Widerstand entgegen, die Gelenke sind frei.
Oberflächen- und Tiefensensibilität sind erloschen.

S-R-Probe: Alle aktiven Prüfungen können erst im weiteren Behandlungsverlauf entsprechend der Rückbildung der Lähmungserscheinungen durchgeführt werden. Die Kraft teilgeschädigter Muskeln wird im Muskelstatus festgelegt.

Hohe Pulsfrequenz und Schwankungen der Körpertemperatur sind Zeichen der vegetativen Regulationsstörung.

Blase und Mastdarm sind gelähmt.

Je nach Höhe der Schädigung ist auch die Atemmuskulatur funktionsunfähig. Mit kurzen raschen Atemzügen versucht der Kranke die mangelnde Atemtiefe auszugleichen.

Der Patient ist bewußtseinsklar und kann, entsprechend seinem Allgemeinzustand, zur Mitarbeit gewonnen werden.

Gesichtspunkte der Behandlung

Vermeiden von Gelenkkontrakturen und Druckschäden der Haut,
Thrombose- und Pneumonieprophylaxe,
Anregen der Kreislauftätigkeit,
Vermeiden von Inaktivitätsschäden der gesunden Muskulatur,
Steigern der zurückkehrenden Muskelaktivität.

Maßnahmen

Vermeiden von Gelenkkontrakturen und Druckschäden der Haut: Bei der Lagerung
des Frischverletzten auf einer durchgehenden Schaumgummimatratze ist der Wirbelsäule erhöhte Aufmerksamkeit zu schenken. Die Frakturstelle wird mit einem
kleinen festen Schaumgummikissen unterlagert, die Lendenlordose durch ein
großes Polster gestützt (Abb. 57). Die Beine liegen in leichter Abduktion und voller
Streckung in Hüft- und Kniegelenk. Verkürzung des M. iliopsoas muß sorgsam
vermieden werden, da Streck- und Überstreckfähigkeit im Hüftgelenk für späteres
Stehen und Gehen von ausschlaggebender Bedeutung sind. Die Füße werden
mittels einer gepolsterten Bettkiste dorsalflektiert. Um zu verhindern, daß die

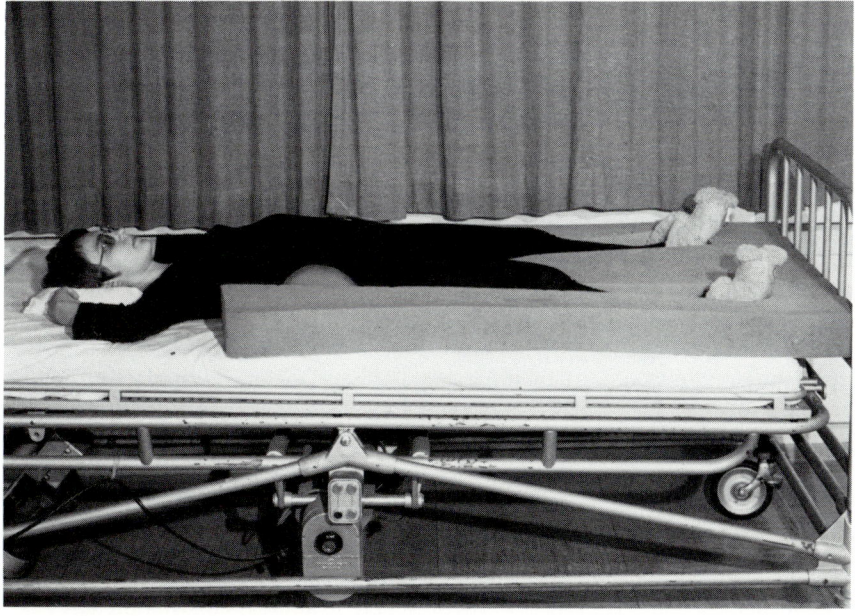

Abb. 57: *Ein Schaumgummipolster unterstützt bei der Lagerung des Querschnittsgelähmten
die Lendenlordose. Die Beine liegen in einem entsprechend zugeschnittenen Schaumgummiblock, der die Abduktion im Hüftgelenk, Mittelstellung zwischen den Rotationen und die
Dorsalflexion der Füße vorschreibt.*

145

Beine in Außenrotation rollen, hat sich ein Schaumgummikeil bewährt, der gleichzeitig die notwendige Abduktion vorschreibt (Abb. 55). Bei Verletzungen des Halsmarks wird die Lagerung der Arme vom Ausmaß der Lähmung bestimmt. Sind sowohl die Beuger wie die Strecker des Ellenbogens gelähmt, so ist die Mittelstellung im Ellenbogengelenk angezeigt. Ist hingegen die Funktion des M. biceps brachii erhalten bei fehlender Streckfähigkeit, so muß der Arm gestreckt gelagert werden, um eine Überdehnung des M. triceps brachii zu verhindern. Das Schultergelenk wird abduziert, Handgelenk gestreckt, die Finger abwechselnd in Beugung und Streckung auf einem Schaumgummipolster fixiert.

Die absolute Ruhigstellung und Bewegungsunfähigkeit, verbunden mit dem Verlust der Schmerz- und Druckempfindung, lassen den Querschnittsgelähmten für die Entwicklung von Druckgeschwüren besonders anfällig werden. Schon Falten im Bettuch können Hautschäden verursachen. Das Lagerungsmaterial darf nicht zur neuen Gefahrenquelle werden! Sandsäcke und Schienen sind daher ausreichend zu polstern, falls sie nicht völlig durch Schaumgummikissen ersetzt werden. Für Füße und – bei hohen Läsionen – Ellenbogen ist ein *Fellschutz* angezeigt (Abb. 16 und 17).

Auch der Frischverletzte muß regelmäßig im 2-Stunden-Rhythmus gewendet werden, wobei darauf zu achten ist, daß die Frakturstelle auch während der Umlagerung sicher gehalten wird. Elektrisch betriebene oder von Hand bediente Drehbetten erleichtern diese Aufgabe und sind für den Kranken schonender.

In der Seitlage können im Drehbett beide Beine gestreckt bleiben. Wo dies nicht möglich ist, wird das obere Bein angebeugt und vor dem Körper so hoch unterlagert, daß die leichte Abduktion erhalten bleibt (Abb. 58). Ein dickes Polster im Rücken verhindert, daß der Oberkörper des Kranken nach hinten fällt und die Wirbelsäule verdreht.

Beim passiven Bewegen der Beine ist zu beachten, daß bei Läsionen im unteren Brustwirbel- und Lendenwirbelbereich die Beugung des Hüftgelenkes sich nicht in einer Bewegung der Wirbelsäule fortsetzt. Über einen Winkel von höchstens 90 Grad sollte im Frühstadium nicht hinausgegangen werden, wobei die sichere Unterlagerung der Lendenlordose besonders an Bedeutung gewinnt. Alle anderen Bewegungsrichtungen werden unter behutsamer Dehnung bis zur Endstellung geführt.

Thrombose- und Pneumonieprophylaxe: Die überaus große Druckempfindlichkeit der Haut läßt zu äußerster Vorsicht raten gegenüber allen Dauerkompressionen der komplett gelähmten Beine. Gummistrumpf und elastischer Verband hinterlassen, selbst bei umsichtiger Polsterung, rasch Zeichen einer beginnenden Nekrose an der Schienbeinkante, am Fußrücken und an den Knöcheln. So muß in den meisten Fällen auf diese Hilfe verzichtet werden. Neuere Kompressionsstrümpfe aus Textil bergen weniger Risiken. Es bleibt als vorbeugende Maßnahme das kräftige Ausstreichen der Beine in Hochlagerung oder eine ständige Schrägstellung des Bettes, bei der die Beine höher liegen als der Kopf, um den venösen Rückstrom zu beschleunigen. Auch während des passiven Bewegens der Beine erfährt der venöse

Rückstrom eine mechanische Beschleunigung. Mit Auftreten der Spastik verringert sich die Thrombosegefahr, weil nun die Tonussteigerung der Muskulatur eine Kompression der Gefäße übernimmt.

Maßnahmen zur Atemvertiefung sowie zum Lösen und Abhusten des Bronchialsekretes sind auf S. 71 aufgeführt. Wie häufig sie anzuwenden sind, hängt vom Ventilationsvermögen des Kranken und von der Höhe der Schädigung ab. Kranke, deren Rumpfmuskulatur vollständig oder auch nur teilweise gelähmt ist, bedürfen besonders der Hilfe beim Abhusten des Sekretes. Der künstliche Totraumvergrößerung kann meist schon nach wenigen Tagen angewendet werden, um die verbliebene Atemmuskulatur zu kräftigen. Halsmarkgelähmte benötigen im allgemeinen eine längere Zeitspanne, um sich den veränderten Atemverhältnissen anzupassen. Bevor das Zwerchfell trainiert werden kann, muß der Kranke seinen Sauerstoffbedarf mit aktiver Atemarbeit zufriedenstellend decken können.

Anregen der Kreislauftätigkeit: Das regelmäßige Umlagern des Kranken bewahrt nicht nur die Haut vor Druckschäden, sondern es stellt gleichzeitig erste Anforderungen an die Kreislaufregulation. Daneben aber müssen stärkere Reize über dynamische Kontraktion der verbliebenen Muskulatur gesetzt werden. Gegen einen nur geringen Widerstand soll der Kranke Übungen in rascher Folge durchführen, wobei nach Möglichkeit alle gesunden Muskeln beteiligt sind. Die PNF-

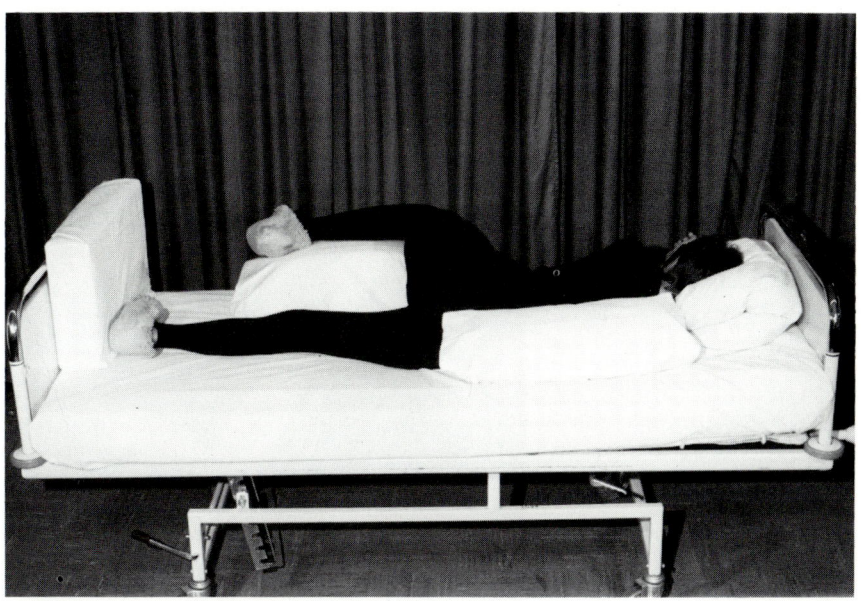

Abb. 58: *In der Seitlage bleibt das untere Bein gestreckt, das obere Bein wird rechtwinklig auf einen Schaumgummiblock nach vorn gelagert, wobei die Adduktion im Hüftgelenk vermieden wird. Ein Polster im Rücken verhindert das Zurückrollen des Körpers.*

Technik eignet sich für den Anfang, wo ohnedies der Kranke nur unter Anleitung üben soll, um nicht durch ungeschickte Bewegungen die Fraktur zu gefährden. Später kann und soll er zur Selbsttätigkeit angehalten werden, und nun bieten sich als Geräte leichte Hanteln, Gummischnur, Expander von geringer Zugstärke oder Bali-Gerät an.

Der *Tilt-Table* gibt die Möglichkeit, schon frühzeitig den Kranken aufzurichten und Inaktivitätszeichen des Herz-Kreislauf-Systems gering zu halten. Schon nach der dritten Woche kann meist – bei aller gebotenen Vorsicht während des Umlagerns – der Patient langsam aufgerichtet werden. Die Lagerung auf dem Tisch ist die gleiche wie im Bett, breite Gurte über Kniegelenken, Becken und Brustkorb verhindern das Abrutschen (Abb. 59). In aufrechter Haltung kann nun der Kranke die gesunden Muskeln üben, sei es im Ballspiel oder an Federzügen. Darüber hinaus gewinnt er einen weiterreichenden Zugang zu seiner Umgebung, als dies die lange Ruhigstellung sonst zuläßt.

Vermeiden von Inaktivitätsschäden der gesunden Muskulatur: Frühzeitiges aktives Üben soll nicht nur den Kreislauf anregen, sondern neben der dynamischen Muskelarbeit steht gleichberechtigt der statische Einsatz der gesunden Muskulatur. Da die Belastung mit Rücksicht auf den Allgemeinzustand des Kranken gewählt werden muß, wird in den ersten Wochen eine Steigerung der Kraft nur selten möglich sein. Zumindest aber kann die täglich geleistete Spannungsarbeit die Kraft

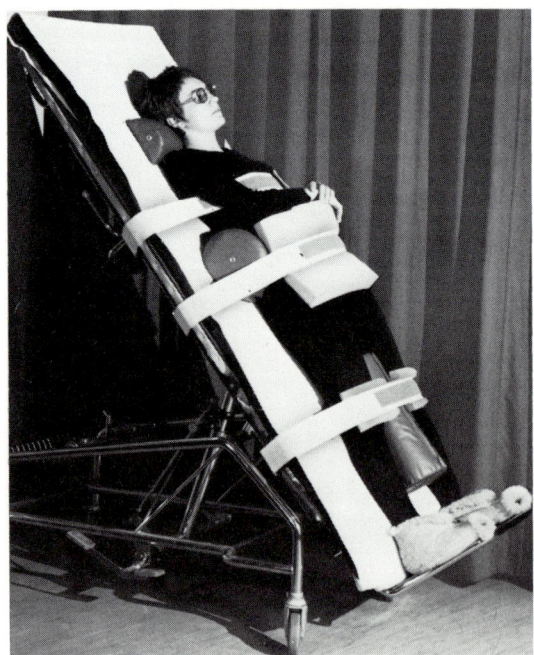

Abb. 59: *Auf dem Tilt-Table wird der Querschnittsgelähmte mit lordosierter Lendenwirbelsäule und leicht abduzierten Beinen gelagert. Gepolsterte Gurte halten ihn bei der Aufrichtung des Tisches.*

148

erhalten und Atrophien vermeiden. Arm-, Schultergürtel- und Rumpfmuskulatur werden dabei symmetrisch eingesetzt. Einseitige Kontraktion bringt immer die Gefahr der Ausweichbewegungen mit sich.

Steigern der zurückkehrenden Muskelaktivität: Die Dauer des spinalen Schocks ist unterschiedlich. Das Ausmaß der Lähmungen kann deshalb erst nach Tagen oder Wochen abgeschätzt werden. So wird es notwendig, in regelmäßigen Abständen die Muskelfunktionen zu überprüfen, um jede wiederkehrende Aktivität sogleich üben und steigern zu können. Diese Prüfungen werden mit Geschick und ohne viel Aufhebens beim passiven Bewegen eingeschaltet, ohne den Kranken allzu deutlich auf sein Unvermögen hinzuweisen. Sobald sich Kontraktionen einzelner Muskelanteile zeigen, wird entsprechend den Regeln verfahren, die auf S. 64 für die Behandlung rückläufiger Lähmungen beschrieben sind. Selektive Reizstromtherapie ist nur angezeigt, wenn eine spinale Spastik nicht erwartet wird, etwa bei Kaudaschädigungen oder bei Halsmarkläsionen in der den geschädigten Segmenten zugeordneten Muskulatur.

II. STADIUM NACH HEILUNG DER FRAKTUR

Der Zeitpunkt der Frakturheilung – sie ist frühestens nach 8–12 Wochen zu erwarten – ist die Wendemarke im Behandlungsverlauf. Nun muß der Kranke, wenn die Lähmungen keine oder nur zögernde Rückbildungen zeigen, zu den körperlichen Höchstleistungen geführt werden, die ein selbständiges Leben im Rollstuhl ermöglichen.

Gesichtspunkte

Üben der Geschicklichkeit im Umgang mit sich selbst und mit den Hilfsmitteln
Kraft- und Ausdauertraining
Klinischer Sport
Gangschulung
Hinweis auf Regeln im Umgang mit sich selbst
Beratung bei der Auswahl von Hilfsmitteln

Maßnahmen

Üben der Geschicklichkeit im Umgang mit sich selbst und mit den Hilfsmitteln: Selbständige Körperpflege, Ankleiden und das freie Sitzen im Rollstuhl sind die ersten Fertigkeiten, die der Kranke übt. Das Gleichgewicht trotz fehlender Tiefensensibilität und Lähmung der Rumpfmuskulatur zu halten, gelingt selbst Halsmarkgeschädigten, wenn sie lernen, den M. latissimus dorsi zur Stabilisation des Rumpfes einzusetzen. Der Patient sitzt auf dem Behandlungsbett, Hände seitlich aufgestützt, die Füße berühren den Boden. Der Krankengymnast steht hinter ihm (Abb. 60). Beim Abheben der Hände beobachtet der Kranke in einem vor ihm

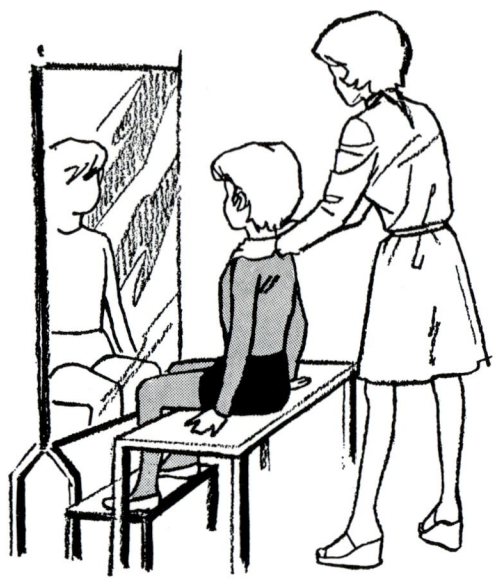

aufgestellten Spiegel, nach welcher Seite der Körper zu sinken droht und korrigiert seine Haltung anfangs mit Hilfe, später selbständig. Im Verlauf dieser Balance-Übungen, die sich je nach Ausmaß der Lähmung über Tage und Wochen erstrek-ken, lernt er, die Arme im Sitzen frei zu bewegen. Der Spiegel kann entfernt werden, wenn der Patient in der Lage ist, die Haltung des Rumpfes auch mit geschlossenen Augen auszugleichen und zu bewahren. Diese Körperbeherrschung ist Voraussetzung für Gleichgewichtsverlagerungen im Rollstuhl, wie sie beim Öffnen von Türen, bei Handreichungen über den Tisch aber auch bei sportlichen Tätigkeiten notwendig werden.

Geschicklichkeit im Umgang mit sich selbst bedeutet ebenso, daß der Patient auf der Matte die Übergänge von einer Körperhaltung in die andere erlernt: Drehen vom Rücken auf den Bauch, Hinsetzen, das Hochstützen vom Boden auf einen Hocker oder in den Rollstuhl. Selbständig die Beine passiv durchbewegen zu können ist eine Forderung, die angesichts der mangelnden Möglichkeiten späterer Behandlung zu Hause ihre Berechtigung hat. Kontrakturen würden den Umgang mit den gelähmten Gliedmaßen unnötig erschweren.

Das Übungsprogramm in den „Aktivitäten des täglichen Lebens" erweitert sich schrittweise mit dem Trainingszuwachs. Das Anlegen des Schienen-Schellen-Appa-rates und das Umsteigen vom Rollstuhl in ein Kraftfahrzeug sind die letzten Bausteine im Mosaik, wenn die völlige Unabhängigkeit von fremder Hilfe erreicht werden soll. Dieses Ziel ist allen gesteckt. Inwieweit es erlangt wird, ist nicht nur abhängig von der Schwere der Schädigung, sondern auch von der Bereitschaft, der Ausdauer und dem Erfindungsreichtum des Kranken und seiner Betreuer.

Kraft- und Ausdauertraining: Größtmögliche Kraftentfaltung der verbliebenen Muskulatur und Anpassung des Herz- und Kreislaufsystems an dauerhafte Körperliche Hochleistungen, wie sie von einem Querschnittsgelähmten bei der Bewältigung eines selbständigen Lebens im Rollstuhl täglich gefordert werden, können in einem Trainingsprogramm auf der Matte erreicht werden. Maximale Spannungsarbeit, über einen Zeitraum von 3–5 Sekunden aufrechterhalten, ist der Reiz zum Dickenwachstum der Muskulatur. Dynamische Arbeit von $\frac{1}{6}$ bis $\frac{1}{3}$ der Körpermuskulatur mit Pulsfrequenzsteigerungen über 120/min. während 5–10 Minuten bewirkt Anpassungsveränderungen im Bereich des Herz-Kreislauf-Systems. Beiden Dosierungsanforderungen kann Rechnung getragen werden in einem kombinierten Trainingsprogramm, dessen Übungsfolge alle verbliebenen Muskeln erfaßt. Hanteln unterschiedlicher Schwere, Stützbarren, Expander und Medizinball sind Geräte, die sowohl bei Kraft- wie bei Ausdauerübungen verwendet werden können. Die Pause zwischen den einzelnen Übungsformen bemißt sich nach der Pulsfrequenz. Die Kreislaufberuhigung soll nicht bis zur Ruhelage führen, damit die Arbeitsbereitschaft erhalten bleibt. Es ist wichtig, den Leistungsgewinn regelmäßig zu überprüfen, um durch gesteigerte Anforderungen einen überschwelligen Trainingsreiz beizubehalten.

Vorteile eines solchen Programms liegen darin, daß die Leistungsanforderungen dem jeweiligen Trainingszustand anzupassen, objektiv zu messen und jederzeit wiederholbar sind. Darüber hinaus kann nach kurzer Anleitung der Patient selbständig sein Training durchführen. Eine Steigerung der Dauerleistungsfähigkeit läßt sich ebenso mit dem Drehkurbel-Ergometer erreichen.

Klinischer Sport: Sportliche Betätigungen sollten bei der Wiederherstellung Querschnittsgelähmter so früh wie möglich in den Mittelpunkt der Behandlung gerückt werden. Neben dem Schwimmen gibt es eine Vielzahl von sportlichen Disziplinen, für die auch der Rollstuhl kein Hindernis darstellt. Bogenschießen, Speerwerfen, Kugelstoßen, Diskuswerfen, Fechten, Gewichtheben, Tischtennis und Basketball sind beliebte Sportarten für Behinderte. Kraft, Ausdauer, Gleichgewicht, Reaktionsvermögen, Koordination und Geschicklichkeit werden hierbei gleichermaßen geübt und gefördert. Der Querschnittsgelähmte, der frühzeitig mit sportlicher Leistung vertraut wird und sich beweist, findet nach seiner Entlassung aus der Klinik leichter den Weg zu weiterer sportlicher Aktivität. Diese aber ist nicht nur ein unersetzliches Mittel zum Erhalt der körperlichen Leistungsfähigkeit, sondern sie öffnet auch eine Tür zu neuen sozialen Kontakten und Bindungen.

Gangschulung: Nicht jeder Querschnittsgelähmte wird es im Gehen mit Beinschienen und Unterarmstützen zu einer Fertigkeit bringen, die er auch allein zu Hause nutzen kann. Die Höhe der Schädigung ist hierbei leistungsbegrenzend. Stehen im Türreck oder zwischen Barrenholmen kann in der Regel auch ein Halsmarkgelähmter. Die zumindest zeitweise aufrechte Körperhaltung bringt Vorteile, derentwegen sie für jeden Patienten angestrebt werden sollte. Die Kreislaufregulation wird geübt, der Urin kann ungehindert die ableitenden Harnwege passieren, und die

Knochenstruktur der Beine wird durch den Druckreiz vor weitgehender Entkalkung bewahrt.

Patienten mit Läsionen, die eine Gangschulung aussichtsreich erscheinen lassen, beginnen mit dem Gehen zwischen Barrenholmen. Die Kniegelenke werden durch Gipsschalen oder provisorischen Schienen festgestellt, die Füße mit einem Peronäuszügel in Dorsalflexion gehalten. Der Krankengymnast sichert den Patienten bei allen Übungen, indem er hinter ihm steht und seinen Gürtel oder Hosenbund mit je einer Hand seitlich faßt (Abb. 61).

Gewichtsverlagerungen im Stand und das sichere Vorbringen des Körperschwerpunktes durch Hüftstreckung und Lendenlordose müssen vom Kranken beherrscht sein, bevor er sich hochstützt und die Beine vorschwingt (Abb. 62). Dem Schwunggang mit beiden Beinen gleichzeitig folgt das abwechselnde Vorsetzen der Füße. Wenn der M. quadratus lumborum gelähmt ist, kann auch der M. latissimus dorsi bei aufgestütztem Arm das Becken seitlich hochziehen, und mit einer Körperdrehung wird das Bein vorgeschoben. Nach jedem Schritt aber muß der Schwerpunkt zuverlässig vor das Standbein verlegt werden, um ein Zurücksinken des Beckens zu verhindern. Wichtig ist der Richtungswechsel am Ende des Barrens: Hochstützen – halbe Drehung – Absetzen und Umgreifen – Hochstützen – zweite halbe Drehung. Die Füße sollen also vom Boden gelöst sein, wenn der Körper dreht, weil sonst unkontrollierbare Abscherkräfte am Hüftgelenk wirksam werden.

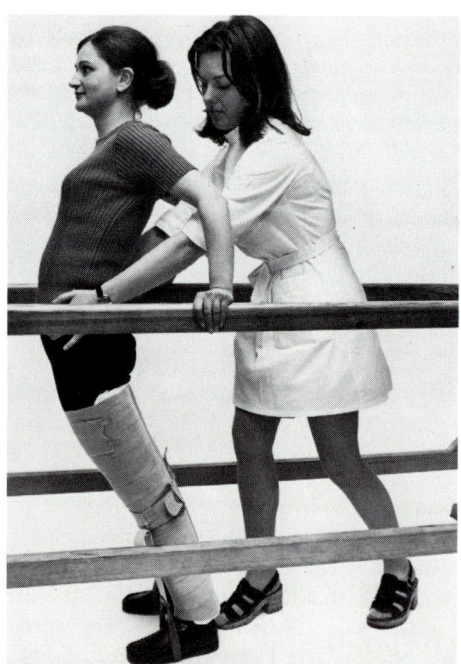

Abb. 61: *Schwerpunktverlagerung vor die Füße – auch gegen Widerstand – muß vom Querschnittsgelähmten beherrscht sein, bevor er sich hochstützt und die Beine im Schwunggang vorbringt. (Photo E. Danzinger)*

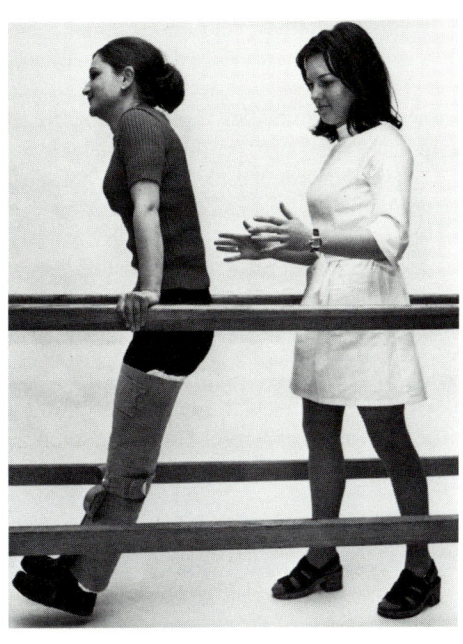

Abb. 62: *Sobald die Füße nach dem Schwung den Boden berühren, muß der Querschnittsgelähmte den Körperschwerpunkt vor die Füße verlagern, um nicht nach hinten zu fallen (s. auch Abb. 61) (Photo E. Danzinger)*

Abb. 63: *Mit zunehmender Sicherheit beim Gang wird ein Barrenholm durch die Unterarmstütze ersetzt. Die Beine sind durch eine Gipsschale fixiert, den Fuß hält ein Peronäuszügel. (Photo E. Danzinger)*

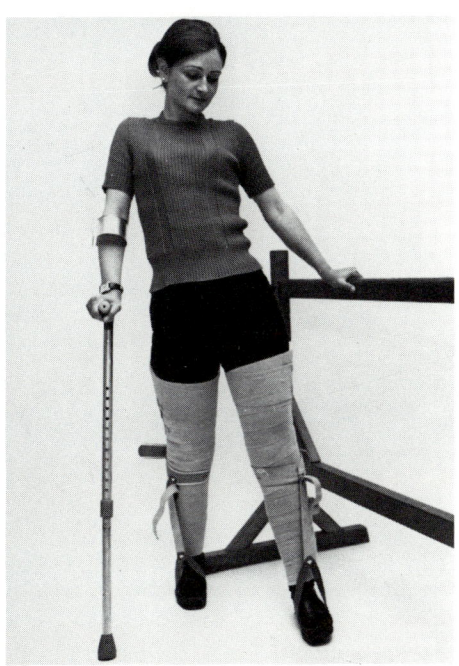

153

Mit zunehmender Gangsicherheit wird ein Barrenholm durch Gehböckchen oder Unterarmstützen ersetzt, bis auch auf den zweiten Holm in dieser Weise verzichtet werden kann (Abb. 63 bis 65).

Dem Gehen im Raum, sei es im Schwunggang oder im Vier-Punkte-Gang, folgt das Gehen auf unterschiedlichem Boden im Freien und auf Treppen. Türen müssen geöffnet und Bordsteinkanten überwunden werden können. Das Aufstehen aus dem Rollstuhl bedarf mit geschienten Beinen einiger Übung: Vorrutschen, bis die Füße den Boden berühren – rechtes Bein über das linke legen – Oberkörper dreht nach hinten – rechte Hand faßt links, linke rechts die Seitenstütze – Hochstemmen – Beine heranziehen. Der Kranke steht nun mit dem Gesicht zum Rollstuhl und ergreift die Unterarmstützen, die er zuvor seitlich angelehnt hat (Abb. 66).

Hinweis auf Regeln im Umgang mit sich selbst: Die Sorge um eine unbeschadete Haut muß mit dem Augenblick, in dem der Querschnittsgelähmte das Bett verlassen darf, mehr und mehr in seine Eigenverantwortung übergehen. In Abständen von 10 bis 15 Minuten im Rollstuhl sich hochzustützen muß zur selbstverständli-

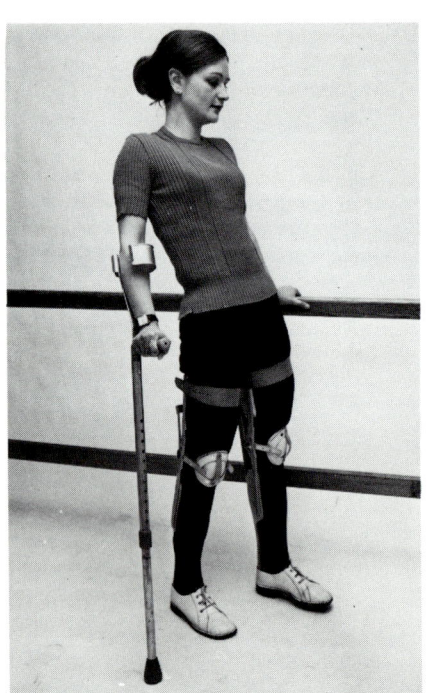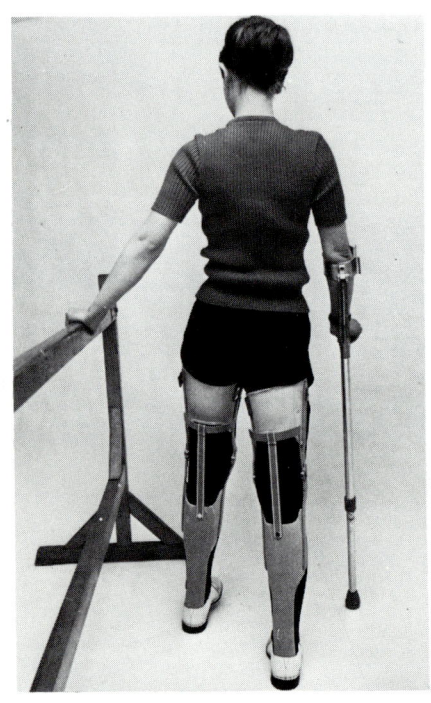

Abb. 64: *Im maßgefertigten Schienen-Schellen-Apparat ist das Gehen leichter als mit den schweren Gipsschalen. (Photo E. Danzinger)*

Abb. 65: *Der Schienen-Schellen-Apparat in der Rückansicht (Photo E. Danzinger)*

chen Gewohnheit werden. Schuhe aus weichem Leder mit verdeckten Innennähten müssen ausreichend groß sein, damit sie auch beim Anschwellen der Füße keine Druckstellen verursachen. Auch Strümpfe und Hosen dürfen nicht in die Haut einschneiden. Ein Reißverschluß an der Innennaht der Hosenbeine erleichtert das Anziehen.

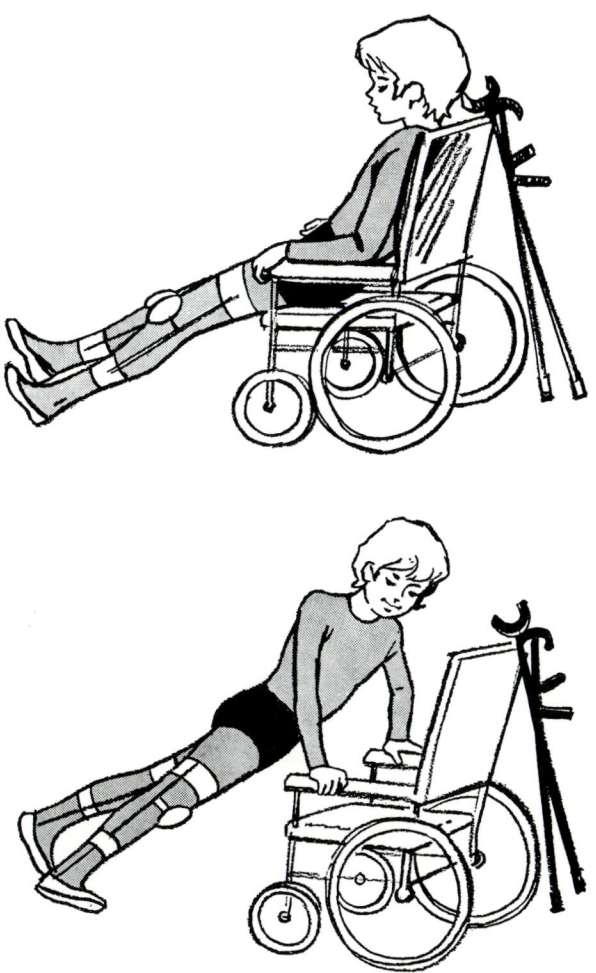

Abb. 66 a–b: *Zum Aufstehen mit geschienten Beinen rutscht der Querschnittsgelähmte im Rollstuhl soweit nach vorn, bis die Füße den Boden berühren. Die Kniegelenksperre muß einrasten (**a**). Er legt ein Bein über das andere, dreht den Oberkörper und greift die Seitenlehnen (**b**). Er stützt sich hoch und steht vor dem Rollstuhl.*

Für den Tetraplegiker sind Klettenverschlüsse und große Schlaufen, in die der Daumen hineinschlüpft, wo sonst Finger greifen, einfache aber sinnvolle Hilfen zur Selbständigkeit.

Der abendlichen Inspektion der Haut folgt eine ebensolche Überprüfung am Morgen. Verfärbungen, die auch nach Stunden noch sichtbar sind, müssen als erste Stufe eines Druckschadens gewertet werden. Druckentlastung ist hier die einzig richtige Folgerung, selbst wenn sie für einige Zeit Bettruhe bedeutet.

Beratung bei der Auswahl von Hilfsmitteln: Schreib- und Eßhilfen für Tetraplegiker lassen sich entsprechend der verbliebenen Handfunktion aus Kunststoff herstellen (Abb. 67). Oft genügt es schon, den Griff von Zahnbürste, Löffel oder Bleistift zu vergrößern, um auch bei mangelhaftem Faustschluß aber kräftiger Handgelenkextension die Benutzung dieser Geräte zu ermöglichen (Abb. 68). Bei der Auswahl des passenden Rollstuhlmodells ist nicht nur auf angemessene Breite und Tiefe des Sitzes zu achten, sondern auch darauf, daß die Rückenlehne nicht höher ist als nötig, die Seitenteile herauszunehmen und die Fußstützen abschwenkbar sind (Abb. 69 und 70). Desk-Armlehnen erlauben ein bequemeres Unterfahren der Arbeitsplatte. Wenn der Rollstuhl mit einem Handgriff zusammenzulegen ist, kann der Patient ihn mit weniger Mühe im eigenen Kraftfahrzeug unterbringen.

Neben Rollstuhl, Schienen-Schellen-Apparat und Unterarmstützen braucht der Querschnittsgelähmte bei seiner Entlassung noch weitere Hilfsmittel: Schaumgum-

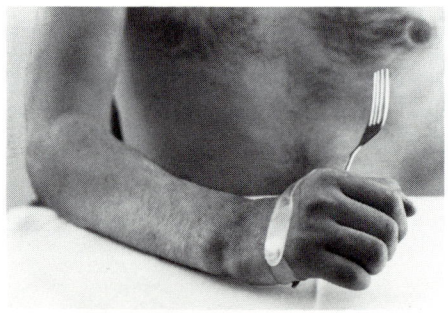

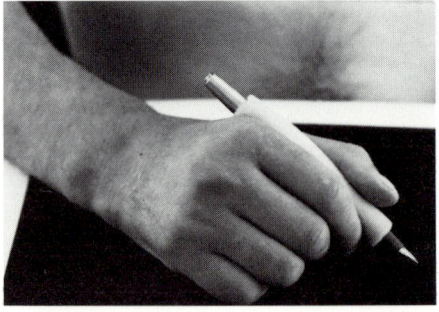

Abb. 67: *In einen Kunststoffgriff wird die Gabel hineingeschoben, um dem Tetraplegiker das selbständige Essen zu ermöglichen.*

Abb. 68: *Der Griff des Füllfederhalters (Bleistift, Zahnbürste) wird durch ein Schaumgummipolster oder einen Holzgriff soweit verdickt, daß der Tetraplegiker ihn halten kann.*

156

mimatratze und -sitzkissen, Lammfellschuhe, Bettgalgen und Toilettenstuhl als Grundausrüstung.

Auch bei baulichen Veränderungen in der Wohnung kann der Krankengymnast raten und mit dem Patienten gemeinsam die günstigste Lösung bedenken und erproben.

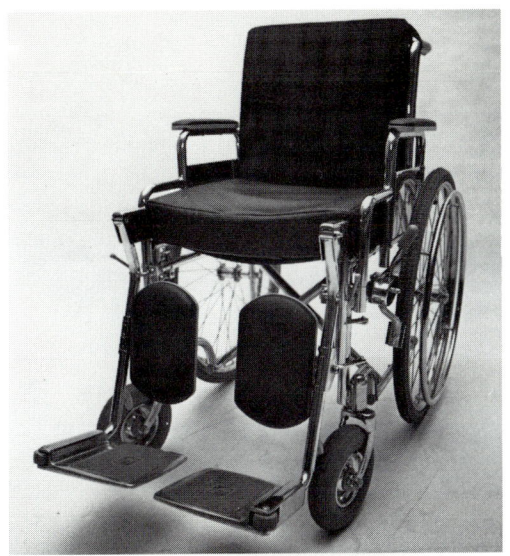

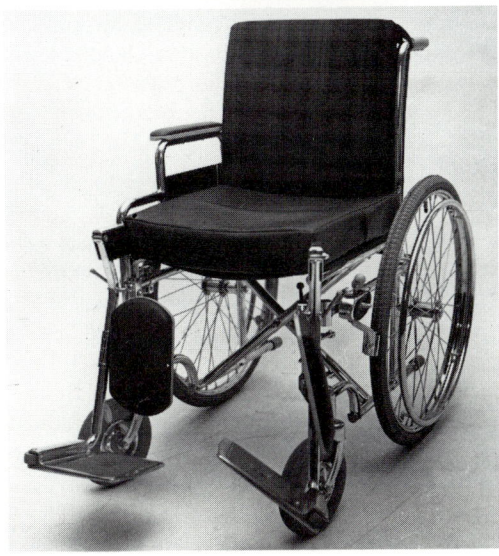

Abb. 69: *Standardmodell eines Zimmerfahrstuhls mit 10 cm dickem Schaumgummipolster und 5 cm dickem Rückenpolster Desk-Armlehnen erlauben ein möglichst dichtes Heranfahren an die Arbeitsplatte. (Photo E. Danzinger)*

Abb. 70: *Seitenlehnen und Fußstützen des zusammenlegbaren Rollstuhls sind herauszunehmen. Die Fußstützen können zur Seite geschwenkt werden, Wadenplatte und Fußplatte sind wegzuklappen. (Photo E. Danzinger)*

157

Hilfsmittel:
„Praktische Hilfen für Körperbehinderte"
Lose-Blatt-Sammlung, Herausgeber: Deutsche Vereinigung für die Rehabilitation Behinderter e.V.
Verlag: Treu Druck und Verlag, Heidelberg
„ICTA" Information Centre – Fack – S-16103 Bromma 3, Schweden

Das Kauda-Syndrom

Als Cauda equina werden die im Wirbelkanal unterhalb des Rückenmarks verlaufenden Spinalnerven bezeichnet. Zum *Kauda-Syndrom* können Schädigungen vom 1. Lendenwirbel an abwärts führen. Je nach der Höhe des Schadens und seinem Ausmaß sind mehrere oder alle Spinalnervenwurzeln betroffen, meist symmetrisch, manchmal auf einer Seite stärker.

Ursachen

Häufigste Ursachen einer Kaudalähmung sind *Frakturen* und *Luxationen* im Bereich der Lendenwirbelsäule sowie *lumbale Bandscheibenvorfälle* (Abb. 26 u. 27). Seltener kommen *Tumoren, entzündliche Prozesse* oder *Blutungen* in Betracht.

Symptome

Da die Schädigung das Nervensystem jenseits des Rückenmarks trifft, kommt es zu den *Symptomen der peripheren Lähmung:* Es finden sich schlaffe atrophische Paresen mit Verlust der Eigenreflexe und Ausfälle der Sensibilität. Daneben sind *Blasen-, Mastdarm- und Sexualfunktionen gestört.* Die Verteilung der Paresen und der Sensibilitätsstörungen entspricht dem Ausbreitungsgebiet der betroffenen Nervenwurzeln und läßt Rückschlüsse auf den Ort des Schadens zu (Abb. 2 bis 4).

Therapie

Die Behandlungsmaßnahmen richten sich im akuten Stadium nach der Ursache der Schädigung (Reposition einer Wirbelluxation, Operation eines Bandscheibenschadens oder eines Tumors).

Gleichzeitig damit beginnt die Vorbeugung vor Komplikationen, die bei der Kaudaschädigung ebenso drohen, wie bei der Querschnittslähmung (S. 142). Da es sich um schlaffe Lähmungen handelt, ist die Gefahr von Thrombosen der Beinvenen mit nachfolgender Lungenembolie besonders groß. Richtlinien und Maßnahmen der Prophylaxe sind bei der Besprechung der traumatischen Querschnittslähmung beschrieben.

Die *krankengymnastische Behandlung* folgt den Gesichtspunkten für die Therapie der schlaffen atrophischen Lähmung (S. 50). Dazu kommen im Defektstadium

158

und im Verlauf der Rehabilitation die gleichen Maßnahmen wie bei Patienten mit einer Querschnittslähmung und gleichfalls schließlich die Versorgung mit den notwendigen Hilfsmitteln.

ZUR WIEDERHOLUNG

1. Beschreiben und begründen Sie die Lagerung eines Patienten mit einer frischen traumatischen Querschnittslähmung in Höhe von Th 12.

2. Die Höhe der Lähmung im Halsmarkbereich hat Konsequenzen für die Lagerung der Arme eines Frischverletzten. Nennen Sie diese Konsequenzen.

3. Beschreiben Sie die Maßnahmen, die zur Dekubitusprophylaxe notwendig sind und erläutern Sie, weshalb die Gefahr der Druckschädigung der Haut bei Querschnittsgelähmten in besonderem Maße besteht.

4. Nennen Sie zwei Gesichtspunkte, unter denen schon im Frühstadium einer Querschnittslähmung aktives Bewegen durchgeführt wird.

5. Nach Heilung der Wirbelfraktur erweitern sich die krankengymnastischen Behandlungsmöglichkeiten. Nennen Sie die Gesichtspunkte, die im sog. Spätstadium einer Querschnittslähmung zusätzlich berücksichtigt werden müssen.

6. Beschreiben Sie Aufbau und Ziel der Balance-Übungen.

7. Nennen Sie die Fertigkeiten, die Sie mit einem Querschnittsgelähmten üben müssen, damit er im Alltag selbständig wird.

8. Nennen Sie den adäquaten Reiz zur Steigerung der Kraft und denjenigen zur Steigerung der Dauerleistungsfähigkeit sowie deren Trainingsdosierung.

9. Nennen Sie drei Gründe, die für eine frühzeitige und regelmäßige Stehbelastung auch bei hohen Läsionen (Halsmarkschaden) sprechen.

10. Beschreiben und erklären Sie Vorübungen, die Sie mit einem querschnittsgelähmten Patienten im Stehen durchführen, bevor Sie Schwunggang und Punkte-Gang üben.

11. Nennen Sie die Gesichtspunkte, unter denen Sie einen Rollstuhl auswählen.

12. Zählen Sie auf, welche Hilfsmittel zur Mindestausrüstung eines Querschnittsgelähmten bei seiner Entlassung aus der Klinik beschafft sein müssen.

AUFGABEN

1. Finden Sie anhand einer Tabelle über die segmentale Innervation heraus, welche Muskeln bei einer kompletten Querschnittslähmung in Höhe von Th 6 noch funktionsfähig sind. Entwickeln Sie ein Trainingsprogramm zur Steigerung der

Kraft, in dem mindestens sechs Übungen enthalten sind, die diese Muskeln einbeziehen.

2. Informieren Sie sich über Möglichkeiten zum Rollstuhlsport (Behindertensportgruppen) in Ihrer näheren Umgebung.

Raumfordernde spinale Prozesse

Raumfordernde Prozesse im Spinalkanal können unterschiedlicher Herkunft sein. Neben der Gruppe der *Tumoren* stehen die *Bandscheibenvorfälle,* der *epidurale Abszeß,* das seltenere *epidurale Hämatom* und schließlich die durch ihre Ausdehnung auf das Nervengewebe drückenden *Gefäßmißbildungen.*

Letztere bewirken jedoch in der Mehrzahl in erster Linie Durchblutungsstörungen des Rückenmarks und werden daher im entsprechenden Kapitel besprochen.

Der epidurale Abszeß ist bei den entzündlichen Erkrankungen des Rückenmarks aufgeführt.

Die *Bandscheibenvorfälle* sind im Kapitel über die Wurzelschäden behandelt, soweit sie ausschließlich oder überwiegend zu radikulären Symptomen führen. Wird durch einen Prolaps das Rückenmark oder die Kauda komprimiert, entsteht das gleiche Syndrom wie bei der traumatischen Querschnitts- oder Kaudalähmung. In diesen Fällen muß das prolabierte Gewebe operativ entfernt werden.

Die *krankengymnastische Behandlung* erfolgt am ersten postoperativen Tage in gleicher Weise wie nach einer Bandscheibenoperation (S. 102). Nach Abschluß der Wundheilung folgt sie dann den Gesichtspunkten wie im Stadium II der traumatischen Querschnittslähmung (S. 149).

Tumoren

Auch in der Gruppe der *spinalen Tumoren* unterscheiden wir die „gutartigen" von den „bösartigen" Geschwülsten und die Metastasen.

Hauptvertreter der *gutartigen Tumoren im Spinalkanal* sind die vom Nervengewebe ausgehenden *Neurinome* und die von den Rückenmarkshäuten kommenden *Meningiome.* Seltener sind Ependymome und Spongioblastome. Die Bezeichnung „gutartig" gilt für diese Tumoren – ebenso wie für entsprechende Geschwülste im Schädelinnern – nur in eingeschränktem Umfang. Zwar wachsen die Tumoren nicht infiltrierend, sondern nur verdrängend, aber der länger dauernde Druck auf Nervenwurzeln und Rückenmark kann zu irreparablen Schäden führen. Daher ist die frühestmögliche Operation gutartiger Tumoren anzustreben.

Zu den *bösartigen Tumoren* gehören einmal die vom Rückenmark ausgehenden *Gliome.* Außerdem zählen zu dieser Gruppe die *malignen Wirbeltumoren,* die entweder durch ihre Ausdehnung das Rückenmark komprimieren oder infolge einer Zerstörung des Wirbelknochens zu seinem Zusammenbruch führen. Schließlich sind hier die *Metastasen* zu nennen, die sich im Wirbelkanal oder im Knochen absiedeln können.

Symptome

Erstes Symptom eines raumfordernden spinalen Prozesses ist meist der Schmerz im betroffenen Wirbelsäulenabschnitt, der oft durch Druck oder Beklopfen verstärkt wird. Manchmal strahlt der *Schmerz gürtelförmig* entlang dem Hautareal der zugehörigen Rückenmarkswurzel aus, möglicherweise gesellt sich ein *radikulärer Sensibilitätsausfall* hinzu. Gleichzeitig können sich *Lähmungen* im Versorgungsgebiet einer oder mehrerer motorischer Wurzeln einstellen, die im Tumorbereich entspringen. Greifen Druck oder Tumorwachstum auf das Rückenmark über, so werden die langen Leitungsbahnen erfaßt. *Spastische Paresen* mit *Reflexsteigerungen* treten unterhalb der Schädigungsstelle auf und *querschnittsmäßig begrenzte Sensibilitätsstörungen* in Form von Reiz-, später ausschließlich von Ausfallerscheinungen reichen vom betroffenen Gebiet abwärts. Hinzu kommen Störungen der *Blasen- und Darmfunktion*.

Raumfordernde spinale Prozesse im Bereich der Lendenwirbelsäule führen zum *Kauda-Syndrom*.

Je nach Art und Sitz des Tumors ist das Entwicklungstempo sehr unterschiedlich und reicht von Tagen bis zu mehreren Jahren. Im Interesse des Kranken und seiner möglichst vollständigen Heilung liegt die frühzeitige Diagnose des Tumors. Zu deren Sicherung werden nach der Erhebung des neurologischen Befundes Zusatzuntersuchungen vorgenommen. *Röntgenbilder der Wirbelsäule* lassen möglicherweise Entkalkungen oder Knochenverdichtungen als tumorverdächtig erkennen. Der lumbal entnommene *Liquor* zeigt bei raumfordernden spinalen Prozessen oft eine Eiweißvermehrung, die dann noch gewichtiger wird, wenn der Zisternalliquor unauffällig ist. Beweis des raumfordernden Prozesses und seine Lokalisation bringt die *Myelographie* oder die *Computer-Tomographie* (S. 36 u. Abb. 10, 26 u. 27).

Therapie

Die Behandlungsmaßnahmen richten sich nach Sitz, Ausdehnung und vermuteter Wachstumsart (gutartig oder bösartig) des Tumors.

Manchmal ermöglicht die vollständige *operative Entfernung des Tumors* eine Wiederkehr aller zuvor gestörten Funktionen. In einzelnen Fällen ist eine *Bestrahlung* erforderlich. Bei bestimmten Geschwülsten ist die Therapie mit *Hormonen* oder *Zytostatika* angezeigt.

Die Voraussetzungen für die *krankengymnastische Behandlung* werden bestimmt vom Allgemeinzustand – Belastbarkeit – des Kranken, vom Lokalbefund (Wundheilung, Operations- oder Bestrahlungsfolge) und vom Ausmaß der neurologischen Ausfälle.

Gesichtspunkte der Behandlung und *Maßnahmen* sind dann die gleichen wie bei der traumatischen Schädigung des Rückenmarks oder der Kauda.

Kreislaufbedingte Erkrankungen

Myelomalazie

Sehr viel seltener als im Gehirn kommt es im Rückenmark zu Gewebsschäden, die auf Durchblutungsstörungen zurückzuführen sind. Die für Hirndurchblutungsstörungen in der Mehrzahl der Fälle verantwortliche Sklerose der Arterien ist an den Rückenmarksarterien nur selten zu beobachten.

Ursachen

Als Ursachen kreislaufbedingter Rückenmarkserweichungen – *Myelomalazie* – kommen in Frage: Sklerose der Aorta, sklerotischer, thrombotischer oder embolischer Verschluß der zum Wirbelkanal ziehenden großen Arterien, mechanische Einengung der Gefäße, allgemeiner Sauerstoffmangel; Blutungen unter Marcumar-Therapie.

Symptome

Folge der Myelomalazie ist in der Mehrzahl der Fälle die komplette *Querschnittslähmung* mit Paraparese der Beine, Sensibilitätsausfall unterhalb der Schädigungsstelle und Blasen- und Mastdarmstörungen. Sie entsteht im Verlauf von Stunden bis zu einigen Tagen. Die Prognose ist schlecht. Nur in seltenen Fällen ist die Querschnittssymptomatik unvollständig ausgeprägt.

Eine besondere Form der spinalen Durchblutungsstörung ist das *„Syndrom der A. spinalis anterior"*. Die an der Vorderseite des Rückenmarks verlaufende A. spinalis anterior versorgt die frontalen Anteile des Rückenmarks. Bei einer Minderdurchblutung kommt es zur *spastischen Parese* der *Beine,* weil die langen motorischen Bahnen gestört sind. Außerdem tritt eine *dissoziierte Empfindungsstörung* unterhalb der Schädigungsstelle auf. Temperatur- und Schmerzempfinden sind aufgehoben weil die Leitungsbahnen für diese Qualitäten in den einzelnen Segmenten vor dem Zentralkanal zur Gegenseite kreuzen und dann in der Vorderseitenstrangbahn zum Gehirn ziehen. Ungestört bleiben Berührungsempfinden und Tiefensensibilität, die über die Hinterstränge des Rückenmarks geleitet werden.

Therapie

Die Beseitigung einer einmal eingetretenen Erweichung ist nicht möglich. „Durchblutungsfördernde Maßnahmen" versprechen *keinen* Erfolg. Wichtig ist die Vermeidung von Komplikationen.

Die *krankengymnastische Behandlung* folgt – angepaßt an den Allgemeinzustand des Kranken und das Ausmaß der Störungen – den gleichen Gesichtspunkten wie bei der Therapie nach einer traumatisch entstandenen Querschnittslähmung.

Gefäßmißbildungen

Angiomatöse Fehlbildungen im Spinalkanal – *Angioma racemosum venosum,* auch als „Varicosis spinalis" bezeichnet – können einmal durch ihre Ausdehnung zur Druckschädigung des Rückenmarks oder der Kauda führen. In der Mehrzahl der Fälle bewirken sie jedoch durch Veränderung der Strömungsverhältnisse eine Mangeldurchblutung. Die Folge davon ist die Querschnitts- oder Kaudalähmung. In einzelnen Fällen kann die mit Hilfe von Myelographie oder Angiographie nachgewiesene Gefäßmißbildung operativ entfernt werden.

Meist jedoch wird die Behandlung den Symptomen der vaskulär bedingten Querschnitts- oder Kaudalähmung gelten und die *krankengymnastische Therapie* den bekannten Gesichtspunkten folgen (S. 144).

Eine in jüngster Zeit häufigere Erkrankung ist das *spinale epidurale Hämatom.* Bei Patienten, deren Blutgerinnbarkeit herabgesetzt werden soll (z. B. Marcumar-Behandlung nach Herzinfarkt), kann es zu ungewollten Schwankungen der Gerinnungsfähigkeit und damit zu Blutungen kommen. Entsteht eine solche Blutung zwischen Wirbelknochen und Dura, wird sie rasch zu einem raumbeengenden Prozeß, der Rückenmark oder Kauda komprimiert. Die operative Beseitigung des Hämatoms ist dringend geboten. Danach ist eine vollständige Rückbildung der neurologischen Störungen oft in kurzer Zeit möglich.

Entzündliche Erkrankungen

Entzündliche Prozesse im Rückenmark können im Verlauf von Entzündungen des Zentralnervensystems auftreten, die sowohl das Gehirn als auch das Rückenmark befallen (S. 176). Andere entzündliche Erkrankungen bleiben auf das Rückenmark beschränkt.

Myelitis

Ursachen

Die *Myelitis* kommt als Folge hämatogener Streuung bei bakteriellen Erkrankungen vor, bei Virusinfektionen und manchmal nach Pocken- oder Tollwutschutzimpfung. In vielen Fällen bleibt die Ursache ungeklärt.

Symptome

Ähnlich wie bei den raumfordernden spinalen Prozessen stehen am Anfang meist *Schmerzen,* daneben *radikuläre Sensibilitätsstörungen.* Außerdem entwickeln sich auch hier *spastische Paresen* unterhalb der Schädigungsstelle sowie *Blasen- und Darmstörungen.* Innerhalb von Stunden oder im Verlauf von einigen Tagen bis zu wenigen Wochen kann sich das Bild einer kompletten *Querschnittslähmung* entwikkeln. Fehlende Hinweise auf eine Raumbeengung und eine Vermehrung der Liquorzellen tragen zur Stützung der Diagnose bei.

Therapie

Ist ein Erreger nachweisbar, wird die dementsprechende medikamentöse Therapie eingeleitet. Bei ungeklärter Ursache oder dem Verdacht auf eine Virusinfektion werden meist allgemein entzündungshemmende Mittel verwendet.

Die *krankengymnastische Behandlung* wird sich in der akuten Phase – vor allem solange die neurologische Symptomatik noch zunimmt – beschränken auf Thrombose- und Pneumonieprophylaxe und auf das Vermeiden von Gelenkkontrakturen und Druckschäden der Haut. Später gelten auch hier die Gesichtspunkte wie bei der Behandlung einer traumatisch bedingten Querschnittslähmung (S. 144).

Epiduraler Abszeß

Gleichzeitiges Auftreten von Zeichen einer Entzündung und den Symptomen des raumfordernden spinalen Prozesses legen die Diagnose des *epiduralen Abszesses* nahe, der nach einer offenen Verletzung oder hämatogen metastatisch entstehen kann. Besonders *heftiger Druck- und Klopfschmerz* im Bereich des betroffenen Wirbelsäulenschnittes sind ebenso wichtige Hinweise wie das *plötzliche Einsetzen der Symptome.* Sie bilden wiederum das Syndrom der mehr oder weniger ausgeprägten *Querschnitts- oder Kaudalähmung.* Im Abszeßbereich können außerdem die dort austretenden Nervenwurzeln irritiert werden, und es kann dadurch zu *radikulären Schmerzen, Sensibilitätsstörungen* und *peripheren Paresen* kommen.

Antibiotische Therapie und Operation sind geboten. Neuere diagnostische Maßnahmen erleichtern die Diagnose.

Die *krankengymnastische Behandlung* erfolgt wie bei den bisher genannten spinalen Prozessen.

Poliomyelitis

Eine entzündliche Erkrankung, die nicht den ganzen Querschnitt des Rückenmarks erfaßt, sondern nur den Bereich des motorischen Vorderhorns, ist die *Poliomyelitis acuta anterior oder spinale Kinderlähmung,* vor etwa 20–25 Jahren noch eine häufige und gefürchtete Krankheit, heute seltener, aber im Einzelfall nicht weniger folgenschwer und manchmal auch tödlich.

Ursache

Die Krankheit wird hervorgerufen durch ein Virus, das in drei nahe miteinander verwandten Typen auftritt. Das Virus wird über den Magen-Darm-Kanal aufgenommen und gelangt durch die Darmschleimhaut in die Blutbahn und von dort an das Nervensystem. Ist der Betroffene durch einen früheren Kontakt mit dem Virus oder eine Impfung (s. Prophylaxe) immunisiert, treten keine Krankheitszeichen auf. Aber auch in 90 von 100 Fällen, in denen zuvor eine Berührung mit dem Virus nicht stattgefunden hat, bleiben Krankheitszeichen aus, und es kommt dennoch zur Immunität. Nur etwa 10% erkranken tatsächlich.

Symptome und Verlauf

Nach einer Inkubationszeit zwischen wenigen Tagen und 2 bis 3 Wochen kommt es zu unspezifischen Krankheitszeichen. Zu dieser Zeit, da sich das Virus im Blut befindet und der Körper seinen Abwehrkampf beginnt, können bei gleichzeitiger Temperaturerhöhung die Symptome eines katarrhalischen Infektes oder einer Gastroenteritis auftreten. Sie klingen nach wenigen Tagen folgenlos ab, hinterlassen gleichfalls eine Immunität gegen den betreffenden Virusstamm.

Nur in 1–2% der Fälle kommt es zu einer Beteiligung des Nervensystems. Wenige Tage nach Abklingen der genannten Zeichen eines uncharakteristischen Infektes kommt es erneut zum Temperaturanstieg. Kopfschmerzen und *Nackensteifigkeit* weisen jetzt auf eine Beteiligung des Nervensystems hin. Der *Liquor* zeigt in diesem Stadium eine Zellvermehrung bis auf einige 100/3 Zellen und eine geringe Eiweißvermehrung. Während dieser Fieberphase, aber auch noch danach können die durch den Virusbefall der motorischen Vorderhornzellen hervorgerufenen *Lähmungen* einsetzen und über einen Zeitraum von Stunden bis zu einer Woche fortschreiten. Es handelt sich um *schlaffe Paresen,* die die gesamte Willkürmuskulatur betreffen können, einschließlich der von den motorischen Hirnnerven versorgten Muskeln. Die Verteilung der Lähmungen ist unsystematisiert. Es können benachbarte oder voneinander entfernte Muskelgruppen befallen werden, einzelne Muskeln oder nur Teile eines Muskels. Die Lähmung der Interkostalmuskulatur ist lebensbedrohlich.

Ausgeprägte und andauernde Paresen führen zur *Atrophie.* Die über paretische Muskeln ausgelösten *Eigenreflexe* sind *abgeschwächt* oder *aufgehoben.* Die *Sensibilität* ist bei der Poliomyelitis *nicht gestört.*

Schon sehr bald nach dem Höhepunkt kann die Rückbildung der Lähmungen beginnen. Eine zuverlässige Prognose ist im Einzelfall nicht möglich. Die Aussichten für die vollständige Wiederkehr der Funktion ist um so größer, je früher die Kraft wieder zunimmt und je weniger ausgeprägt die Parese war. Bleibende Paresen und auch Atrophien sind möglich.

Therapie

Eine erfolgreiche Behandlung der einmal ausgebrochenen Poliomyelitis ist nicht bekannt. Bettruhe und symptomatische Maßnahmen sind im akuten Stadium notwendig. Atemhilfen können lebensrettend sein.

Die *krankengymnastische Behandlung,* die sogleich nach dem Ende der akuten Phase einsetzen soll, folgt sowohl hinsichtlich der Vermeidung von Komplikationen als auch eines planmäßigen Übungsaufbaues den Gesichtspunkten, wie sie im Kapitel über die Polyneuropathien dargestellt sind (S. 126).

Die Gefahr einer Druckschädigung der Haut ist weniger groß, da die Sensibilität erhalten bleibt. Zur Thromboseprophylaxe kann also in jedem Falle ein Kompressionsverband angelegt werden. Wichtig aber bleibt die tägliche Kontrolle der Haut beim Wechsel des Verbandes.

Im Stadium der Rückbildung ist der regelmäßige und gewissenhafte Muskeltest (Muskelstatus) unumgänglich, da die Lähmungen wahllos verteilt sein können und nicht, wie bei den meisten Polyneuropathien symmetrisch die Funktionsketten befallen. Auch Teillähmungen einzelner Muskeln kommen vor und dürfen nicht übersehen werden. Durch Elektrotherapie wird versucht, die Kontraktionsfähigkeit der paralytischen Muskeln zu erhalten, sobald abzusehen ist, daß die Rückkehr ihrer Funktion verzögert ist.

Hilfreich zur Steigerung der Kraft sowie zur Verbesserung der Koordination ist auch hier die PNF-Technik: Schwächere Glieder in der Muskelkette werden durch ihre stärkeren Synergisten unterstützt und angeregt.

Die Versorgung mit Hilfsmitteln richtet sich nach dem jeweiligen Ausmaß der verbliebenen Schäden.

Prophylaxe

Seit Einführung der Schutzimpfung ist die Kinderlähmung zu einer seltenen Krankheit geworden. Im Rahmen der „Schluckimpfung" werden Erreger aller 3 Virustypen aufgenommen, die zuvor abgeschwächt wurden. Ohne daß es zu einer Erkrankung kommt, entwickelt der Körper voll wirksame Immunität. Die Vornahme dieser freiwilligen Impfung ist dringend zu empfehlen.

Zoster

Ursache

Der auch als „Gürtelrose" bezeichnete *Zoster* ist eine *Virusinfektion* mit dem gleichen Erreger, der bei Kindern die *Windpocken* (Varizellen) hervorruft. Sein Manifestationsort am Nervensystem sind die Spinalganglien und Nervenwurzeln, manchmal auch die Hirnnerven.

166

Symptome

Zunächst tritt häufig ein allgemeines Krankheitsgefühl mit Abgeschlagenheit und Temperaturerhöhung ein. Bald folgen heftige *reißende oder brennende Schmerzen* im Versorgungsbereich der befallenen Wurzel (Segment) – selten einmal sind zwei oder mehrere benachbarte Wurzeln befallen –. Nach Stunden bis zu einigen Tagen schießen im selben Dermatom verstreut kleine *Bläschen* mit einem wasserklaren Inhalt auf. Nach Eintrübung der Flüssigkeit trocknen die Bläschen aus, hinterlassen vorübergehend einen Schorfbelag und manchmal eine dauernde kleine weiße Narbe. Am häufigsten betroffen sind die Thorakalsegmente.

Zoster ophthalmicus ist der Befall des 1. Trigeminusastes, oft gefolgt von bleibenden Schäden am Auge.

Beim *Zoster oticus* treten Schmerzen im Gesicht und im Ohr auf. Die Bläschen im äußeren Gehörgang und in der Ohrmuschel werden häufig übersehen. Hörminderung, Gleichgewichtsstörungen und Fazialislähmungen können vorübergehende oder dauernde Folgen dieser Lokalisation sein.

Nach Abklingen des Bläschenausschlags können auch am Rumpf oder an den Extremitäten Sensibilitätsstörungen oder Paresen zurückbleiben. Vor allem bei älteren Menschen hinterläßt der Zoster im befallenen Bereich häufig sehr starke und hartnäckige Schmerzen. Die Beeinflussung dieser *Zoster-Neuralgie* kann große Schwierigkeiten bereiten. Sind zervikale, lumbale oder sakrale Segmente betroffen, können Sensibilitätsstörungen oder atrophische Paresen in der zugehörigen Muskulatur die akute Krankheit überdauern (auch im Bereich der thorakalen Segmente kommen Paresen vor, fallen hier jedoch nicht auf).

Therapie

Der eigentliche Krankheitsverlauf ist unbeeinflußbar. Der Bläschenausschlag soll vor zusätzlicher Infektion geschützt werden. Wichtig ist die Schmerzbehandlung. *Krankengymnastische Behandlung* wird notwendig, wenn sich atrophische Paresen an einer Extremität eingestellt haben oder eine periphere Fazialislähmung (S. 49 u. S. 119).

Degenerative und stoffwechselbedingte Erkrankungen

Syringomyelie (Spinale Gliose)

Ursache

Eine Entwicklungsstörung während der Bildung des Neuralrohres im Embryonal-stadium kann dazu führen, daß im Rückenmark über mehrere Segmente hinweg ein röhrenförmiger Hohlraum in unmittelbarer Nähe des Zentralkanals bestehen bleibt. Dieser Hohlraum füllt sich häufig mit Flüssigkeit oder mit Gliafasern, so daß neben dem Begriff der *Syringomyelie* (Syrinx = Röhre) die Bezeichnungen *spinale Gliose* oder *Gliastift* verwendet werden. Zunehmender Druck des Hohlraumes oder der fast tumorartig sich ausdehnenden Gliawucherung auf die in der Nachbar-schaft verlaufenden Rückenmarksbahnen bestimmen die Symptome und das Fort-schreiten der Erkrankung. In manchen Fällen besteht eine Verbindung zwischen dem erweiterten Zentralkanal des Rückenmarks und dem 4. Ventrikel („kommuni-zierende" Form der Syringomyelie). Hier mögen Entwicklungsstörungen oder entzündliche und letztlich verklebende Veränderungen in der hinteren Schädelgru-be vorliegen. Bei der „nichtkommunizierenden" Form der Syringomyelie, die auf das Rückenmark beschränkt bleibt werden außer der meist ursächlichen Entwick-lungsstörung in einzelnen Fällen auch Kontusionen des Rückenmarks oder im Rückenmark gelegene Tumoren für die Entstehung verantwortlich gemacht.

Symptome und Verlauf

Die ersten Symptome treten in der Regel zwischen dem 20. und 40. Lebensjahr auf. Eine *dissoziierte Empfindungsstörung* ist die Folge der Zerstörung jener sensiblen Bahnen für die Leitung von Temperatur- und Schmerzsinn, die unmittelbar vor dem Zentralkanal zur Gegenseite kreuzen. Der Kranke empfindet in den zu den betroffenen Rückenmarkssegmenten gehörenden Körperabschnitten – je nach Ausdehnung des Prozesses einseitig oder auf beiden Körperhälften – weder Tempe-ratur noch Schmerz, während das Berührungsempfinden und die Tiefensensibilität erhalten sind.

Folge dieser dissoziierten Empfindungsstörung sind oft Verletzungen, Verbren-nungen oder Gelenkdeformierungen, die der Patient zunächst gar nicht bemerkt und die dann ausgedehnte Narben oder Verstümmelungen hinterlassen können.

Greift der Prozeß auf das motorische Vorderhorn über, sind *atrophische Pare-sen* – häufig an den kleinen Handmuskeln – die Folge.

Bei Beeinträchtigung der Pyramidenbahnen werden sich unterhalb des Prozes-ses *spastische Paresen* mit *Reflexsteigerungen* einstellen. Auch Blasenfunktionsstö-rungen können auftreten.

Auch die im Seitenhorn des Rückenmarks verlaufenden vegetativen Bahnen sind oft befallen. Es kommt zu *trophischen Störungen*. Die Hände sind verdickt,

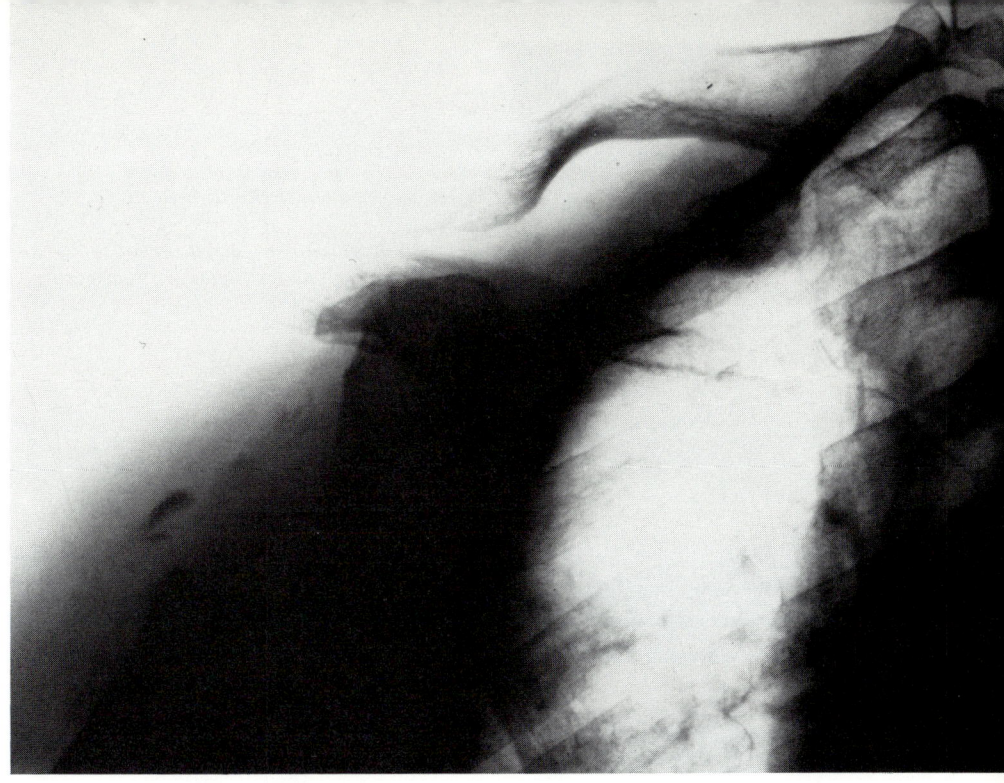

Abb. 71: *Scharf abgegrenzte Destruktion des rechten Oberarmkopfes bei einer Syringomyelie.*

bläulich verfärbt. In den betroffenen Hautgebieten kann die Schweißsekretion verändert sein. Wunden heilen schlecht. Am Knochen bewirken die trophischen Störungen eine Entkalkung (Abb. 71) mit der Gefahr von „Spontanfrakturen". Häufig stellt sich eine Verformung der Wirbelsäule (Skoliose) (Abb. 72) ein.

Bei der *Syringobulbie* greift der Prozeß auf den Bereich des unteren Hirnstamms über. Es kann zu Sensibilitätsstörungen im Gebiet des N. trigeminus kommen und zu Paresen des M. sternocleidomastoideus, des M. trapezius, der Schlund- und Zungenmuskulatur, seltener der mimischen Muskulatur. Die Symptome der Syringomyelie schreiten meist langsam fort, können manchmal über Jahre unverändert bleiben, und es kann auch zum Stillstand des Prozesses kommen. Eine Rückbildung gibt es nicht.

Therapie

Eine sicher wirksame Therapie der Syringomyelie ist nicht bekannt. Gelegentlich versucht man durch einen chirurgischen Eingriff zur Druckminderung die Flüssigkeit aus der Höhle zu entleeren oder durch Röntgenbestrahlung die Gliawucherung

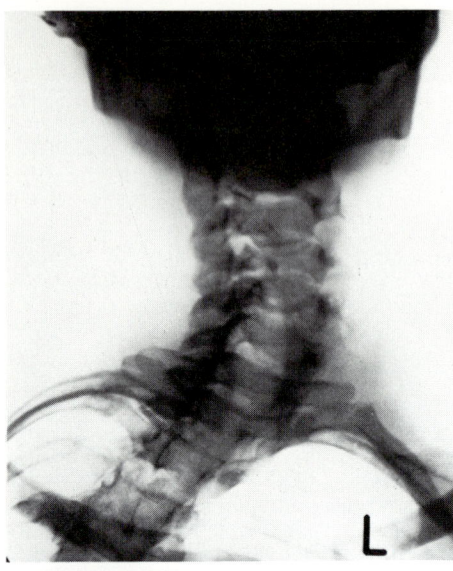

Abb. 72: *Syringomyelie. Hochgradige Skoliose der Wirbelsäule.*

◄ **a)** *Skoliose der Halswirbelsäule*

b) *Kyphoskoliose der Brustwirbelsäule im seitlichen und im sagittalen Strahlengang.*

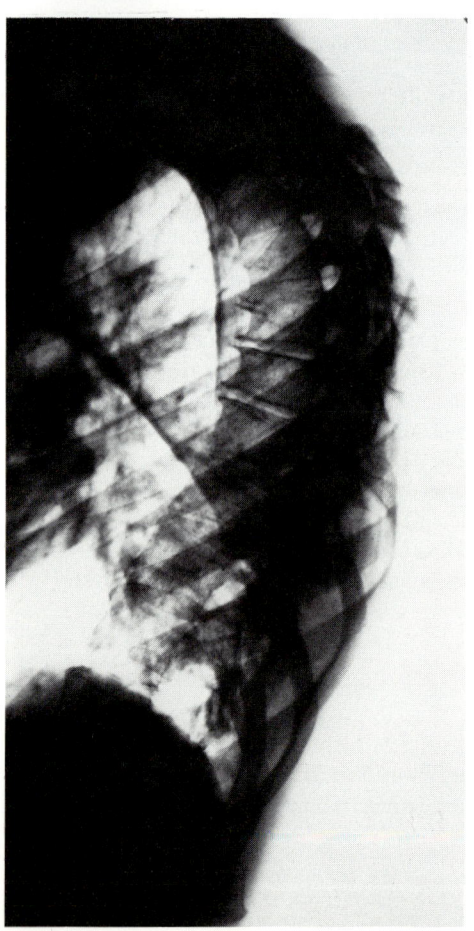

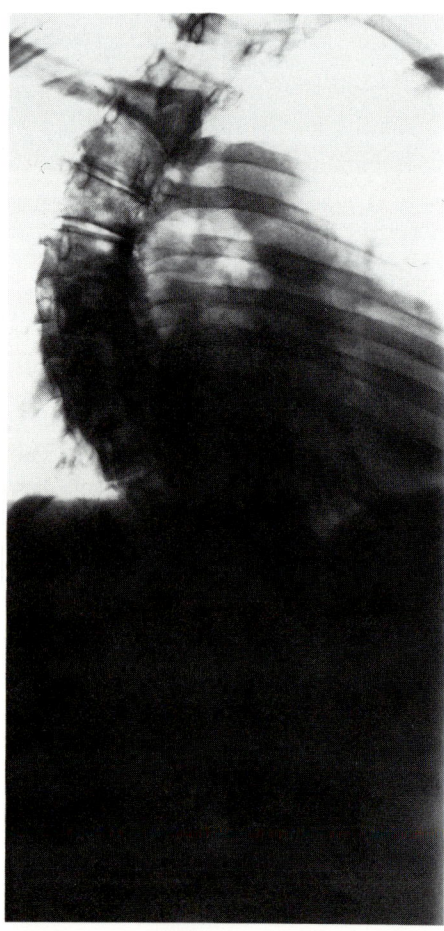

einzudämmen. Dadurch soll ein Fortschreiten des Krankheitsprozesses verhindert werden.

Die *krankengymnastische Behandlung* richtet sich einmal gegen die spastischen Paresen nach den für die Behandlung spastischer Lähmungen gültigen Gesichtspunkten (S. 60) und zum anderen gegen die atrophischen Lähmungen an den Händen. Bei letzterem geht es in erster Linie um das Schulen von Ersatzfunktionen für die nicht mehr gebrauchsfähige Muskulatur.

Spastische Spinalparalyse

Aus unbekannter Ursache kommt es bei diesem – manchmal familiär auftretenden – Leiden zu einer *Degeneration des Gyrus precentralis* im Gehirn und der von ihm ausgehenden *motorischen Bahnen im Rückenmark.*

Symptome sind – meist an den Beinen beginnende – fortschreitende *spastische Paresen,* die neben der Bewegungseinschränkung oft spastische Kontrakturen herbeiführen. Die Sensibilität ist ungestört. Die Erkrankung schreitet unbeeinflußbar fort.

Spinale Muskelatrophie

Degenerative Veränderungen in den motorischen Vorderhornzellen des Rückenmarks führen bei der *spinalen Muskelatrophie* zu *atrophischen Lähmungen,* vornehmlich der Hand- und Unterarmmuskeln. Es treten *faszikuläre Zuckungen* in den Muskeln auf. Die Sensibilität bleibt ungestört. Auch diese Krankheit schreitet unbeeinflußbar fort.

Eine Sonderform der spinalen Muskelatrophie ist die *infantile progressive spinale Muskelatrophie* (WERDING-HOFFMANN), die sich schon im frühesten Kindesalter mit *schlaffen atrophischen Paresen* zeigt und innerhalb von Monaten oder wenigen Jahren durch die Komplikation infolge von Lähmungen der Schluck- und Atemmuskulatur zum Tode führt. Eine wirksame Therapie gibt es nicht.

Weitere – seltene – Sonderformen der spinalen Muskelatrophie mit typischer Verteilung der Lähmungen oder gebunden an ein bestimmtes Lebensalter sind bekannt.

Amyotrophische Lateralsklerose

Sowohl die Symptome der *spastischen Spinalparalyse* als auch der *spinalen Muskelatrophie* sind vereinigt im Krankheitsbild der *amyotrophischen Lateralsklerose* (auch: *myatrophische L.).* Degenerative Veränderungen zeigen sowohl die zentralen motorischen Bahnen als auch die motorischen Vorderhornzellen des Rückenmarks.

Erste *Symptome* sind häufig *atrophische Paresen der kleinen Handmuskeln* (Daumenballen!) (Abb. 73), die dann langsam rumpfwärts fortschreiten. Die Paresen können jedoch auch in den Zehen oder bei anderen Verlaufstypen in rumpfnahen Muskelgruppen beginnen. Häufig bemerken die Patienten zuerst lästige *faszikuläre Muskelzuckungen* und werden dann erst bei genauer Betrachtung der befallenen Gebiete auf die Atrophien aufmerksam. Treten zu den progredienten atrophischen Paresen *spastische Reflexsteigerungen* und *pathologische Reflexe,* sind Zweifel an der Diagnose der amyotrophischen Lateralsklerose ausgeschlossen. Sensibilitätsstörungen treten nicht auf.

Neben dem Rückenmark kann auch das Gebiet der unteren Hirnnervenkerne von dem degenerativen Prozeß befallen werden, und es kommt zu Paresen der Schlundmuskulatur, Atrophie der Zunge, die häufig sehr starkes Faszikulieren zeigt, und zu einer Schwäche der mimischen Muskeln. In manchen Fällen ist das Leiden über lange Zeit oder ganz auf die Hirnnerven beschränkt. Die Kranken mit einer solchen *chronischen progressiven Bulbärparalyse* sind vor allem durch Schluckstörungen und eine bis zur Unverständlichkeit reichenden Sprechbehinderung gequält.

Die amyotrophische Lateralsklerose beginnt meist jenseits des 40. Lebensjahres und schreitet unaufhaltsam fort. Männer sind häufiger betroffen als Frauen. Der Tod tritt in der Mehrzahl der Fälle nach 1–2 Jahren ein.

Die *krankengymnastische Behandlung* kann bei der amyotrophischen Lateralsklerose ebenso wenig wie bei der spastischen Spinalparalyse oder der spinalen Muskelatrophie eine Besserung erreichen. Allenfalls gelingt für einen kurzen Zeitraum die Nutzung von Ersatzfunktionen anstelle paretischer Muskelgruppen. Oft sind allein psychologische Gesichtspunkte ausschlaggebend für die Fortführung der Übungsbehandlung. Die Betreuung und Pflege von Patienten mit einer amyotrophischen Lateralsklerose gehört zu den schwersten Aufgaben in der Neurologie.

Funikuläre Spinalerkrankung

Die *funikuläre Spinalerkrankung (funikuläre Myelose)* hat ihre Ursache in einem Stoffwechselleiden. Das in einer normalen Ernährung ausreichend enthaltene Vitamin B_{12} wird nicht in genügender Menge vom Körper resorbiert. Folge ist in erster Linie das ins Gebiet der inneren Medizin gehörende Krankheitsbild der *megaloblastischen Anämie* („perniziöse Anämie"). Daneben kann es infolge veränderter Stoffwechselbedingungen zu einer Schädigung der langen Rückenmarksbahnen kommen. Betroffen sind vor allem die für die sensible Leitung verantwortlichen Hinterstränge, daneben aber auch die Pyramidenbahnen. Dem Befall der Rückenmarksstränge (funiculus = Strang) entsprechend sind die *Symptome:*

172

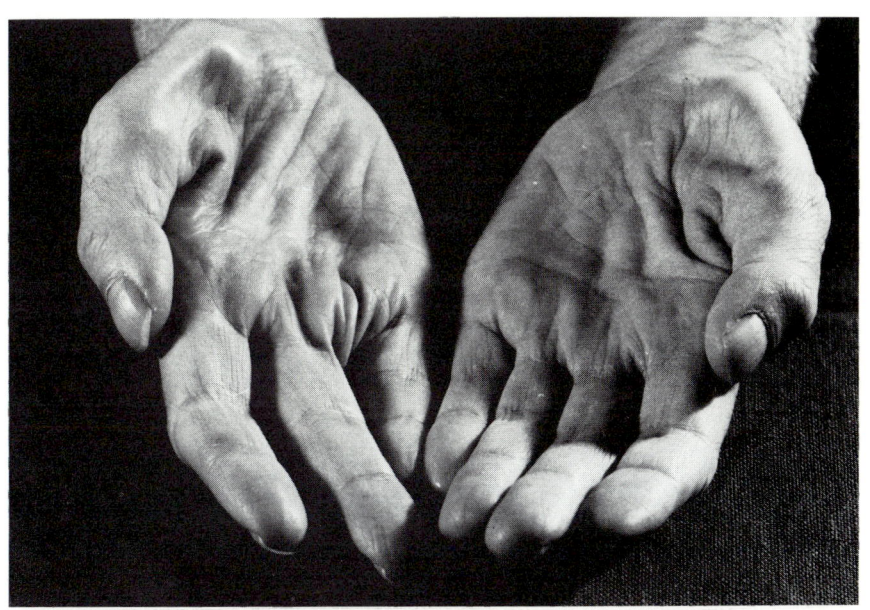

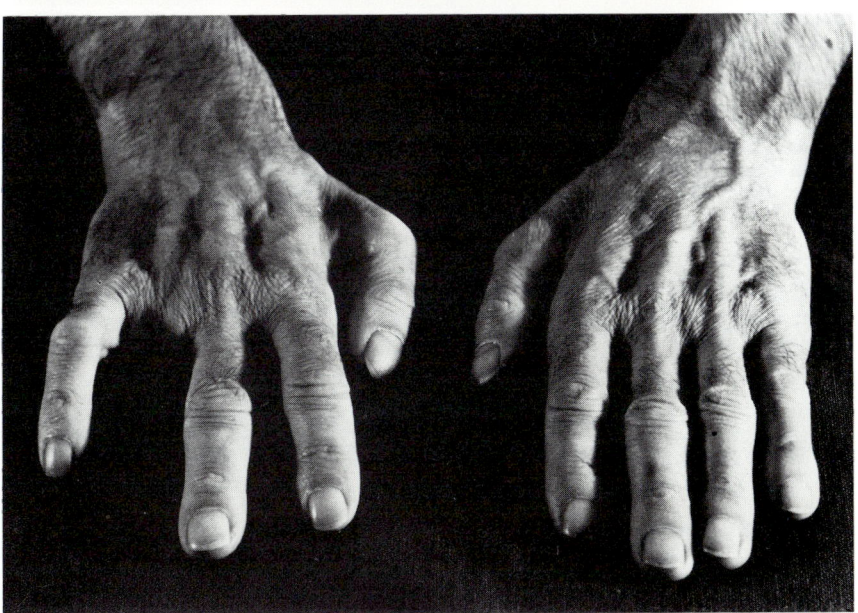

Abb. 73: *Amyotrophische Lateralsklerose. Ausgeprägte Atrophien der kleinen Handmuskeln (Fehlen des rechten Ringfingers ist Folge einer früheren Verletzung).*

173

Sensibilitätsstörungen, die meist an den Extremitätenenden beginnen und rumpfwärts fortschreiten können. Die Beine werden häufiger betroffen als die Arme.

Parästhesien – Mißempfindungen – äußern sich als Kribbeln, als Brennen, als Kältegefühl oder Elektrisieren.

Allästhesien – verfälschtes Empfinden – ist eine veränderte und verfremdete Wahrnehmung von Berührungs- und Schmerzreizen.

Hypästhesie, die Herabsetzung der Sensibilität ist meist auf die Extremitätenenden beschränkt.

Lagesinn und *Bewegungsempfinden* sind in besonderem Maße gestört. Die Kranken wissen ohne Kontrolle der Augen nicht, in welcher Position sich ein Extremitätenabschnitt oder eine ganze Extremität befindet, und sie können bei geschlossenen Augen auch nicht angeben, in welcher Richtung ein Extremitätenabschnitt passiv bewegt wird.
Auch das *Vibrationsempfinden* ist beeinträchtigt.

Motilitätsstörungen treten bei der funikulären Spinalerkrankung auf in Form von *spastischen Paresen.* Gelegentlich sind die Eigenreflexe abgeschwächt oder aufgehoben.

Für den Patienten steht im Vordergrund der Beschwerden die oft hochgradige *spinale Ataxie* infolge des gestörten Lage- und Bewegungsempfindens. Hinzu kommt die Behinderung durch die Spastik. Nicht selten führt die Ataxie zu absoluter *Gehunfähigkeit.*

Die Diagnose der funikulären Spinalerkrankung stützt sich einmal auf den neurologischen Befund, zum anderen auf das veränderte Blutbild (in einzelnen Fällen ist es normal), das Fehlen von Magensäure und dem mit einer Spezialuntersuchung möglichen Nachweis einer Vitamin B_{12}-Resorptionsstörung.

Gleichfalls im Gefolge eines B_{12}-Mangelzustandes können schwere geistigseelische Veränderungen als „Perniziosa-Psychose" vorkommen.

Die *Therapie* der funikulären Spinalerkrankung erfolgt durch Injektion hoher Dosen von Vitamin B_{12}. Orale Verabreichung ist nicht ausreichend.

Die *krankengymnastische Behandlung* folgt den Gesichtspunkten, wie sie auf S. 60 für die *spastischen Paresen* und auf S. 69 für die *spinale Ataxie* dargestellt sind.

Fehlbildungen

Mangelnder Schluß des Neuralrohres in der Embryonalentwicklung kann zu Fehlbildungen der Wirbelsäule und des Rückenmarks führen.

Die Spaltung eines oder mehrerer Dornfortsätze ist ohne krankhafte Bedeutung. Auch der unvollständige Verschluß des Wirbelkanals, die – unter den normal entwickelten Weichteilen von außen nicht erkennbare – *Spina bifida occulta,* kann ohne neurologische Ausfallserscheinungen bestehen.

Wölbt sich Rückenmarkshaut durch den Wirbeldefekt nach außen vor, spricht man von einer *Meningozele.* Eine *Meningomyelozele* enthält neben den Häuten auch Rückenmarkssubstanz und die *Meningomyelozystozele* zusätzlich eine mit Flüssigkeit gefüllte Zyste.

Kinder mit schweren Fehlbildungen des Rückenmarks sind kaum lebensfähig. In einzelnen Fällen kann durch eine frühe Operation die Lebenserwartung vergrößert werden. Meist bestehen jedoch erhebliche neurologische Ausfallserscheinungen mit dem Syndrom der mehr oder weniger vollständigen *Querschnittslähmung.* Blasenstörungen und Fußdeformitäten können Hinweis auf die Fehlbildung sein.

Die *krankengymnastische Behandlung* richtet sich auch hier nach den Gesichtspunkten, wie sie für die traumatisch entstandene Querschnittslähmung angegeben sind (S. 149).

Erkrankungen
von Gehirn und Rückenmark

Multiple Sklerose (Encephalomyelitis disseminata)

Die *Multiple Sklerose* (MS) ist eine Erkrankung mit herdförmigem Zerfall der Markscheiden – Demyelinisierung – des Zentralnervensystems, die sowohl das Gehirn als auch das Rückenmark befallen kann und daher in ihrer Symptomatik sehr vielgestaltig ist. Für viele Fälle typisch ist die multilokuläre Verteilung der Entmarkungsherde und der schubförmige Krankheitsverlauf.

Der Begriff „Multiple Sklerose" ist nicht allgemein geschätzt. Zum einen ist die „Sklerose" als narbige Verhärtung durch Gliawucherung an der Stelle untergegangenen Marks erst eine Folge des eigentlichen Krankheitsprozesses, und zum anderen zeigen sich im akuten Stadium der Erkrankung in den Entmarkungsherden entzündliche Veränderungen. Die zutreffende Bezeichnung ist daher sicher der Begriff *Encephalomyelitis disseminata,* der für das akute Stadium besagt, daß über Gehirn und Rückenmark Entzündungsherde verstreut sind. Auch aus psychologischen Gründen ist der Name MS nicht sehr glücklich, da viele Laien und auch Ärzte mit der Diagnose *Multiple Sklerose* den keineswegs immer berechtigten Schluß ziehen, daß die Zukunft des Kranken unabdingbar vom Fortschreiten der Symptome bis zur Pflegebedürftigkeit hin bestimmt sei.

Ursache

Bis heute ist die Ursache der Entmarkung nicht bekannt. Zur Zeit stehen zwei Hypothesen im Vordergrund. Diskutiert wird einmal die Annahme einer Autoimmunkrankheit und zum anderen die Infektion mit einem Virus.

Symptome

Eine Vielzahl von Symptomen kann das Krankheitsbild prägen. Sie können einzeln auftreten oder in unterschiedlichen Kombinationen. Im Verlauf mancher schwerer Erkrankungen sind nahezu alle Symptome nachweisbar.

Die *Neuritis nervi optici* oder die *Neuritis retrobulbaris* führt zu *Sehstörungen.* Die Kranken sehen nur undeutlich wie durch einen Schleier oder durch Nebel, oder es kommt zu einer sehr rasch sich entwickelnden ein- oder beidseitigen *Erblindung.*

Meist bilden sich diese Störungen innerhalb weniger Wochen wieder zurück. Als Folge der Sehnervenentzündung kann eine Atrophie der Sehnervenpapille bestehen bleiben. Man findet bei der Untersuchung am Augenhintergrund die Papille – vor allem an ihrem temporalen Rand – heller (temporale Abblassung). Die Untersuchung optisch evozierter cerebraler Potentiale (S. 43) kann bei der Diagnose hilfreich sein, auch wenn keine Sehstörungen angegeben werden.

Funktionsstörungen der Augenmuskeln führen zum Auftreten von *Doppelbildern*. Besonders häufig ist eine Parese des Nervus abducens. *Sensibilitätsstörungen* im Bereich des *N. trigeminus* kommen vor, manchmal als Schmerzen vom Typ der *Trigeminusneuralgie*. Ein- oder beidseitig kann die vom N. facialis versorgte *mimische Muskulatur gelähmt* sein. Befall des VIII. Hirnnerven führt zu *Schwindelgefühl* und zu einem *Nystagmus,* seltener zu einer *Hörminderung*.

Entmarkungsherde im Kleinhirn ziehen *Koordinationsstörungen* in Form der *zerebellaren Ataxie* (S. 66) nach sich mit Unsicherheit beim Gehen und Hantieren (Intentionstremor) und einer undeutlichen *skandierenden* (abgehackten) *Sprache*.

Störungen der Motilität äußern sich in *spastischen Paresen* mit Reflexsteigerungen. Die *Bauchhautreflexe* sind oft schon früh *erloschen*.

Eine Ungeschicklichkeit der Bewegungen – *Dysdiadochokinese* – kann sowohl Folge der Spastik als auch der zerebellaren Ataxie sein.

Häufig ist die *Sensibilität* betroffen. *Parästhesien* treten vornehmlich an Händen und Füßen auf. Oft wird auch ein Schnür- oder Bandagegefühl an den Extremitäten oder am Rumpf verspürt. Daneben kann eine *Hypästhesie* vorkommen, die sowohl in einer Herabsetzung der Oberflächensensibilität bestehen kann als auch in einer Beeinträchtigung der Tiefensensibilität.

Zu den häufigsten Symptomen gehören auch *Blasenfunktionsstörungen,* die sich als Inkontinenz oder Retentio äußern. Schließlich kann sich im Verlauf einer Multiplen Sklerose auch eine *organische Wesensänderung* einstellen. Sie imponiert sehr oft als eine heiter-optimistische Stimmung, die in krassem Gegensatz zu schwerer körperlicher Behinderung steht; die Kranken sind kritiklos und unbekümmert. Aber auch andere Prägungen einer organischen Wesensänderung kommen vor. Ein wesentlicher Baustein zur Diagnose – vor allem bei ansonsten spärlicher Symptomatik – kann der *Liquorbefund* sein. Vornehmlich im akuten Stadium finden sich eine leichte Vermehrung der Leukozyten im Liquor und eine Erhöhung des Globulingehaltes bei nur wenig oder gar nicht vermehrtem Gesamteiweiß. Bei gleichzeitiger Untersuchung der Globuline im Liquor und Blutserum kann der Nachweis des im Zentralnervensystem produzierten IgG (Immunglobulin G) die Diagnose stützen.

Verlauf

Die Multiple Sklerose läßt eine *Gesetzmäßigkeit* in ihrem Verlauf *nicht* erkennen. Bei einer kleinen Gruppe kommt es nur einmal oder in wenigen Schüben zu Krankheitszeichen, die vollständig oder ohne wesentliche Restsymptome abklingen. Die Mehrzahl der Kranken macht über Jahre und Jahrzehnte hinweg zahlreiche Krankheitsschübe durch, innerhalb deren sich dann eine Vielzahl von Symptomen zeigt. Zwar kommt es zu Rückbildungen, aber meist bleiben nach den einzelnen Schüben immer größere Defektsyndrome zurück. In einigen Fällen schreitet die Krankheit über Jahre kontinuierlich fort.

Schwere Krankheitsformen setzen die Lebenserwartung herab. Häufig sind Komplikationen die Todesursache.

Therapie

Eine sicher erfolgreiche und allgemein anerkannte *Therapie* der Encephalomyelitis ist *nicht bekannt*. Zahlreichen Behandlungsversuchen mit Medikamenten oder Diätformen blieb der Erfolg vorenthalten. Lediglich die Kortikoidbehandlung in der akuten Krankheitsphase scheint manchmal den Krankheitsverlauf zu beeinflussen. Bei der Unberechenbarkeit der Krankheit ist jedoch die Beurteilung der Erfolge sehr schwierig. Jeder Behandlungsversuch (es werden immer wieder kostspielige und meist obskure Verfahren angepriesen) sollte mit einem Nervenarzt besprochen werden.

Krankengymnastische Behandlung

Krankengymnastischer Befund

Optische Beobachtung: Eine stark ausgeprägte Spastik zeigt sich an der verkrampften Haltung der Gliedmaßen. Inaktivitätsatrophien können die Folge einer lange bestehenden Bewegungsbehinderung sein.

Taktile Beobachtung: Tonussteigerungen und schlaffe Muskulatur sind oft nebeneinander zu tasten, der unsystematischen Verteilung der Krankheitsherde entsprechend.

Messen/Schätzen: Die Gelenke sind passiv frei beweglich. Die aktive Bewegung kann behindert sein durch mangelnde Dehnfähigkeit der spastischen Muskulatur oder durch die Schwäche einzelner Muskelgruppen. Im Muskelstatus erfolgt die Zuordnung der Kraftgrade.

S-R-Probe: Das Lage- und Bewegungsempfinden ist oft weniger deutlich beeinträchtigt. Störungen im Bereich der Kleinhirnbahnen zeigen sich in einem ausgeprägten Zielwackeln (Intentionstremor) bei den Zeigeversuchen.

Sitzend oder stehend das Gleichgewicht zu halten fällt dem Kranken dann schwer, wenn Kopf und Rumpf in die zerebellare Ataxie einbezogen sind.

Der Gang ist breitbeinig und torkelnd. Flüssige Bewegungsabläufe sind nicht möglich.

Feinkoordinierte Bewegungen der Hand gelingen nicht; der Kranke hat Mühe, einen Gegenstand zu greifen.

178

Die Selbständigkeit in den täglichen Verrichtungen ist infolge der ataktischen Bewegungsführung erheblich beeinträchtigt.

Der Kranke ist bewußtseinsklar und meist zur Mitarbeit bereit. Eine leichte organische Wesensänderung mindert zuweilen die kritische Einsicht in die Schwere des Krankheitszustandes. Mit geduldiger und konsequenter Führung muß hier dann der Kranke davor bewahrt werden, sich selbst zu überfordern.

Gesichtspunkte der Behandlung

Vorbeugen gegen Gelenkkontrakturen, Druckschäden der Haut, Thrombose und Pneumonie bei Bettlägerigkeit im akuten Schub
Lockern der spastischen und Kräftigen der geschwächten Muskulatur
Schulen der Gleichgewichtsreaktionen
Üben koordinierter Bewegungsabläufe
Gangschulung

Maßnahmen

Vorbeugen gegen Gelenkkontrakturen, Druckschäden der Haut, Thrombose und Pneumonie bei Bettlägerigkeit im akuten Schub: Die Lagerung erfolgt in Mittelstellung aller Gelenke oder – bei starker Spastik – unter angemessener Dehnung der im Tonus überwiegenden Muskelgruppen. Polstern aller gefährdeten Körperstellen und regelmäßiges Umlagern verhindern Druckschäden der Haut. Die Maßnahmen zur Thrombose- und Pneumonieprophylaxe können aus den auf S. 69 f dargestellten Möglichkeiten ausgewählt werden.

Lockern der spastischen und Kräftigen der geschwächten Muskulatur: Langsames passives Bewegen der Gliedmaßen verbindet sich mit vorsichtigem Dehnen der Muskeln, um den Tonus herabzusetzen. Dehnlagerungen über 30 bis 60 Minuten, weich-schwingende Schüttelungen oder Bewegungen im Wasser lösen die stärker verkrampfte Muskulatur. Diese Lockerung erleichtert dem Kranken die aktive Bewegung, die in der PNF-Technik geführt wird, um die schwächeren Muskeln in der Bewegungskette zu stimulieren.

Schulen der Gleichgewichtsreaktionen: Kopf und Rumpf ruhig zu halten gelingt um so besser, je größer die Unterstützungsfläche ist. Mit zunehmender Sicherheit werden diese Hilfen abgebaut, bis schließlich das freie Stehen möglich ist.

Übungsbeispiele

1. Ausgangsstellung: Bauchlage,
   Unterarme aufstützen,
   Kopf anheben,
   Gleichgewicht gegen leichte Stöße am Schultergürtel verteidigen,
   Ablegen (Abb. 74).

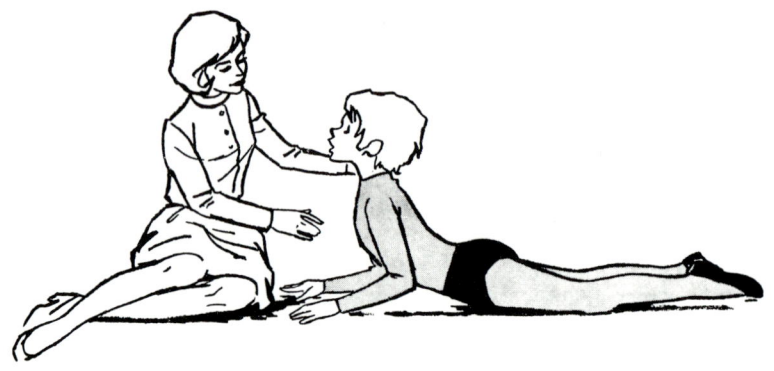

Abb. 74: *Bei ausgeprägter zerebellarer Ataxie können Kopf und Oberkörper gegen Widerstand ruhig gehalten werden, wenn die Unterstützungsfläche groß ist.*

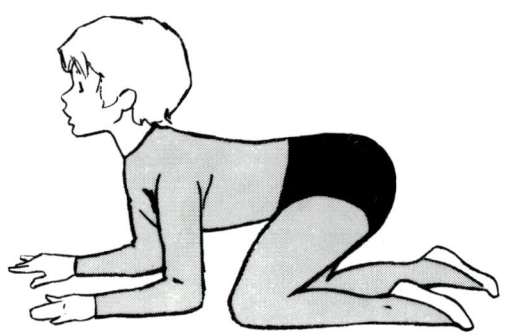

Abb. 75: *Gewichtsverlagerungen im Knie-Ellenbogenstand zur Schulung des Gleichgewichts.*

2. Ausgangsstellung: Knie-Ellenbogen-Stand,
   Gewicht verlagern, vor und zurück, mit und ohne Widerstand,
   Gleichgewicht verteidigen (Abb. 75).

3. Ausgangsstellung: Vierfüßlerstand,
   Gewicht verlagern mit und ohne Widerstand,
   Gleichgewicht verteidigen,
   Anheben der Arme im Wechsel,
   Anheben der Beine im Wechsel,
   Anheben von Arm und gegenseitigem Bein im Wechsel,
   Anheben von Arm und Bein der gleichen Seite im Wechsel (Abb. 76).

180

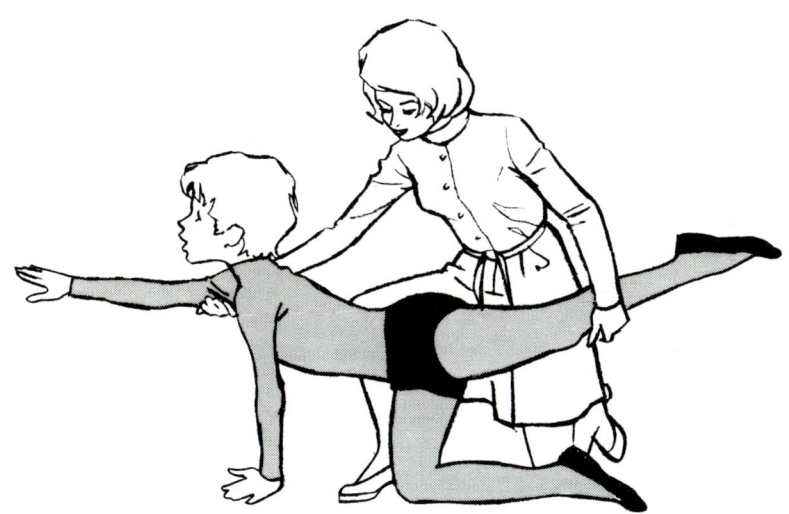

Abb. 76: *Die verkleinerte Unterstützungsfläche stellt höhere Anforderungen an die Gleichgewichtsreaktionen.*

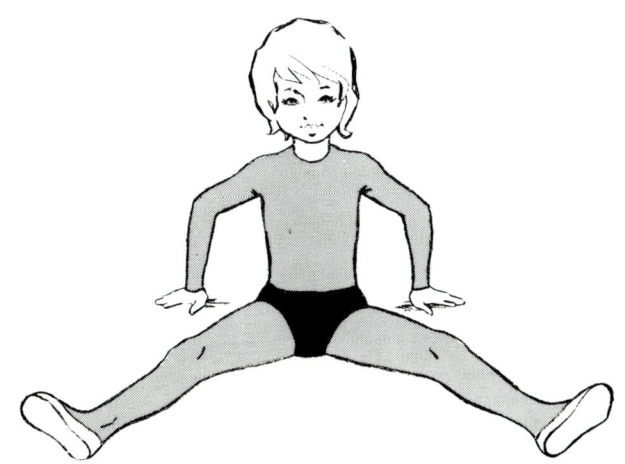

Abb. 77: *Aus dem Langsitz Aufrichten des Rumpfes.*

4. Ausgangsstellung: Langsitz, gegrätscht,
   Arme seitlich aufstützen, Rumpf aufrichten,
   Arme im Wechsel abheben,
   Rumpf drehen mit angehobenen Armen,

Gewichtsverlagerungen nach rechts und links mit und ohne Armhilfe,
Gewichtsverlagerungen vor und zurück (Abb. 77 bis 79).

5. Ausgangsstellung: Sitz auf dem Hocker,
   Rumpf aufrichten, Hände stützen,
   Arme anheben, Gewichtsverlagerungen in allen Richtungen.

6. Ausgangsstellung: Kniestand, leicht gegrätscht, Rumpf aufrichten,
   Mit der Rumpfdrehung fassen beide Hände über die gleiche Seite nach hinten an

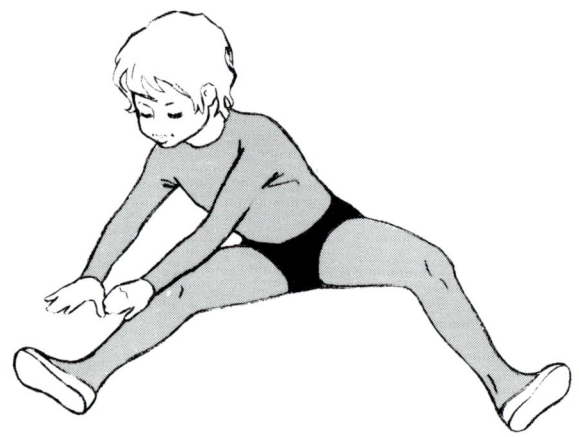

Abb. 78: *Aus dem Langsitz Gewichtsverlagerungen zur Seite.*

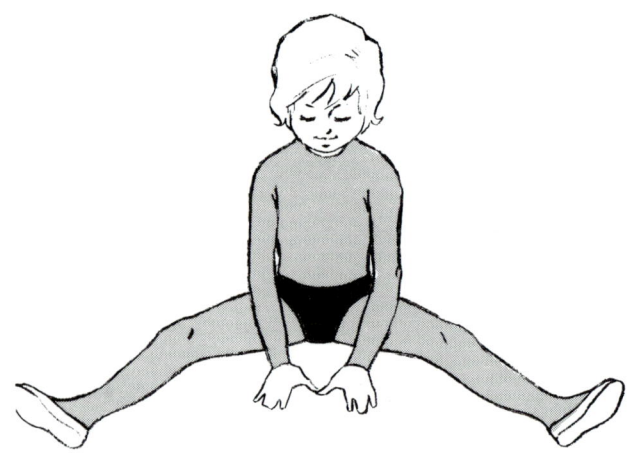

Abb. 79: *Aus dem Langsitz Gewichtsverlagerungen vor und zurück.*

182

die Füße,
Seitenwechsel (Abb. 80).

7. Ausgangsstellung: Halber Kniestand,
   Gewichtsverlagerung vor und zurück,
   Wechseln der Beinhaltung ohne Abstützen der Arme (Abb. 81 und 82).

8. Selbständiges, flüssiges Verbinden aller Ausgangsstellungen von der Lage bis
   zum Stand.

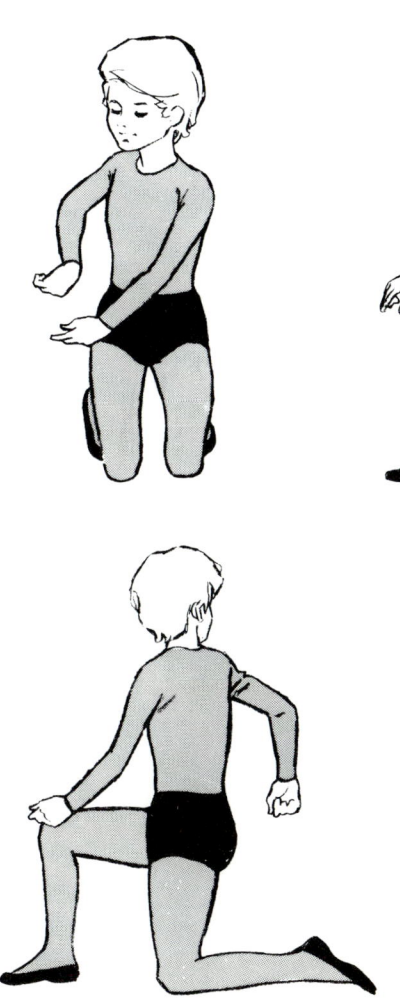

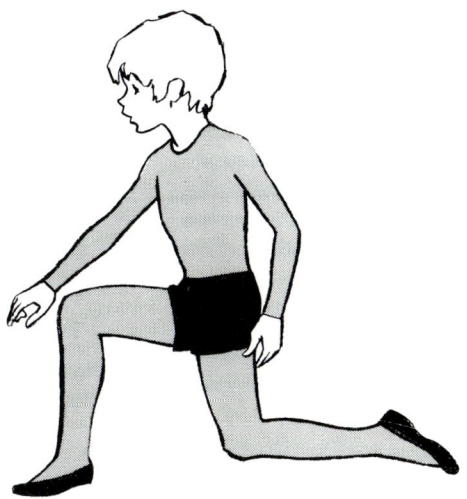

Abb. 80: *Rumpfdrehung und Gewichts-verlagerung im Kniestand.*
Abb. 81: *Gewichtsverlagerung im halben Kniestand.*
Abb. 82: *Rumpfdrehung im halben Kniestand zur Schulung der Gleichgewichtsreaktionen.*

Die Übungen zur Schulung des Gleichgewichtes erfahren eine Steigerung, wenn der Kranke sie auf dem Schaukelbrett ausführt (Abb. 83).

Üben koordinierter Bewegungsabläufe: Die grob ausfahrende Bewegung wird ruhig und zielsicher, wenn ihr ein angemessener Führungswiderstand entgegengesetzt wird. Dieser Widerstand kann durch den Krankengymnasten gegeben werden, er bietet sich aber auch im Bewegungsbad, wenn die Bewegung gegen den Auftrieb des Wassers gerichtet wird. Geübt wird in den gebräuchlichen Bewegungsmustern, wobei die ganze Funktionskette dynamisch beansprucht wird. Wichtig ist, den Widerstand so kräftig zu wählen, daß ein Abweichen vom vorgeschriebenen Bewegungsweg verhindert wird. Bei häufiger Wiederholung dieses Weges prägt sich das Muster dem Kranken ein. PNF-Technik und Bewegungsbad wurden als Übungsmöglichkeiten bereits genannt. Soll aber der Patient auch unabhängig vom Krankengymnasten seine Koordination schulen, so kann die Gummischnur eine brauchbare Hilfe werden, wenn der Kranke gegen ihren Widerstand seine Arm- oder Beinbewegungen ausführt (Abb. 84).

Gangschulung: Auch bei der Schulung eines sicheren und flüssigen Gehens gilt der Grundsatz der abbauenden Unterstützung. Unterarmstütze oder Handstock scheiden in der Regel als Gehhilfen aus, weil dieses „dritte Bein", durch den ataktischen Arm geführt, kaum größere Sicherheit verspricht. Der Gehwagen hingegen kann zu Beginn sehr nützlich sein (Abb. 85). Der kräftige Widerstand an Becken- oder

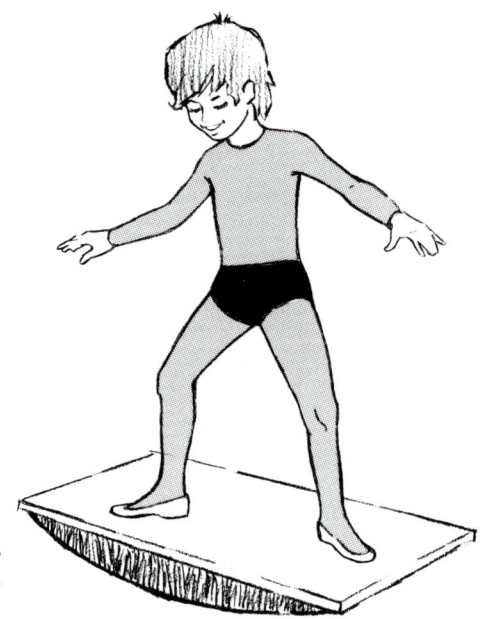

Abb. 83: *Das Schaukelbrett ist eine gute Hilfe zur Schulung der Gleichgewichtsreaktionen.*

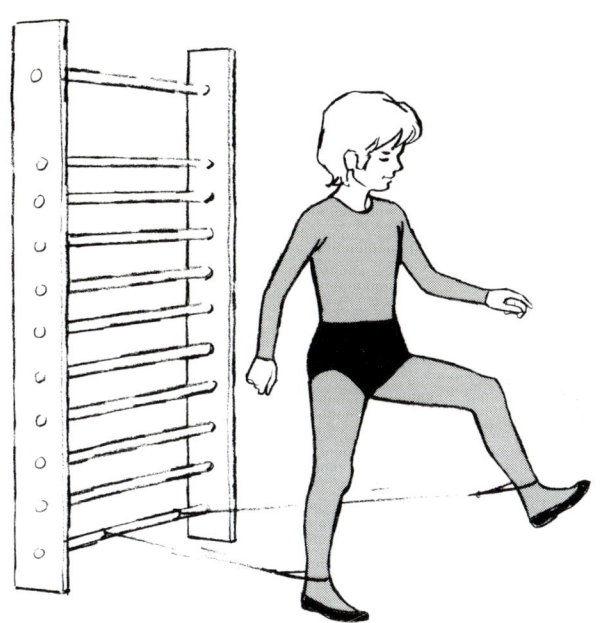

Abb. 84: *Die Gummischnur erleichtert durch ihren Widerstand die sichere Beinführung.*

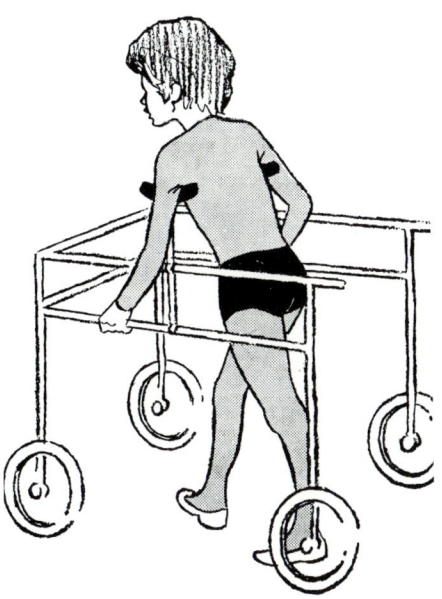

Abb. 85: *Der Gehwagen ist eine sichere Gehhilfe bei ausgeprägten Koordinationsstörungen.*

185

Schultergürtel gegen die Vorwärtsbewegung wird allmählich verringert. Eine auf den Boden gemalte „Straße" erleichtert dem Kranken die sichere Schrittführung (Abb. 86).

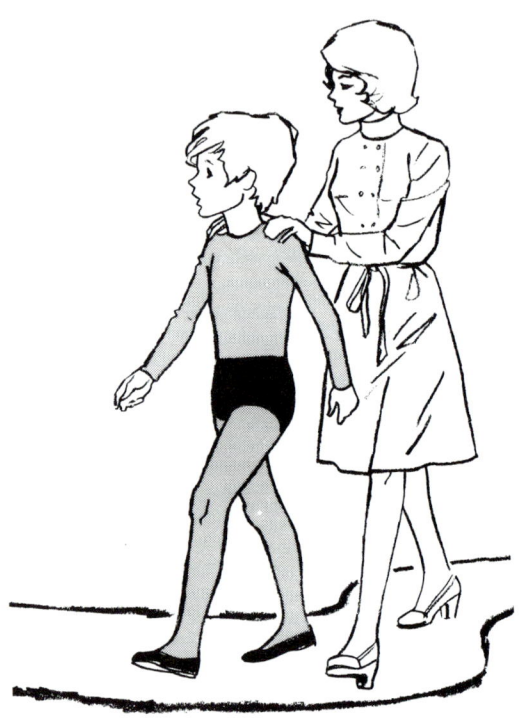

Abb. 86: *Widerstand beim Gehen und ein vorgezeichneter Weg erleichtern dem ataktischen Kranken die sichere Schrittführung.*

ZUR WIEDERHOLUNG

1. Nennen Sie krankengymnastische Möglichkeiten zur Koordinationsschulung bei zerebellarer Ataxie.

2. Nennen Sie die Gesichtspunkte der krankengymnastischen Behandlung im Akutstadium einer Encephalomyelitis disseminata, bei der die spastische Bewegungsstörung der Beine im Vordergrund der Symptomatik steht.

3. Beschreiben Sie das Gangbild eines Patienten mit zerebellarer Ataxie.

1. Stellen Sie ein Übungsprogramm zusammen, das ein Patient mit Encephalomyelitis disseminata (überwiegend spastische Bewegungsstörung) in seinen häuslichen Tagesablauf zur Kontrakturprophylaxe einbeziehen kann. Berücksichtigen Sie dabei die Alltagsbewegungen und Übungshilfen, die im Haushalt vorhanden sind.

2. Überlegen Sie, welche Unfallgefahren für einen Patienten mit Encephalomyelitis bei ausgeprägter zerebellarer Ataxie im häuslichen Bereich entstehen können. Entscheiden Sie aufgrund dieser Überlegungen über notwendige Hilfsmittel.

Luische Erkrankungen des Nervensystems

Die durch *Treponema pallidum* (Spirochäten) übertragene *Lues – Syphilis –* ist im ersten Stadium eine lokale Erkrankung an der Infektionsstelle. Im Sekundärstadium kann über eine hämatogene Aussaat der Erreger auch das Nervensystem befallen werden. Es kommt zur *akuten syphilitischen Meningoenzephalitis.* In das Tertiärstadium gehört die Lues cerebrospinalis, und schließlich zeigen sich als Spätfolgen die *Tabes* und die *Paralyse.*

Diagnose

Die Diagnose der Syphilis stützt sich auf die klinischen Erscheinungen und das Ergebnis serologischer Untersuchungen in Blut und Liquor. Der TPHA (Treponema-Pallidum-Hämagglutinationstest) beweist die Syphilis-Infektion und bleibt auch nach erfolgreicher Therapie positiv. Die früher übliche WASSERMANN-Reaktion (WaR) wird heute nicht mehr durchgeführt. Die Akuität des luischen Prozesses und damit seine Behandlungsbedürftigkeit richtet sich nach dem VDRL-(Veneral-Desease-Research-Laboratory-) Test. Ein erhöhter Titer dieser quantitativen Methode zwingt zur Behandlung.

Therapie

Die Therapie der Lues erfolgt in der Regel mit Penicillininjektionen oder -infusionen. Die Diskussion um die notwendige und ausreichende Dosierung ist – wie vielfach bei Behandlungsfragen – noch nicht abgeschlossen. Das bis vor kurzer Zeit empfohlene Behandlungsschema mit 15 bis 20 Millionen Einheiten Penicillin innerhalb von 2–4 Wochen reicht offensichtlich in manchen Fällen nicht aus. Höhere Dosierungen werden gefordert, und zum Wohle des Kranken sollte diese wichtige Behandlung nach Absprache mit einem Fachkundigen erfolgen, der mit den aktuellen Erfahrungen vertraut ist. Auch nach Abschluß einer Penicillinkur sind regelmäßige Liquor-Kontrollen in den folgenden Jahren notwendig, um ein Wiederaufflackern des Prozesses rechtzeitig zu erkennen und zu behandeln. Bei *jeder Lues* muß der Liquor untersucht werden, um einen Befall des Nervensystems rechtzeitig zu erkennen.

Die *krankengymnastische Behandlung* der in großer Vielfalt möglichen Symptome bei den einzelnen Formen der Lues des Nervensystems (Neurolues), insbesondere bei den Defektzuständen richtet sich nach der jeweiligen Art der Funktionsstörungen, die als *spastische* oder *atrophische Paresen* vorkommen. Bei der Tabes erfolgt die Behandlung der hier vorherrschenden *spinalen Ataxie* mit den auf S. 68 angegebenen Maßnahmen.

Frühsyphilitische Meningoenzephalitis

Die im Sekundärstadium auftretende *syphilitische Meningoenzephalitis* führt zu entzündlichen Veränderungen am Gehirn und an den Hirnhäuten. *Kopfschmerzen, Nackensteifigkeit, Fieber* weisen auf den meningealen Prozeß hin. Darüber hinaus können *Hemiparesen, Krampfanfälle* und *Hirnnervenstörungen* auftreten. Im Liquor finden sich eine *Zellzahlerhöhung,* eine *Eiweißvermehrung* und *positive Luesreaktionen.* Dramatische Verläufe können sehr schnell zum Tode führen.

Lues cerebrospinalis

Die *Lues cerebrospinalis* im Tertiärstadium der Erkrankung kann sich in verschiedenen Formen zeigen.

Meningeale Form

Diese meist schleichend sich entwickelnde Form bietet auch die Zeichen der *intrakraniellen Drucksteigerung* mit *Kopfschmerzen, Übelkeit, Erbrechen, Nackensteifigkeit* und *Stauungspapille.* Die vornehmlich an der Hirnbasis ablaufende Entzündung kann die *Hirnnervenfunktionen* beeinträchtigen und auch zu *endokrinen Störungen* führen. *Psychische Auffälligkeiten* kommen vor.

Vaskuläre Form

Entzündliche Veränderungen an den Arterien mit Gefäßverschlüssen können zu *Krampfanfällen, Hemiparesen, Sprachstörungen, Hirnnervenausfällen* und zur *Wesensänderung* führen.

Granulomatöse Form

Hier bildet sich ein typisches Granulationsgewebe, das wegen seiner Konsistenz als *Gumma* bezeichnet wird. Größere Gummen wirken wie Tumoren im Gehirn (S. 220) und rufen als Folge direkter Hirnschädigung oder des gesteigerten Drucks im Schädelinnern *psychische Störungen, Hemiparesen, Krampfanfälle, Sprachstörungen* oder *Hirnnervenausfälle* hervor.

Spinale Form

Sowohl die Rückenmarkshäute als auch das Mark selbst können von der syphilitischen Entzündung befallen werden. Mehr oder minder ausgedehnte *Querschnittslähmungen* kommen vor und umschriebene oder ausgedehntere *atrophische Paresen*.

Tabes

Die *Tabes* ist ein zu degenerativen Veränderungen im Rückenmark führender syphilitischer Prozeß im Spätstadium der Lues. Ihre Symptome stellen sich im Durchschnitt 8–12 Jahre nach der Infektion ein. Männer sind häufiger betroffen als Frauen. Manchmal sind die vorausgegangenen Stadien ohne auffällige Symptome abgelaufen, die Erkrankung dem Patienten daher unbekannt. Vornehmlich befallen sind die sensiblen Leitungsbahnen der Hinterstränge.

Symptome

Im Beginn der Erkrankung stehen oft heftige Schmerzen, die plötzlich, wie durch einen Lanzenstich verursacht – *lanzinierende Schmerzen* – attackenweise auftreten. Häufig ist die Tiefensensibilität hochgradig gestört, und es besteht eine ausgeprägte *spinale Ataxie*. Daneben können sich weitere Sensibilitätsstörungen einstellen in Form von *Parästhesien*, inselförmiger *Analgesie* (Schmerzunempfindlichkeit), *verzögerter Schmerzleitung*, Überempfindlichkeit gegen Kältereize – *Kältehyperpathie* –. Quälende Schmerzen in einzelnen Organen – *tabische Krisen* – sind meist auf Organerkrankungen zurückgehende Schmerzempfindungen, deren Wahrnehmung durch die Erkrankung der Leitungsbahnen verfälscht wird. Die *Eigenreflexe*, vornehmlich an den Beinen, sind meist *aufgehoben*. Häufig kommt es zu einer *Atrophie* des *Nervus opticus*, zu einer *reflektorischen Pupillenstarre* (fehlende Lichtreaktion bei guter oder nur gering eingeschränkter Reaktion der Pupillen auf Naheinstellung) und zu einer Differenz der Pupillenweite – *Anisokorie*. *Blasenstörungen* als Inkontinenz oder Retentio kommen gleichfalls bei der Tabes vor.

Therapie

Im akuten Stadium (erkennbar am Liquorbefund) wird auch die Tabes mit Penicillin behandelt. Keineswegs immer darf aber eine Rückbildung der Symptome erwartet werden. *Krankengymnastische Behandlung* gilt der spinalen Ataxie.

Paralyse

Die *Paralyse* tritt im Durchschnitt 8–20 Jahre nach der Infektion auf, betrifft wiederum Männer häufiger als Frauen. Es handelt sich um eine chronische Meningoenzephalitis mit Übergang in eine Degeneration der Nervenzellen.

Symptome

Meist stehen im Vordergrund psychische Veränderungen, die häufig schleichend beginnen und zu fortschreitendem *Intelligenzverlust – Demenz –* und zu *organischer Wesensänderung* führen. Eine andere Form der Paralyse äußert sich in *Größenideen* und unkritischer Aktivität.

Als *neurologische Symptome* können ebenso wie bei der Tabes *Pupillenstörungen* auftreten. Daneben kommen *artikulatorische Sprachstörungen – Dysarthrie –* vor. Schließlich sind wiederum *Hemiparesen, Aphasien* und *hirnorganische Krampfanfälle* möglich. Gelegentlich treten auch die weiteren Symptome der Tabes zugleich mit der Paralyse auf.

Therapie

Solange der Liquor entzündliche Veränderungen aufweist, ist die Penicillin-Therapie angezeigt. In den folgenden Jahren sind dann regelmäßige Liquorkontrollen notwendig, um ein Wiederaufflackern des Entzündungsprozesses frühzeitig zu erkennen.

Spinozerebellare Heredoataxien

Ausgeprägte Koordinationsstörungen sind die Folge einiger *vererbbarer* Erkrankungen, die zu degenerativen Prozessen im Kleinhirn und in einzelnen Rückenmarksbahnen führen. Zahlreiche Varianten dieser Leiden und Übergangsformen kommen vor. Zwei Hauptvertreter sollen hier genannt werden.

FRIEDREICH-Krankheit

Die nach N. FRIEDREICH benannte Erkrankung zeigt Degenerationen der Hinterstränge des Rückenmarks – oft auch der Pyramidenbahnen – und des Kleinhirns. Der *Krankheitsbeginn* liegt meist zwischen dem 8. und 14. Lebensjahr, manchmal schon früher. Prägendes *Symptom* ist die Ataxie mit Gangunsicherheit, Ungeschicklichkeit der Hände und artikulatorischen Sprachstörungen. Lage- und Bewegungsempfinden sind oft aufgehoben. Die Eigenreflexe können schwinden; daneben kommen pathologische Reflexe vor. Typisch ist eine Fußdeformität. Beim FRIEDREICH-Fuß liegt eine Hohlfußbildung mit gleichzeitiger Dorsalflexion der Zehen in den Grundgelenken und Plantarflexion in den übrigen Gelenken – Hammerzehe – vor.

Es kommt zum Intelligenzabbau und zur organischen Wesensänderung.

Der chronisch fortschreitende *Verlauf* ist nicht aufzuhalten. Die Lebenserwartung ist herabgesetzt. Eine wirksame *Therapie* gibt es *nicht*. *Krankengymnastische Bemühungen* orientieren sich an den durch die zerebellare oder die spinale Ataxie geprägten Koordinationsstörungen. Für eine gewisse Zeit kann dadurch manchmal die Abhängigkeit von Hilfe bei den täglichen Verrichtungen oder die Bindung an den Rollstuhl hinausgezögert werden.

NONNE-MARIE-Krankheit

Die von M. NONNE und P. MARIE beschriebene Erkrankung zeigt ähnlich wie die Friedreich-Krankheit eine Degeneration im Kleinhirn und in einzelnen Rückenmarksbahnen. Auch eine Großhirnatrophie kommt vor.

Der *Krankheitsbeginn* fällt in das mittlere Lebensalter. Führendes *Symptom* ist wiederum eine ausgeprägte Ataxie. Daneben können spastische Paresen, Hör- und Sehstörungen auftreten, und es kommt auch hier zum Intelligenzabbau und zur organischen Wesensänderung.

Dieses Leiden schreitet gleichfalls unbeeinflußbar fort, da eine *Therapie nicht* bekannt ist. *Krankengymnastische Maßnahmen* sollen wie bei der Friedreich-Krankheit der Ataxie gelten, werden aber auch hier nur vorübergehend und keinesfalls immer einen bescheidenen Erfolg haben.

Krankheiten
des Gehirns und seiner Häute

Bei einer großen Vielzahl von Erkrankungen des Gehirns entwickelt sich die *Hemiparese* als das führende neurologische Syndrom. Unabhängig von der Ursache und vom Entwicklungstempo dieser *einseitigen Körperlähmung* (der Ausdruck *Hemiplegie* wird im gleichen Sinne wie Hemiparese verwandt) ist der Symptomkomplex beim Vollbild der Hemiparese weitgehend einheitlich. Die – von der Therapie des Grundleidens nicht unmittelbar bestimmte – *krankengymnastische Behandlung* wird daher auch weitgehend die gleiche sein. Sie soll deshalb am Anfang des Kapitels ohne Berücksichtigung der Entstehungsursache zusammenfassend dargestellt werden. Abweichungen von diesem Behandlungsplan, wie sie im Einzelfall aus der Ursache oder der Kombination mit anderen Symptomen notwendig werden, sind im Zusammenhang mit der Beschreibung der Krankheitsbilder genannt.

Die spastische Hemiparese

Ursachen

Für die Entstehung der spastischen Hemiparese können recht unterschiedliche Krankheitsbilder verantwortlich sein, die im einzelnen in den nachfolgenden Abschnitten besprochen werden.

Immer liegt die Ursache der *spastischen Hemiparese* in einer *Schädigung der zentralen motorischen Bahnen des Gehirns*.

Symptome

Das *Syndrom der spastischen Hemiparese* setzt sich zusammen aus einer *Parese* und *Tonussteigerung in der Muskulatur* auf der der geschädigten Hirnhälfte gegenüberliegenden Körperseite. Die *physiologischen Reflexe* sind *gesteigert*, und es lassen sich *pathologische Reflexe* auslösen.

Ausdehnung und Grad der Parese hängen vom Umfang und Ort der Gewebeschädigung ab. Häufig ist die Muskulatur der unteren Gesichtshälfte und des Armes besonders stark betroffen. Man spricht vom *brachio-fazialen Typ* der Hemiparese.

192

Die Muskulatur der oberen Gesichtshälfte ist kaum je nennenswert gelähmt, weil der Teil der motorischen Bahnen für den oberen Gesichtsteil nicht zur Gegenseite kreuzt. Durch diesen unterschiedlichen Befall der Gesichtsmuskulatur ist die „zentrale" von der peripheren *Fazialislähmung* (S. 118) zu unterscheiden.

Infolge der spastischen Tonuserhöhung der gesamten Muskulatur kommt es meist zu einer typischen Haltung der Kranken. Sie wird dadurch geprägt, daß die auch physiologischerweise kräftigeren Muskeln überwiegen: an den Armen die Beuger, an den Beinen die Strecker. Diese Haltung wird als der *WERNICKE-MANNsche Prädilektionstypus* bezeichnet (Abb. 87). Vor allem nach schweren und plötzlich einsetzenden Schäden der zentralen motorischen Bahnen können im Anfang oft Tonuserhöhung und Reflexsteigerung fehlen. Die *Muskulatur* ist dann *schlaff paretisch,* die *Reflexe* sind *abgeschwächt* oder *erloschen.* Erst im weiteren Verlauf entwickelt sich die Spastik.

Zugleich mit der Parese findet sich häufig eine *Sensibilitätsstörung* auf derselben Körperseite und – bei Rechtshändern – eine *Aphasie,* wenn die linke Hirnhälfte betroffen ist (bei Linkshändern umgekehrt).

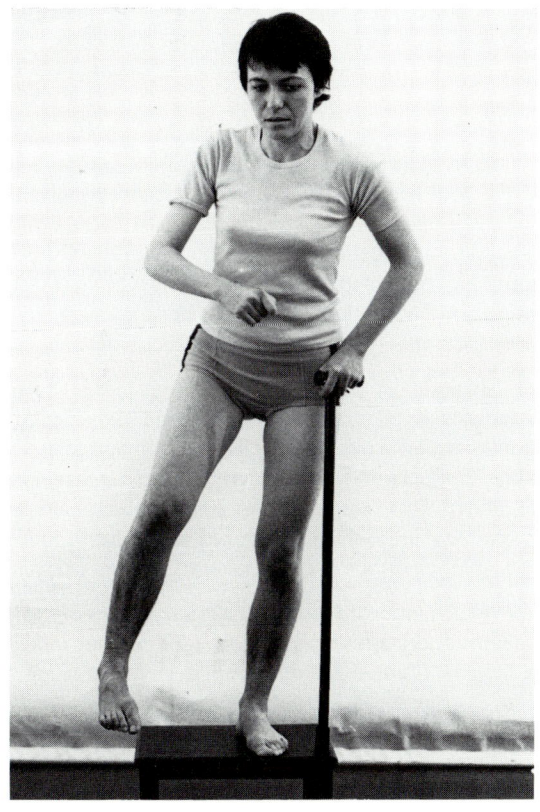

Abb. 87: *Spastische Hemiparese rechts. WERNICKE-MANNscher Prädilektionstyp.*

Therapie

Das therapeutische Vorgehen richtet sich nach der Ursache der Hemiparese. Möglichkeiten und Grenzen werden im Zusammenhang mit den einzelnen Krankheitsbildern besprochen.

Krankengymnastische Behandlung

Krankengymnastischer Befund

Optische Beobachtung: Spannungsunterschiede zwischen einzelnen Muskelgruppen zeigen sich im *spastischen Stadium* in einer typischen Haltung der Gliedmaßen: der Arm liegt angewinkelt, Hand- und Fingergelenke sind gebeugt; das Bein ist gestreckt adduziert, der Fuß in Spitzfußhaltung supiniert.

Taktile Beobachtung: Hand und Fuß der betroffenen Körperseite können feucht und kühl sein. Der Tonus der Beugemuskulatur des Armes und der Streckmuskulatur des Beines ist heraufgesetzt im Vergleich zu den jeweiligen Antagonisten. (Im Frühstadium – schlaffes Stadium – ist der Tonus in allen Muskelgruppen herabgesetzt).

Beim Prüfen der *Gelenkbeweglichkeit* setzt die spastische Muskulatur der *passiven Bewegung* einen oft schmerzhaften Widerstand entgegen. Vornehmlich Schulter-, Hand- und Fingergelenke sind von einer zunehmenden Bewegungseinschränkung bedroht. Das Ausmaß der *aktiven Gelenkbeweglichkeit* wird vom Grad der willkürlich steuerbaren Muskelaktivität bestimmt. Auch hier wirken erhöhte Grundspannung, mangelnde Dehnfähigkeit der spastischen Muskelgruppen (mangelnde Antagonistenhemmung) und der Zwang der spastischen Bewegungsmuster begrenzend auf den Spielraum der Gelenke.

Messen/Schätzen: Die *Kraft* der Muskeln ist im Vergleich zur gesunden Seite herabgesetzt. Vor allem in den Antagonisten der im Tonus überwiegenden Muskulatur kann es zu deutlichen Inaktivitätsschwächen kommen. Auf der betroffenen Seite überwiegt im allgemeinen die Kraft der Beuger des Armes und der Strecker des Beines die ihrer jeweils antagonistischen Gruppen. Nur selten gelingt es dem Kranken, einzelne Muskeln anzuspannen: er kontrahiert ganze Funktionsgruppen. Es empfiehlt sich daher, die grobe Kraft ebenfalls in Funktionsgruppen zu prüfen.

S-R-Probe: Die abgeschwächte *Oberflächensensibilität* ist für die krankengymnastische Behandlung weniger bedeutsam als die *Einschränkung des Lage- und Bewegungsempfindens*. Die erkrankte Seite ist oft dem Körpergefühl des Patienten ganz oder teilweise entzogen, er hat sie „vergessen" (Körperschemastörung). *Koordinierte Bewegungsabläufe* sind deshalb nicht möglich, zumal Tonusveränderung und „einschießende" spastische Bewegungsmuster willkürlich kaum auszugleichen sind.

194

Sitzend das *Gleichgewicht* zu halten, fällt dem Kranken schwer. Er neigt zur gesunden Seite, weil er „vergißt", auch die kranke Seite zu belasten, und weil der Gegenhalt der gelähmten Rumpfhälfte fehlt.

Der *Gang* zeigt typische Merkmale:

Zirkumduktion des Beines, das durch Streckhaltung, Adduktion und Spitzfußhaltung funktionell verlängert ist. En-Bloc-Bewegung des Rumpfes, dem beim Schritt die Gegendrehung von Schultergürtel und Becken fehlt.

Dieses als WERNICKE-MANN-Gang bekannte Bild wird ergänzt durch die Haltung des Armes in geringer Abduktion mit Beugung im Ellbogen, in Hand- und Fingergelenken (Abb. 87). Die gelähmte *Hand* ist für geschickte Hantierung nicht zu gebrauchen. Meist ist sie zur Faust mit adduziertem Daumen geschlossen und läßt sich nur mühsam öffnen. Den Fingern fehlt die Fähigkeit zu abgestuften Einzeltätigkeiten. Größere Gegenstände können manchmal gehalten, oft aber nicht wieder losgelassen werden.

Die *Mitarbeit* des Kranken kann durch *Bewußtseinstrübung* vorübergehend vermindert sein. Bei rechtsseitiger Lähmung können *aphasische Störungen* die Verständigung erschweren. Sie dürfen keinesfalls übersehen oder als mangelnde Bereitschaft des Kranken zur Mitarbeit mißdeutet werden.

Gesichtspunkte der Behandlung im Stadium der schlaffen Lähmung

Thrombose- und Pneumonieprophylaxe
Vermeiden von Druckschäden der Haut
Vermeiden von Gelenkkontrakturen
Anregen der Muskeltätigkeit auf der erkrankten Körperseite

Maßnahmen

Thrombose- und Pneumonieprophylaxe: Sie erfolgen nach den auf S. 70f beschriebenen Regeln.

Vermeiden von Druckschäden der Haut: Druckschäden der Haut wird durch Polsterung aller gefährdeten Stellen und durch regelmäßigen Lagewechsel vorgebeugt.

Vermeiden von Gelenkkontrakturen: Zwar handelt es sich im Frühstadium häufig um eine schlaffe Lähmung; dennoch aber soll bei der Lagerung der Gliedmaßen die später auftretende Tonussteigerung schon beachtet werden: Kopf in Mittelstellung. Die zurückgesunkene, gelähmte Körperhälfte wird unterlagert. Schultergelenk in Abduktion, Ellbogengelenk in Streckung, Handgelenk dorsalflektiert, Finger gestreckt mit abgespreiztem Daumen. Eine Rolle in der Hand stimuliert den Greifreflex und fördert damit die Beugetendenz der Finger. Sie ist als Lagerungsmittel abzulehnen. Stundenweise wird der Arm hinter den Kopf gelegt, um die Bewegungsfreiheit im Schultergelenk zu erhalten.

Bei ausgeprägter Beugetendenz des Beines muß dieses in Streckung und leichter Abduktion gelagert werden. Die Dorsalflexion des Fußes wird durch ein Kissen gehalten.

Beim *regelmäßigen passiven Bewegen* werden vor allem die Muskeln, deren Tonus später erfahrungsgemäß überwiegt, behutsam gedehnt. Das Schultergelenk bedarf hierbei größter Sorgfalt, droht doch gerade dem Hemiplegiker die *schmerzhafte Schultersteife* mit nachfolgendem SUDECK-Syndrom. Zum frei beweglichen Schultergelenk gehört ein locker verschiebliches Schulterblatt. Auch dafür muß Sorge getragen werden.

Anregen der Muskeltätigkeit auf der erkrankten Körperseite: So rasch wie möglich muß die gelähmte Körperseite zur Tätigkeit angeregt werden, damit nicht der Kranke sich völlig auf die verbliebenen Funktionsmöglichkeiten konzentriert und sich schließlich mit diesen begnügt. Die Störung des Körperschemas, das „Vergessen" der kranken Seite würde diesen Prozeß zunehmender motorischer Genügsamkeit erfolgreich unterstützen. Es gilt also, frühzeitig Bewegungen hervorzulocken und die Aufmerksamkeit des Kranken auf diese Bewegungen zu lenken.

Als *Hilfen zur Bewegungsstimulation im Frühstadium* (schlaffes Stadium) dienen: Kräftige Spannungsarbeit der gesunden Muskulatur – PNF – gegen maximalen Widerstand.
Proprio- und exterozeptive Reize auf der gelähmten Seite
    Vordehnung
    Klopf- und Berührungsreize auf Haut und Muskulatur
    Druck und Zug am Gelenk.
    Richtungshilfen durch Handkontakt und
    Führungswiderstand bei Bewegungsaufträgen an die betroffene Körperseite.
Das Wecken von Bewegungsantworten auf der gelähmten Seite erfordert vom Kranken ein hohes Maß an Konzentration und vom Krankengymnasten Sicherheit in der anzuwendenden Technik, Geschick und Geduld bei der Vermittlung des Bewegungsauftrages. Oft bringt erst die häufige Wiederholung einer Übung die gewünschte Reaktion (räumliche und zeitliche Summation) in der gelähmten Gliedmaße. Jedoch soll der Kranke an jeder auch noch so geringen Antwort seiner betroffenen Körperseite beteiligt werden, damit auch ihm der Erfolg seiner Mühen bewußt wird und er langsam das gestörte Körpergefühl wieder aufbaut.

Bewegungen des Beines sind in der Regel sehr viel früher zu erwarten als die des Armes. Hier kann der Kranke oft schon nach wenigen Tagen willkürlich strecken und beugen, wenn auch diese Bewegungen vom Zwang der spastischen Muster geprägt sind: Hüftbeugung in Abduktion und Außenrotation, Streckung mit Adduktion und Innenrotation im Hüftgelenk und Plantarflexion des Fußes.

Muskeltätigkeit auf der erkrankten Körperseite bedeutet nicht allein Bewegungen von Arm und Bein. Auch der *Rumpf* muß frühzeitig in das Übungsprogramm einbezogen werden. Zum typischen Bewegungsbild des Hemiplegikers gehört die „En-Bloc-Bewegung" des Rumpfes: Die Gegendrehung von Becken und Schulter-

gürtel gelingt nicht. Dies führt zur Unbeholfenheit im Gang. Auch die Bewegungen des Armes sind erschwert, weil ihnen das Widerlager im Rumpf fehlt.
Beispiel eines Behandlungsganges im Frühstadium:

1. *Umlagerungen* (anfangs aktiv – unterstützt, dann aktiv)
   Drehen auf die erkrankte Körperseite
   Drehen auf die gesunde Körperhälfte
   Drehen bis in die Bauchlage

2. *Rumpfstabilisation* durch „Tapping" und „Placing" in verschiedenen Ausgangsstellungen
   Lage auf der erkrankten Seite
   Lage auf der gesunden Seite
   Sitz auf der Bettkante

3. *Mobilisation der Schulter* durch Druck und Zug vom gestreckten und außenrotierten Arm her in
   Seitlage auf der gesunden Körperseite

4. *Bewegungsmuster* (PNF) gegen maximalen Widerstand mit dem gesunden Arm und Bein in
   Rückenlage
   Seitlage auf der erkrankten Körperseite.

Beobachtung der gelähmten Rumpfseite und der betroffenen Gliedmaßen ist ein *wesentlicher Bestandteil der Behandlung*. Keine Reaktion darf der Aufmerksamkeit entgehen, denn nur dann kann jede kleinste Antwort in den gelähmten Körperabschnitten sofort aufgegriffen und funktionell verwertet werden.

Gesichtspunkte der Behandlung im Stadium der spastischen Lähmung

Mit dem Auftreten einer *Tonussteigerung* oder von Bewegungsansätzen im Muster der *Synergien* ist das schlaffe Stadium beendet. Die krankengymnastische Behandlung der nun *spastischen Hemiparese* wird um folgende Gesichtspunkte erweitert:
Schulen der Stell- und Gleichgewichtsreaktionen
Üben der Stützfunktion des betroffenen Armes
Schulen von Bewegungen außerhalb der spastischen Muster
Gangschulung
Üben der Handfunktionen
Schulen von Ersatzbewegungen
Auswahl von Hilfen für den Alltag

Maßnahmen

Schulen von Stell- und Gleichgewichtsreaktionen: Die automatischen Stell- und Gleichgewichtsreaktionen dienen der Ausrichtung von Kopf und Rumpf im Raum, sind Grundlage geschickter Extremitätenbewegungen und erhalten bei allen Tätigkeiten die Körperbalance.

Richtungsgebende manuelle Hilfe durch den Krankengymnasten erleichtert dabei dem Kranken die Bewegungsführung. Erst wenn ein Bewegungsablauf harmonisch erfolgt, werden die manuellen Hilfen zurückgenommen.

Übungsaufbau:
1. Drehen auf die Seite
   über die kranke Seite
   über die gesunde Seite
2. Drehen in Bauchlage
3. Drehen von der Bauchlage in die Rückenlage
   Bei den *Drehbewegungen* wird zuerst ein Bein über das andere gesetzt, es folgt eine Drehung des Beckens und schließlich folgen Kopf, Schulter und Arm. Ebenso kann die Drehung von Kopf und Schulter eingeleitet werden, das Becken folgt.
4. *Unterarmstütz:* Gewicht verlagern von einem Arm auf den anderen. „Tapping" am Schultergürtel zur Stimulation der Stützmuskulatur.
5. *Unterarmstütz:* Wechselweise Beugen und Strecken der Beine – amphibische Bewegungen –. Der Kopf dreht über die Schulter, Blick zum jeweils bewegenden Bein.
6. *Knie-Ellbogen-Stand:* Gewicht vor-, rück- und seitverlagern. „Tapping" und „Placing" an Becken- und Schultergürtel.
7. *Vierfüßlerstand,* eventuell mit passiv vom Krankengymnasten gehaltener Ellbogenstreckung, solange der M. triceps brachii noch nicht kräftig genug ist: Gewichtsverlagerung wie beim Knie-Ellbogen-Stand.
8. *Kniestand:* Gewichtsverlagerung zu den Seiten mit kurzem Anheben des unbelasteten Beines. Widerstand am Becken geben. Rotation des Schultergürtels gegen aktiv fixiertes Becken.
9. *Halber Kniestand:* Gewichtsverlagerungen vor und zurück, Rotation des Schultergürtels.
10. Vom halben Kniestand zum *Stand* hochkommen.
11. *Übergang* von einer Körperhaltung in die andere aus der Lage bis zum Stand.

Es ist ratsam eine neue Körperhaltung erst dann hinzuzunehmen, wenn die vorherige „leichtere" beherrscht wird und ohne Hilfe eingenommen werden kann.

Üben der Stützfunktion des betroffenen Armes: Relativ früh, d. h. sobald der Patient auf der Bettkante oder der Behandlungsbank sitzen kann, wird das Abstützen auf dem gelähmten Arm geübt. Vorschlag für den Übungsaufbau:
1. Der Arm wird mit außenrotierter Schulter, gestrecktem Ellbogengelenk, dorsalextendiertem Handgelenk, gestreckten und gespreizten Fingern und abduziertem Daumen seitlich neben dem Kranken aufgesetzt. Bei der Aufforderung, das Körpergewicht auf diesen Arm zu verlagern, wird die Schultergürtel- und Ellbogenstreckmuskulatur durch Tapping zur aktiven Stabilisation stimuliert.

2. Der Krankengymnast hält die Hand des Patienten in der oben beschriebenen Stellung, den Ellbogen in Streckung, während der Kranke aufgefordert wird, sein Körpergewicht schaukelnd seitlich zu verlagern, wobei jeweils beim Schwung auf die betroffene Seite der gelähmte Arm auf Bett oder Bank abstützen muß.

3. Mit zunehmender aktiver Stabilisation des Ellbogengelenkes wird nur noch die Hand vom Krankengymnasten in Streckung gehalten, das Abstützen des Armes erfolgt in größerer Entfernung vom Körper.

4. Der Krankengymnast steht hinter dem Patienten und bringt ihn überraschend zur gelähmten Seite hin aus dem Gleichgewicht, um eine automatische Stützreaktion des Armes auszulösen.

Schulen von Bewegungen außerhalb der spastischen Muster: Die spastischen Muster können zwar vom Kranken für einige anspruchslose Verrichtungen ausgenutzt werden, zwingen ihn aber andererseits auch zu Bewegungsabläufen, die – ohne Korrektur – funktionell nur schwer zu verwerten sind. So trifft beispielsweise innerhalb der Beugesynergie die Hand auf die Schulter, soll aber doch im geläufigen Gebrauch zum Gesicht geführt werden können. *Der Kranke muß also lernen, durch Einsatz des M. pectoralis die Schulter vorn zu halten, während der Ellbogen beugt* (Abb. 88 und 89).

Das Hüftgelenk wird im Streckmuster adduziert und einwärts gedreht. Sicherer Stand und Schritt verlangen aber den Einsatz der Abduktoren auch bei gestreckter Hüfte. Am häufig positiven TRENDELENBURG-Zeichen zeigt sich deutlich die beim Hemiplegiker vorhandene Glutäenschwäche. *Durch das Üben der Hüftstreckung mit Abduktion wird an dieser Stelle das Streckmuster aufgelöst. Bei der Hüftbeugung sollen Abduktion und Außenrotation vermieden werden* (Abb. 90).

Ebenfalls der Fuß muß vom Zwang der Synergie befreit werden. Er wird beim Gehen zum gefahrvollen Hindernis, wenn er am Ende der Schwungphase in Plantarflexion und Supination den Boden berührt: Der Kranke stolpert über die Außenkante des Fußes. *Dorsalflexion und Pronation des Fußes bei gestrecktem Knie- und Hüftgelenk lösen ihn aus dem Streckmuster heraus.*

Übungshilfen beim Auflösen der Synergien:
  Aktive Fixation
  Richtungweisender Widerstand
  Proprio- und exterozeptive Reize
  Kräftigung der Antagonisten
Wichtig aber ist nicht, daß der Kranke lernt, sich außerhalb der Synergien zu bewegen, sondern daß er lernt, sich *ohne manuelle Hilfe* außerhalb der spastischen Muster zu bewegen. Wenn dies nicht erreicht werden kann, ist es sinnvoller, die Massenbewegungen für zwar pathologische aber doch selbständige Funktionen beizubehalten.

Gangschulung: Einige der charakteristischen Auffälligkeiten des Gangbildes eines Hemiplegikers sind oben bereits erwähnt. Sie sollen an dieser Stelle nochmals

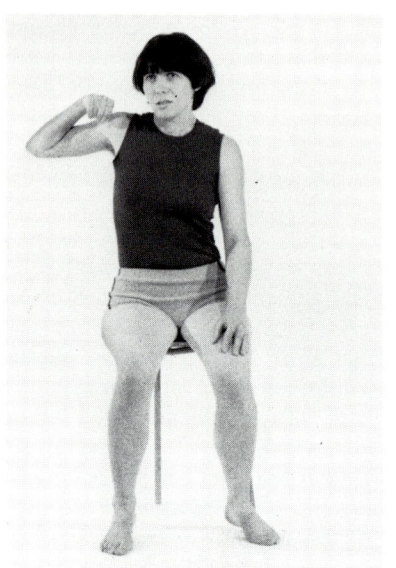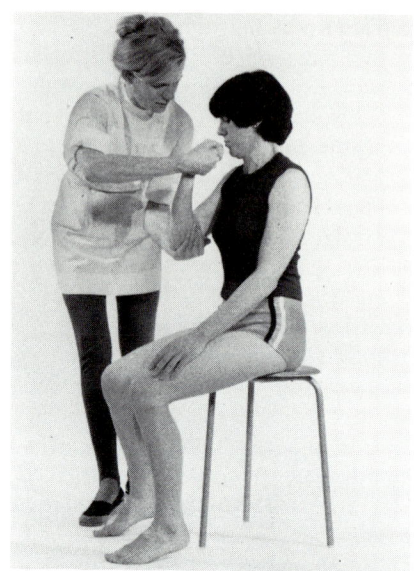

Abb. 88: *Im Beugemuster des Armes wird die Schulter zurückgezogen, die Hand erreicht nicht das Gesicht.*

Abb. 89: *Mit Führungswiderstand wird der Oberarm adduziert gehalten, die Schulter bleibt vorn, während der Ellbogen beugt: die Hand trifft auf den Mund.*

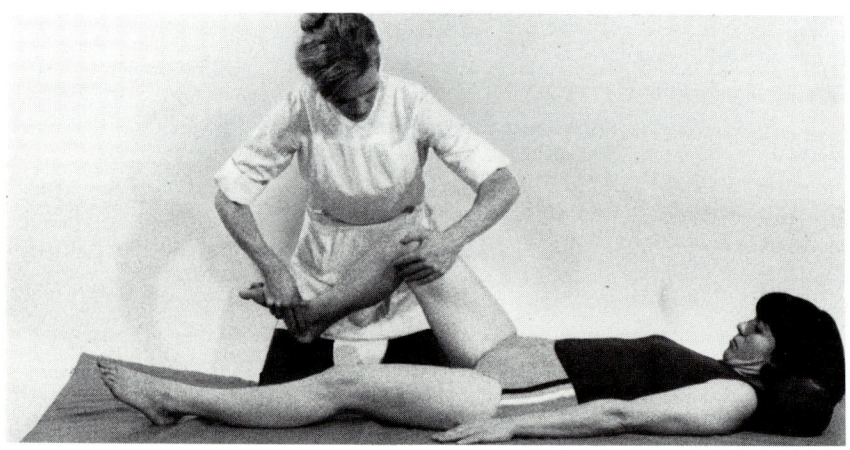

Abb. 90: *Durch Richtungshilfe wird bei der Hüftbeugung Abduktion in Außenrotation vermieden.*

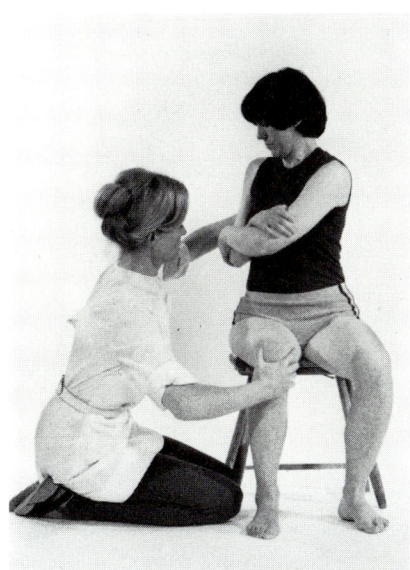

Abb. 91: *Wenn der Oberkörper dreht, wird das gleichseitige Knie vorgeschoben, um ein En-bloc-Drehen des Rumpfes zu vermeiden.*

zusammengefaßt und ergänzt werden, weil sie den krankengymnastischen Behandlungsplan prägen:

Fehlende Gegenbewegung von Schultergürtel und Becken
Positives TRENDELENBURG-Zeichen
Mangelnde Hüftbeugung und daher Zirkumduktion des Beines
„Durchschlagen" des Kniegelenkes in Überstreckung zu Beginn der Standphase

Übungsbeispiele für den Rumpf zur Vorbereitung seiner Aufgabe beim Gehen:

1. *Sitz auf dem Hocker:* Füße parallel fest auf dem Boden, Drehen des Oberkörpers (Abb. 91).
2. *Sitz auf dem Hocker:* Beine wechselweise anheben und bewegen, dabei nicht nach hinten fallen, nicht stützen.
3. *Kniestand:* Schulter gegen Widerstand nach hinten drehen, gleichseitige Beckenhälfte nach vorn drücken.
4. *Kniestand:* Schulter zurückdrehen, gleichseitiges Knie zum Schritt vorstellen (Abb. 92).
5. *Stehen, leicht gegrätscht:* Seitliche Gewichtsverlagerungen, dabei das jeweils unbelastete Bein kurz anheben.
6. *Stehen in Schrittstellung:* Gewicht vor- und rückverlagern.
7. *Stehen, gegrätscht oder in Schrittstellung:* Rotation des Schultergürtels mit und ohne Widerstand.

201

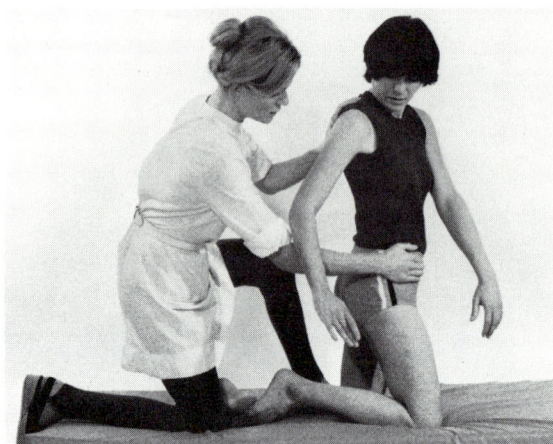

Abb. 92: *Richtungshilfe bei der Gegendrehung von Schultergürtel und Becken in der Schrittbewegung.*

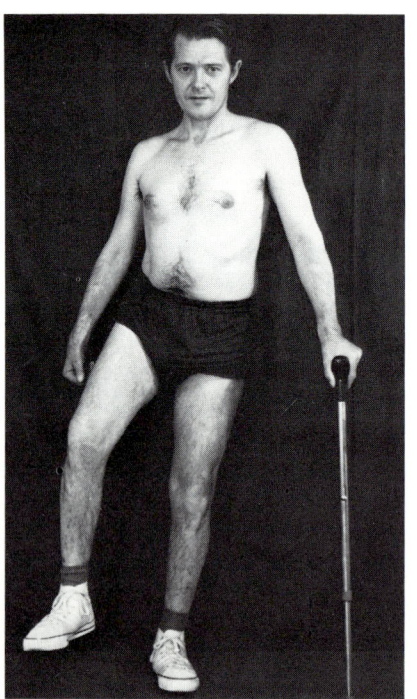

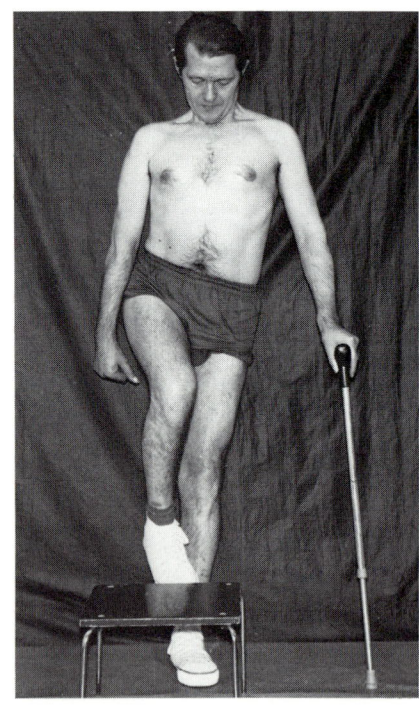

Abb. 93: *Beim Anbeugen der Hüfte zum Schritt wird das Bein außenrotiert und zirkumduziert.*

Abb. 94: *Der Fuß muß „gradlinig" auf das Bänkchen gesetzt werden: Außenrotation im Hüftgelenk wird vermieden.*

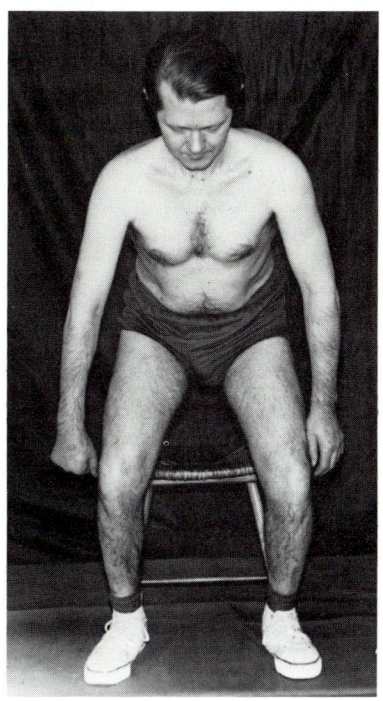

Abb. 95: *Langsames Aufstehen und Hinsetzen mit gleichmäßiger Gewichtsverteilung auf beide Füße zum Üben der Kniegelenkskontrolle.*

8. *Stehen mit geschlossenen Füßen:* Vom Becken aus Armschwung und Schultergürtelrotation bahnen.
9. *Gehen:* Durch Rotation des Schultergürtels gegen Widerstand den Armschwung und die Außenrotation des Beines bahnen.

Übungsbeispiele zur Verbesserung der Hüftbeugung beim Gehen (Vermeiden der Zirkumduktion):

1. *Stehen mit geschlossenen Füßen:* Gegen Führungswiderstand Knie „nach innen" hochziehen und „nach außen" wegstrecken. Wiederholung in rascher Folge.
2. *Stehen:* Fuß auf ein Bänkchen aufsetzen, dabei nicht über die Seite führen und Fußspitze mitnehmen. „Geradlinig" zurück. In rascher Folge wechselnd (Abb. 93 und 94).

Um zu verhindern, daß das Knie zu Beginn der Standphase des Beines kräftig nach hinten in die Überstreckung (genu recurvatum) schlägt, muß die dynamisch-exzentrische Kontraktion des M. quadriceps femoris geübt werden.

Übungsbeispiele:

1. *Sitz auf dem Hocker:* Beine grätschen, Körpergewicht über die Füße vorverlagern, Gesäß abheben und mit gebeugten Knien stehen. Langsam zurück (Abb. 95).
2. *Sitz auf dem Hocker:* Gewicht über die Füße bringen, Gesäß abheben, langsam hochkommen zum Stand, dabei die Knie gegen Widerstand in der Kniekehle strecken. Kurz vor der Endstreckung halten und Gewicht ganz auf das kranke Bein verlagern. Langsam zurück.
3. *Sitz auf dem Hocker:* Anheben zum Stand mit gebeugten Knien, Gewichtsverlagerung von einem Bein auf das andere, dabei jeweils das freie Bein abheben.
4. *Sitz auf dem Hocker:* Anheben zum Stand mit gebeugten Knien, Gewicht auf das kranke Bein legen, anderes Bein abheben, langsam auf dem kranken Bein hochstützen zum Stand. Endstreckung vermeiden! Langsam zurück, wieder nur auf dem kranken Bein stehend.

Das *Gehen* erfolgt zu Beginn mit Unterstützung auf der gesunden Seite. Barrenholm oder Handstock empfehlen sich deshalb, weil dann der Krankengymnast die Hände frei hat und sie als Richtungshilfen einsetzen kann. *Widerstand* am Schultergürtel gegen die Rotation wird von vielen Kranken als hilfreich empfunden. Anderen gelingt die Rumpfbewegung leichter, wenn sie den Widerstand an Schulter und Becken der kranken Seite oder an der Beckenhälfte des jeweiligen Schwungbeines spüren.

Gehen ohne Widerstände, Gehen im Freien und auf unebenem Boden und Treppensteigen schließen die *Gangschulung* ab. Auf den Handstock kann schon nach kurzer Zeit in der Regel verzichtet werden.

Bei manchen Kranken bleibt eine Schwäche der Streckmuskulatur am teilgelähmten Unterschenkel bestehen, die das Gehen stark behindert. Je nach dem Grad der Spastik kann bereits das Anlegen einer Peronäusschiene genügen, die das Fußgelenk im rechten Winkel hält. Daneben hat sich seit einiger Zeit die *Intermittierende Elektrostimulation* der Fußstrecker als sehr hilfreich erwiesen. Kurze Stromstöße, die anfangs vom Behandler, später vom Patienten selbst mit der Hand ausgelöst werden und schließlich durch einen Sohlenkontakt erfolgen, regen die Muskulatur zur Bewegung an (Abb. 96) (FEPO Orthese = Funktionelle Elektronische Peronäus-Orthese).

Üben der Handfunktionen: Die typische Handhaltung des Hemiplegikers ist die herabhängende Faust mit eingeschlagenem Daumen. Diese Hand ist funktionsunfähig, solange der Faustschluß nicht durch Extension des Handgelenkes an Kraft gewinnt und ein Lösen oder gar aktives Strecken der Finger möglich ist. Extension des Handgelenkes gehört zum Streckmuster des Armes, auch wenn spontan diese Bewegung nicht beobachtet wird. Zum Üben dieser Funktion wird also zu Beginn die Streckung des Ellbogengelenkes zu Hilfe genommen.

204

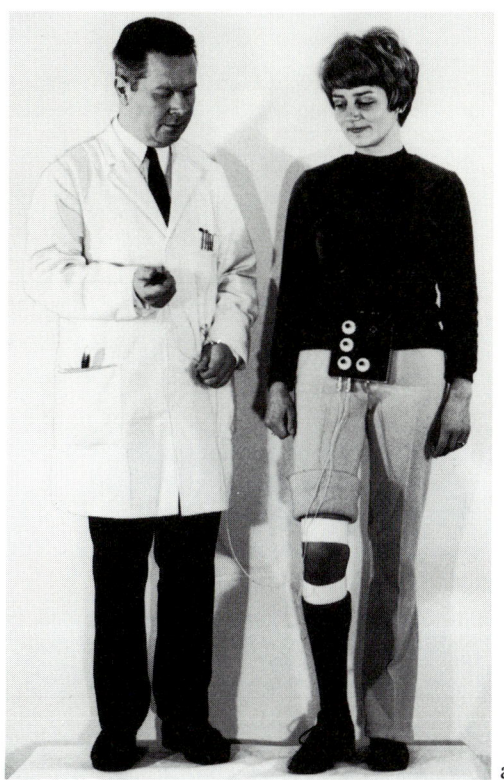

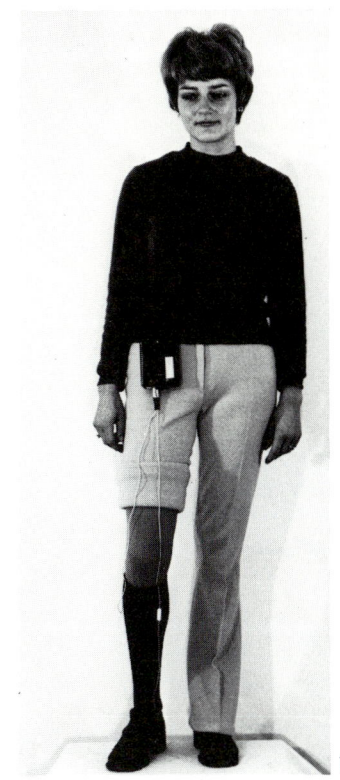

a

b

Abb. 96: *Intermittierende Elektrostimulation der spastisch gelähmten Streckmuskulatur mit der FEPO-Orthese.*
a) *Auslösung des Kontakts an der über dem N. peronaeus liegenden Elektrode durch den Behandler.*
b) *Elektrostimulator für die häusliche Versorgung.*
c) *Bestandteile der FEPO-Orthese: Stimulator, Elektroden, Sohlenkontakte.*

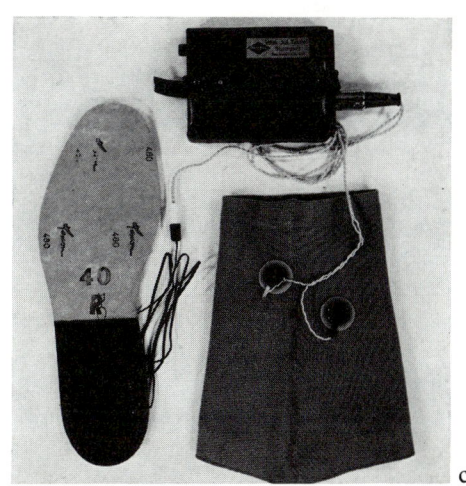

c

205

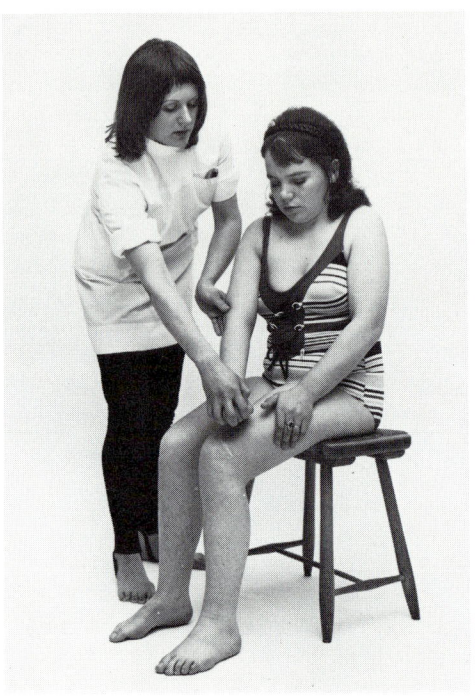

Abb. 97: *Anfangs wird die Streckung des Armes zu Hilfe genommen, um die Handextension zu üben. (Photo E. Danzinger)*

Beispiel:

Der Krankengymnast unterstützt mit einer Hand den Arm des Patienten vor dessen Körper. Der Ellbogen ist gestreckt, der Unterarm proniert (Abb. 97). Der Kranke soll beim Kommando den Ellbogen nachstrecken, das Handgelenk hochziehen und die Faust fest schließen.

Kommando: Strecken und zudrücken! – lösen.

Mit der freien Hand klopft der Krankengymnast auf den proximalen Anteil der Handgelenkextensoren.

Wenn der Kranke die Spannung löst, nimmt der Krankengymnast den Arm zurück, so daß der Ellbogen wieder gebeugt ist.

Kommando: Strecken und zudrücken! Der Kranke stößt den Arm nach vorn. Mehrmals in rascher Folge wiederholen, nicht lange halten lassen.

Ellbogenstreckung, Adduktion der Schulter und Pronation des Unterarmes unterstützen die Extension des Handgelenkes. In der Folge wird der Ellbogen allmählich in immer größerer Beugung gehalten, der Unterarm bleibt noch proniert.

Ziel ist aber, auch bei supiniertem Unterarm das Handgelenk zu strecken, um mit kräftigem Faustschluß einen Gegenstand zum Gesicht führen zu können.

Dynamische Bewegungen mit dem Arm nutzen die gesamte Funktionskette. Die proximale – meist bessere – Willkürmotorik (Schulter, Ellbogen) wird dabei eingesetzt, um distal (Hand, Finger) zu stimulieren.

206

Vor dem Üben der *aktiven Fingerstreckung* ist es günstig, mit einigen *passiven Bewegungen* und *vorsichtigen Dehnungen* die Finger aus ihrer verkrampften Beugehaltung zu lösen. Vor allem muß der Daumen aus seiner adduzierten Beugehaltung herausgeholt werden. Eispackung auf der Beugeseite von Arm und Hand oder das Reiben mit Eisstücken auf den Beugern und der Handinnenseite setzen den Tonus herab und erleichtern das passive Dehnen. Streckung des Ellbogens und Pronation des Unterarms erleichtern dem Kranken die Fingerstreckung. Haut- und Muskelreize unterstützen die Kontraktion. Wichtig ist, daß der Kranke das Strecken der Finger ohne übermäßige Anstrengung übt! Häufige Wiederholung mit Konzentration und Einfühlung führen rascher zum Ziel. Das Strecken-Wollen „um jeden Preis" endet meist mit einem Faustschluß. Ziel des Übens mit der Hand ist das zwanglose Öffnen und Schließen der Finger. Differenzierte Einzelbewegungen gelingen nur selten.

Schulen von Ersatzbewegungen: Nicht immer gelingt die Wiederherstellung der gelähmten Gliedmaßen soweit, daß ausreichende Hantierungen selbständig möglich sind. Vor allem der gelähmte Arm gewinnt nur selten freizügige Bewegungsmuster zurück. Oft kann er nur als Gewicht dienen, um Gegenstände auf dem Tisch zu halten, oder er nutzt beim Transport leichter, schmaler Güter: eine Zeitung, ein Buch wird zwischen ihn und den Rumpf geklemmt. Die gesunde Hand muß also in allen Verrichtungen geschult werden, zumal dann, wenn die bisherige Arbeitshand von der Lähmung betroffen ist. Hier ist auf rechtzeitige Umstellung zu dringen.

Auswahl von Hilfen für den Alltag: Dem Einhänder, als welcher der schwer betroffene Hemiplegiker zu gelten hat, stehen zur selbständigen Lebensführung mancherlei Hilfen zur Verfügung. Diese Haushalts- und Toilettengegenstände werden serienmäßig hergestellt und sind im Handel zu beziehen (s. Hinweise auf Bezugsquellen für Hilfsmittel im Kapitel „Traumatische Querschnittslähmung", S. 158).

Der Krankengymnast kann bei der Auswahl beraten und – wenn dies nicht in einer beschäftigungstherapeutischen Abteilung geschieht – den Umgang mit solchen Hilfsmitteln zeigen und einüben.

Versehrtensport und *Schwimmen* können bei Berücksichtigung des Grundleidens die körperliche Leistungsfähigkeit des Hemiplegikers weiterhin steigern und erhalten.

ZUR WIEDERHOLUNG

1. Erklären Sie den Begriff „Körperschemastörung" und beurteilen Sie die Bedeutung dieser Störung für die krankengymnastische Behandlung.

2. Beschreiben Sie die WERNICKE-MANN-Haltung, bzw. das entsprechende Gangbild.

3. Beschreiben und begründen Sie die Lagerung eines Patienten mit frischer linksseitiger Hemiplegie.

4. Nennen Sie vier Gesichtspunkte, unter denen im Frühstadium einer Hemiplegie aktiv geübt wird.

5. Nennen Sie das Prinzip, das einem Übungsaufbau zur Schulung der Stütz- und Gleichgewichtsreaktionen zugrunde liegt.

6. Nennen Sie die vier auffälligsten Merkmale des Gangbildes eines Hemiplegikers und beschreiben Sie jeweils zwei Übungsbeispiele, mit denen Sie an diesen Auffälligkeiten arbeiten können.

7. Beschreiben Sie Möglichkeiten zur Herabsetzung des Beugetonus in den Fingern bei spastischer Hemiplegie.

AUFGABEN

1. Überlegen Sie, welche Möglichkeiten Sie haben, einem Patienten mit hochgradiger Wortverständnisstörung (sensorische Aphasie) Bewegungsaufträge zu vermitteln.

2. Erkundigen Sie sich im Fachhandel nach Einhänder-Hilfen, die Sie einer Hausfrau, die infolge einer spastischen Hemiplegie nur eine voll funktionsfähige Hand zur Verfügung hat, empfehlen können.

Kreislaufbedingte Erkrankungen

Die ungestörte Hirnfunktion ist abhängig von einer gleichmäßigen Sauerstoffversorgung. Sie erfolgt über die Blutzufuhr durch die beiden Halsschlagadern (A. carotis interna) und die in der Wirbelsäule verlaufenden Vertebralarterien, die sich in der A. basilaris vereinigen. Karotiden und die A. basilaris münden in den Circulus arteriosus an der Hirnbasis. Durch dieses Arteriennetz und weitere Anastomosen kann der Ausfall einzelner Hirnarterien häufig ohne Schaden für das Gehirn kompensiert werden.

Eine Vielzahl von Ursachen kommt für eine unzureichende Sauerstoffversorgung des Gehirns in Frage. *Mangelnder Sauerstoffgehalt* in der Atemluft, *verminderter Gasaustausch bei Lungenerkrankungen, herabgesetzte Herzleistung* und *Anämien* sind Ursachen außerhalb des Gefäßsystems.

An den *Arterien* können intra- oder extrakraniell gelegene *Stenosen, Thrombosen, Embolien, Gefäßrupturen* und *Gefäßmißbildungen* zur Ursache einer Mangeldurchblutung werden, im *venösen* Anteil der *thrombotische Verschluß von Hirnvenen und Sinus.*

Die Folgen des Sauerstoffmangels im Gehirn richten sich nach Dauer und Lokalisation. Sie können flüchtig sein, zu Dauerschäden oder auch zum tödlichen Ausgang führen. Neben neurologischen Ausfallserscheinungen treten auch mehr oder minder ausgeprägte psychische Störungen auf.

Enzephalomalazie

Häufigste Ursache zerebraler Durchblutungsstörungen ist die *Hirnarteriosklerose*. Zunehmende Einengung der Arterien und Nachlassen der Elastizität der Gefäßwände behindern den Blutstrom. Zusätzlicher Blutdruckabfall im Schlaf oder nach Anstrengungen kann dann zum Auslöser der *Enzephalomalazie* (Gehirnerweichung) werden. Allerdings sind keineswegs immer solche auslösenden Faktoren nachweisbar.

Die *klinischen Erscheinungen* der Enzephalomalazie, auch als „Schlaganfall", „Apoplexie" oder „apoplektischer Insult" bezeichnet, entwickeln sich meist *plötzlich* innerhalb von Sekunden oder wenigen Minuten. Mit oder ohne gleichzeitige Bewußtseinstrübung – manchmal Bewußtlosigkeit – kommt es zum Bild der *spastischen Hemiparese* (S. 192) und bei linkshirnigen Prozessen zur *Aphasie*.

Am häufigsten betroffen von einer solchen Malazie auf dem Boden der Hirnarteriosklerose ist das Gebiet der *A. cerebri media* mit dem brachio-fazialen Typ der Lähmung. Wird das Ausbreitungsgebiet der *A. basilaris* befallen, so können vielfältige Ausfallsmuster entstehen. Hirnnervenstörungen der betroffenen Seite sind mit spastischen Lähmungen, Sensibilitätsstörungen oder Ataxien auf der gegenüberliegenden Körperseite kombiniert.

Ausgedehnte Enzephalomalazien können zum Tode führen. In der Mehrzahl der Fälle kommt es zur Rückbildung der Ausfallserscheinungen. Häufig werden jedoch Defektsyndrome zurückbleiben. Vor allem die Geschicklichkeit der Hand wird oft auf Dauer beeinträchtigt sein.

Die *Therapie* im akuten Stadium der Enzephalomalazie muß eine Stabilisierung der Herz- und Kreislauffunktionen und eine unbehinderte Atmung gewährleisten. Die *krankengymnastische Behandlung* ist auf S. 194 ff dargestellt.

Hypertonische Massenblutung

Hoher Blutdruck und die arteriosklerotisch bedingte Starre der Gefäßwände kann zur Ruptur einer Arterie führen, und es kommt zur Blutung ins Hirngewebe. Das Verhältnis der *Massenblutung bei Hypertonie* zu den Enzephalomalazien ist etwa 1:5. Die klinischen Symptome setzen gleichfalls plötzlich ein, gehen meist mit stärkerer Bewußtseinstrübung und erheblicher Beeinträchtigung des Allgemeinzustandes einher.

Bricht die Blutung in die Hirnkammern ein, wird der Patient meist komatös.

Die *Prognose* der Massenblutung ist schlecht. Über 80% der Erkrankten sterben, die Hälfte davon in den ersten 24 Stunden. Erholt sich der Patient wieder, so kann als Defektsyndrom ebenso wie nach der Enzephalomalazie eine spastische Hemiparese mit oder ohne Aphasie zurückbleiben, die gleichfalls nach den auf S. 194 ff genannten Richtlinien behandelt wird.

Thrombosen und Embolien

Arterielle Thrombosen

Auf dem Boden einer *Sklerose* der großen Arterien (A. carotis, A. vertebralis, A. basilaris), einer *entzündlichen Arterienerkrankung* oder an der Stelle einer *Arterieninnenhautverletzung* durch abrupte Dehnung der Gefäße (Schleudertrauma, Strangulation) kann es zu einer thrombotischen Einengung oder zum Verschluß der Arterien kommen. Erfolgt diese Thrombose allmählich, und ist der Zustrom über die anderen Gefäße nicht eingeschränkt, kann eine solche Thrombose ohne Ausfallserscheinungen bleiben. Reicht die Kollateralversorgung nicht aus, werden sich die Symptome einer Enzephalomalazie entwickeln. Manchmal gehen dem totalen Verschluß die Zeichen *flüchtiger zerebraler Durchblutungsstörungen* in Form von Kopfschmerzen, Schwindelgefühl oder kurzdauernden Paresen voraus. Läßt sich im Angiogramm ein umschriebener Verschluß oder eine Stenose an extrakraniellen Arterien nachweisen, kann in manchen Fällen durch einen gefäßchirurgischen Eingriff die Voraussetzung für die Hirndurchblutung verbessert werden.

Die spastische Hemiparese als Folge einer arteriellen Thrombose wird nach den bekannten Gesichtspunkten behandelt (S. 194ff).

Blutgerinnselembolie

Hirnembolien stammen meist aus dem Herzen (Mitralstenose, Wandthrombose), seltener von Thrombosen in der Aorta oder der A. carotis. Betroffen ist in der Mehrzahl der Fälle das Versorgungsgebiet der A. cerebri media.

Die *Symptome* setzen plötzlich ein. Es kommt – mit oder ohne Bewußtlosigkeit – zur Entwicklung einer *spastischen Hemiparese* wie bei der arteriosklerotisch bedingten Enzephalomalazie. Bei guter Kollateralversorgung können sich die Ausfallserscheinungen weitgehend wieder zurückbilden.

Fettembolie

Fettembolien entwickeln sich zuweilen 1 bis 2 Tage nach Frakturen der großen Röhrenknochen oder nach ausgedehnten Weichteilverletzungen. Neben den zentralen Embolien finden sich Embolien in der Lunge und am Augenhintergrund. Auf der Haut der oberen Körperhälfte treten punktförmige Blutungen (Petechien) auf. Die Kranken bieten das Bild einer schweren diffusen Hirnschädigung. Führendes Symptom ist die Bewußtseinstrübung von den Stadien deliranter Unruhe bis zum tiefen Koma. Hirnorganische Krampfanfälle kommen vor. Bei günstigem Verlauf klingt die Bewußtseinstrübung allmählich ab. Als Defekt kann eine organische Wesensänderung bestehen bleiben.

Luftembolie

Zur *Luftembolie* des Gehirns kommt es, wenn größere Luftmengen plötzlich in den Kreislauf gelangen. Die Gefahr besteht bei chirurgischen Eingriffen an Herz oder Gefäßen, bei Operationen am Kopf, beim Anlegen eines Pneumoperitoneums, bei Nebenhöhlenspülungen, Blasenspülungen oder Abtreibungsversuchen, wenn verletzte Gefäße die unter Druck stehende Luft aufnehmen. Bei schweren Embolien kommt es zu schlagartiger Bewußtlosigkeit, meist verbunden mit hirnorganischen Krampfanfällen. Wird das bedrohliche Anfangsstadium überlebt, können sich über Wochen und Monate neurologische Ausfallserscheinungen und psychische Störungen zurückbilden. Manchmal bleiben jedoch Defektsymptome bestehen in Form einer spastischen Hemiparese, von Seh- oder Koordinationsstörungen oder als organische Wesensänderung.

Bei der *Behandlung* der zerebralen Embolien steht im Beginn die Sicherung ausreichender Atmung, Stabilisierung der Herz- und Kreislauffunktionen und ein Ausgleich von Stoffwechselentgleisungen. Für die *krankengymnastische Behandlung* gelten die auf S. 72 angegebenen Richtlinien zur Therapie der Störungen von Kreislauf und Atmung bei neurologischen Erkrankungen. Spastische Paresen oder Koordinationsstörungen, die als Folge einer Embolie auftreten, werden nach den Gesichtspunkten für die Therapie der Spastik (S. 60), der Hemiparese (S. 194) oder der zerebellaren Ataxie (S. 66) behandelt.

Hirnvenen- und Sinusthrombose

Auch auf der venösen Seite des Gefäßsystems kann die Hirndurchblutung gestört werden. *Thrombosen* der *Hirnvenen* und der *Sinus* (Sinus sind die großen venösen Bahnen im Schädelinnern, die in die Vena jugularis münden) können auftreten im Zusammenhang mit entzündlichen Prozessen in der Nachbarschaft (Nebenhöhlen, Ohr, Nasen-Rachenraum), nach Schädeltraumen, bei Tumoren und nach intrakraniellen Eingriffen oder bei Veränderungen der Blutgerinnbarkeit.

Die *Symptome,* die meist akut auftreten, sind Kopfschmerzen mit Übelkeit und Erbrechen, Bewußtseinsstörungen bis zur Bewußtlosigkeit, hirnorganische Krampfanfälle, spastische (Hemi-) Paresen, Nackensteifigkeit und Fieber. Im Liquor finden sich meist Erythrozyten. Auch Hirnnervenausfälle, eine Stauungspapille und Ataxien kommen vor. In etwa der Hälfte der Fälle führt die Hirnvenen- und Sinusthrombose zum Tode.

Die *Therapie* besteht im akuten Stadium in erster Linie in der Stützung der Kreislauffunktionen, einer ausreichenden Sauerstoffversorgung und einer Stabilisierung der vegetativen Funktionen. Bleiben spastische Paresen zurück, so werden sie nach den bekannten Gesichtspunkten *krankengymnastisch behandelt*.

Gefäßmißbildungen

Aneurysma

Das *Aneurysma* ist eine Aussackung an der Arterie, die sich auf dem Boden einer umschriebenen angeborenen Gefäßwandschwäche entwickelt, meist an den Arterien der Hirnbasis. Diese Aussackung kann infolge ihrer dünnen Wand leicht einreißen. Im mittleren Lebensalter und manchmal im Zusammenhang mit körperlichen Anstrengungen kommt es dann zur *Subarachnoidealblutung* (Blutung in die Spinnwebenhaut).

Die *Symptome* der stets dramatisch einsetzenden Erkrankung sind heftigste *Kopfschmerzen* und eine durch die Reizung der Hirnhäute verursachte *Nackensteifigkeit* (Meningismus). Die Kranken sind anfangs häufig *bewußtseinsgetrübt* oder *bewußtlos*. Erhebliche Störungen von Kreislauffunktionen und Atmung können auftreten. Oft sind *spastische Reflexe* auslösbar. Hirnnervenausfälle und Hemiparesen kommen vor. Rund ein Drittel der Betroffenen stirbt innerhalb einiger Wochen an Nachblutungen.

Erholt sich der Patient, wird man nach Stabilisierung der vegetativen Funktionen versuchen, durch eine Angiographie das Aneurysma nachzuweisen (Abb. 98). Seine Lage und der Allgemeinzustand des Kranken entscheiden darüber, ob das Aneurysma operiert wird.

Nach der Operation hilft die *krankengymnastische Behandlung* ebenso wie bei nicht operierten Patienten nach einer Subarachnoidealblutung bei der *Vermeidung von Komplikationen* (S. 70), der *Kreislaufanpassung* (S. 72) und beim *Kreislauftraining* (S. 72).

Angiom

Das *arteriovenöse Angiom* ist eine angeborene Mißbildung des Gefäßsystems. Kurzschlußverbindungen zwischen Arterien und Venen bilden ein Knäuel von Gefäßen mit atypischer Wandstruktur anstelle des normalen Kapillarennetzes (Abb. 99). – An der Haut sind ähnliche Gefäßanomalien als blau-roter, etwas erhabener „Blutschwamm" bekannt. – Arteriovenöse Angiome des Gehirns können völlig unbemerkt bleiben.

212

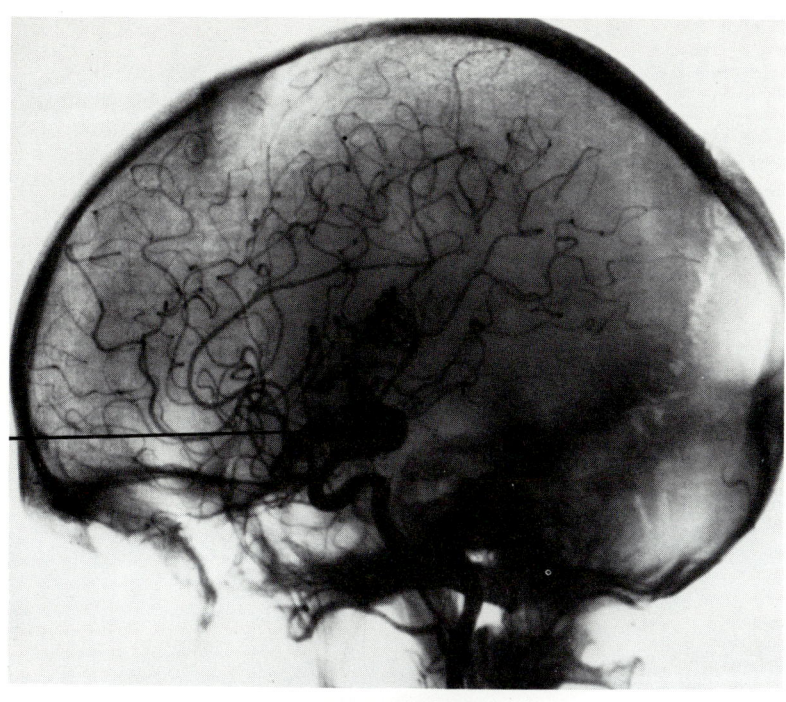

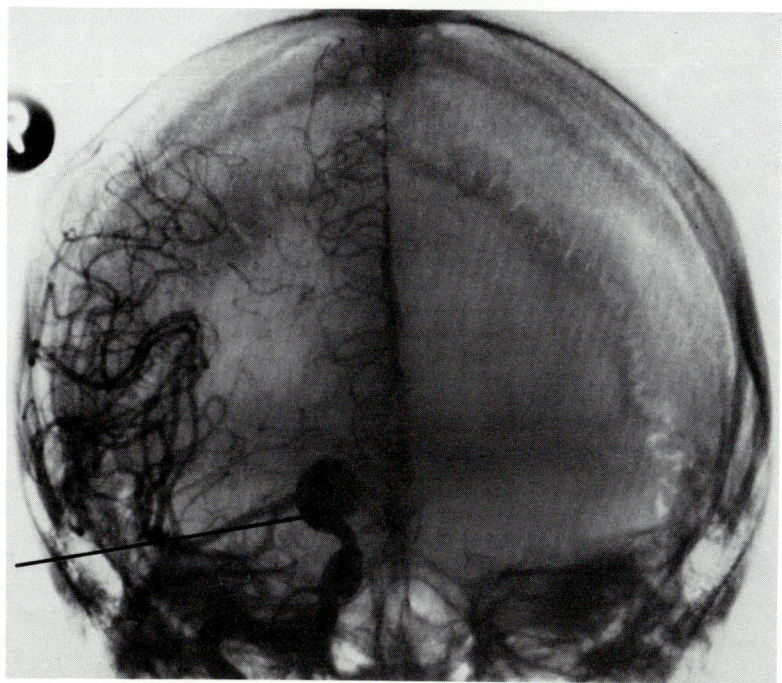

Abb. 98:
*Arterielles
Aneurysma an
der Hirnbasis
im Angiogramm.
Ballonartige
Aussackung
an der Art.
carotis interna,
erkennbar an
der Kontrast-
mittelansammlung.*
a) *von
der Seite,*
b) *von vorn.*

213

Krankheitszeichen treten auf, wenn die pathologischen Strömungsverhältnisse eine *Minderdurchblutung* umschriebener Hirngebiete nach sich ziehen oder wenn eine Gefäßruptur zur *Blutung* ins Hirngewebe – *intrazerebrales Hämatom* – führt.

Einen ersten Hinweis auf das Vorliegen eines Angioms gibt meist das Auftreten *hirnorganischer Krampfanfälle.* Daneben können als Folge der Minderdurchblutung oder einer Blutung in die Hirnsubstanz *Hemiparesen, Sehstörungen* und andere neurologische Ausfallserscheinungen auftreten. Ausgedehnte intrazerebrale Hämatome führen unter den Zeichen der Drucksteigerung im Schädelinnern zum Tode. Der Nachweis der Mißbildung erfolgt im Angiogramm (Abb. 99).

Von seiner Lokalisation und Größe ist die Möglichkeit einer erfolgreichen Operation des Angioms abhängig. Nach überstandener Blutung und nach der Operation erfolgt die *krankengymnastische Behandlung* wie nach einer Subarachnoidealblutung (S. 212). Eine spastische Hemiparese wird behandelt wie auf S. 192 angegeben.

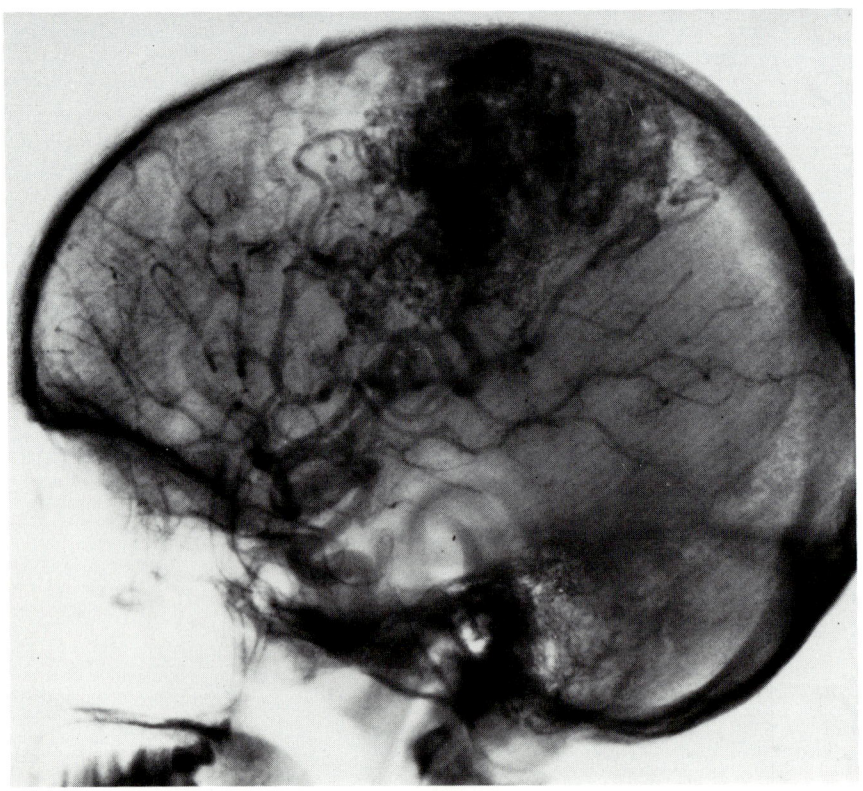

Abb. 99: *Arteriovenöses Angiom im Karotisangiogramm. Dichtes Netz dicker und geschlängelter pathologischer Gefäße in der Scheitelgegend.*

Schädel-Hirnverletzungen

Zu den *Schädel-Hirnverletzungen* zählt man im weitesten Sinne alle Traumen, die dem Kopf treffen. Man unterscheidet sie meist nach Art, nach Schwere und Folge der Verletzung. Vielfach werden die Schädel-Hirntraumen in Lehrbüchern der Chirurgie besprochen. Fraglos setzt aber mit jeder Schädigung am Nervensystem die Kompetenz des Nervenarztes ein. Behandlungsmaßnahmen durch Chirurgen, Hals-Nasen-Ohren-, Zahn- und Augenärzte werden bei Verletzungen der entsprechenden Organe notwendig.

Schädelprellung

Die aus nervenärztlicher Sicht leichteste Form der Schädel-Hirnverletzung ist die *Schädelprellung*. Die Gewalteinwirkung auf den Kopf führt „lediglich" zu Prellungen, Riß-, Schnitt- oder Platzwunden. Folgen schwerer Verletzungen an den Weichteilen oder Sinnesorganen sind möglich. Knochen und Gehirn bleiben jedoch unversehrt. Nervenfachärztliche Behandlungsmaßnahmen sind nicht notwendig.

Schädelfraktur

Bruch des Schädeldaches

Eine einfache Fraktur der Schädelkalotte ist meist als harmlos anzusehen und bedarf keiner aufwendigen Behandlung.

Bruch des Gesichtsschädels

Frakturen im Bereich des Gesichtsschädels machen vielfach zur Wiederherstellung der Funktion (z. B. Kauen) schwierige und oft langdauernde chirurgische Behandlung notwendig.

Schädelbasisbruch

Frakturen an der Schädelbasis können gleichfalls harmloser Natur sein. Häufig führen sie jedoch an der Bruchstelle zu Quetschungen oder Zerreißungen von Hirnnerven und Blutgefäßen und können erhebliche Dauerschäden zur Folge haben wie Geruchs- und Sehstörungen, Augenmuskellähmungen, Sensibilitätsstörungen im Gesicht, Paresen der mimischen Muskulatur oder eine Beeinträchtigung des Hörvermögens. Die bei den Basisfrakturen auftretenden Blutungen verteilen sich vielfach in die Umgebung des Auges, wo sie als *Brillen- oder Monokelhämatome* imponieren. Tödliche Blutungen kommen vor.

Impressionsfraktur

Bei der Impressionsfraktur werden Knochenbruchstücke ins Schädelinnere vorgetrieben. Die dabei entstehende Verletzung des Gehirns hat die gleichen Folgen wie eine Contusio cerebri oder eine offene Schädel-Hirnverletzung. Häufig ist die operative Entfernung von Knochensplittern notwendig.

Commotio cerebri

Die *Commotio cerebri* oder *Gehirnerschütterung* ist eine vorübergehende Funktionsstörung im Gehirn ohne Beschädigung des Hirngewebes.

Symptome

Mit dem Trauma setzt eine Bewußtseinsstörung – meist eine *Bewußtlosigkeit* – von Sekunden bis zu wenigen Stunden Dauer ein. Für diesen Zeitraum besteht später eine Erinnerungslücke – *Amnesie* –. Bei einer retrograden Amnesie ist auch eine kurze Zeitspanne vor dem Unfallereignis aus dem Erinnerungsvermögen ausgelöscht. *Kopfschmerzen, Übelkeit, Erbrechen* und *Schwindelgefühl* sind weitere Symptome der Commotio cerebri. Sie können von unterschiedlicher Intensität und Dauer sein. Stets aber klingen alle Beschwerden bei einer sachgerechten Behandlung des Patienten ab. *Dauerschäden* – Lähmungen, Krampfanfälle oder die Zeichen einer organischen Wesensänderung – kommen nach Gehirnerschütterungen *nicht* vor.

Therapie

Die Behandlungsmaßnahmen richten sich nach dem Ausmaß der Beschwerden. Eine anfänglich meist notwendige *Bettruhe* sollte nicht zu lange verordnet werden, da sie die durch die Commotio hervorgerufene Kreislaufdysregulation eher noch steigert. Die Verabreichung von *Schmerzmitteln* muß auf die dringend notwendige Menge beschränkt bleiben. Die *krankengymnastische Behandlung* hat Kreislaufanpassung und Kreislauftraining zum Ziel und erfolgt in der auf S. 72 ff beschriebenen Form.

Contusio cerebri

Die *Gehirnprellung* oder *Gehirnquetschung* führt zu einer Verletzung von Hirngewebe, und dementsprechend sind die Erstsymptome und die Folgeerscheinungen meist sehr viel schwerer als bei der Commotio cerebri.

216

Symptome

Auch bei der Hirnkontusion kommt es zur *Bewußtlosigkeit,* die über Stunden und Tage andauern kann. Oft bleibt darüber hinaus eine längere *Bewußtseinstrübung –* manchmal bis zu einigen Wochen – bestehen. Während dieser Zeit können Unruhe- und Erregungszustände, Halluzinationen und Wahnvorstellungen als *Kontusions- psychose* auftreten. *Lähmungen,* in vielen Fällen eine *spastische Hemiparese, Krampfanfälle, Sprachstörungen* und *geistig-seelische Veränderungen* sind mögliche Folgen der Hirnsubstanzschädigung. Ist das Kleinhirn von der Verletzung betrof- fen, kommt es zur *zerebellaren Ataxie.* Die Kontusionsfolgen können über Monate und Jahre bestehen, hinterlassen häufig auch bleibende Defekte. Schwere Kontu- sionen können unmittelbar oder innerhalb kurzer Zeit zum Tode führen.

Therapie

Im akuten Stadium der Contusio cerebri sind Überwachung und häufig Unterstüt- zung der gestörten Kreislauf- und Atemfunktionen vordringlich. Eventuelle weite- re Körperverletzungen müssen versorgt werden.

Die *krankengymnastische Behandlung* soll frühzeitig einsetzen und geschieht in der im Kapitel über „Störungen von Kreislauf und Atmung bei neurologischen Erkrankungen" dargestellten Weise (S. 70f).

Anpassung des Kreislaufs und *Kreislauftraining* erfolgen im weiteren Verlauf ebenso wie nach einer Commotio cerebri. Das Syndrom der *spastischen Hemiparese* wird behandelt wie zu Beginn des Abschnittes über die „Krankheiten des Gehirns und seiner Häute" (S. 194) dargestellt.

Übungsmaßnahmen bei Vorliegen einer *zerebellaren Ataxie* sind auf S. 66 angegeben.

Geistig-seelische Störungen infolge der Kontusion müssen im jeweiligen Be- handlungsplan berücksichtigt werden. Merkschwäche, mangelndes Konzentra- tionsvermögen, Verlangsamung, Stimmungslabilität oder eine depressive Stim- mungslage werden manchmal das Übungsprogramm begrenzen.

Traumatisch bedingte *Anfallsleiden* werden unter nervenärztlicher Überwa- chung medikamentös behandelt.

Das Ausmaß von *Dauerschäden* nach einer Hirnkontusion wird im *Rehabilita- tionsverfahren* erfaßt und Grundlage einer Versorgung mit Hilfsmitteln, einer Umschulung und weiterer Beratung.

Offene Schädel-Hirnverletzung

Bei der *offenen Schädel-Hirnverletzung* liegt neben der Substanzschädigung des Hirngewebes eine Durchtrennung von Haut, Knochen und harter Hirnhaut vor. Die *Symptome* dieser Hirnschädigung sind grundsätzlich die gleichen wie bei einer Hirnkontusion. Als akute Bedrohung für den Kranken kommt jedoch die *Infek-*

tionsgefahr hinzu. Hirnhautentzündung, eine Entzündung des Gehirns oder ein Hirnabszeß können zum Tode führen.

Die *Therapie* wird deshalb im akuten Stadium in erster Linie gegen die Infektion gerichtet sein, erfolgt im übrigen in gleicher Weise wie nach einer Contusio cerebri. Eine besondere Form der offenen Schädel-Hirnverletzung ist die *Liquorfistel*. Bei oft gänzlich undramatisch ablaufenden Schädelprellungen kann es zum Bruch der sehr dünnen Siebbeinplatte kommen. Gleichzeitiges Einreißen der harten Hirnhaut eröffnet Krankheitskeimen vom Nasen-Rachenraum den Weg ins Schädelinnere. Der Liquorabfluß aus der Nase weist manchmal auf diese Eintrittspforte für eine Infektion hin. Oft aber wird erst bei der Suche nach der Ursache für eine Meningitis oder für einen Hirnabszeß die Verletzung entdeckt. Die Therapie besteht in einem Verschluß des Duradefektes durch den Neurochirurgen.

Intrakranielle Hämatome

Blutungen ins Schädelinnere können bei Schädelverletzungen mit und ohne Schädelbruch sowie auch mit oder ohne gleichzeitige Hirnsubstanzschädigung vorkommen.

Epidurales Hämatom

Das *epidurale Hämatom* liegt zwischen dem Schädelknochen und der harten Hirnhaut. Es entsteht meist durch eine Blutung aus der A. meningea media, die bei einem Schädeldachbruch verletzt wird.

Subdurales Hämatom

Das *subdurale Hämatom* entwickelt sich aus venösen Blutungen an der Hirnoberfläche oder in den weichen Hirnhäuten. Es liegt zwischen der harten Hirnhaut und dem Gehirn (Abb. 100).

Intrazerebrales Hämatom

Das traumatische *intrazerebrale Hämatom* breitet sich nach einer Verletzung im Hirngewebe aus.

Symptome

Allen intrakraniellen Hämatomen gemeinsam ist ihre Wirkung als raumbeengender Prozeß im Schädelinnern, wie sie auch bei den Tumoren vorliegt. Hinweis auf die zunehmende Drucksteigerung ist das Auftreten – oder erneute Einsetzen nach einem sogenannten freien Intervall – einer *Bewußtseinsstörung*. Unmittelbar mit oder kurze Zeit nach der Verletzung eintretende Bewußtlosigkeit spricht eher für ein epidurales oder intrazerebrales Hämatom. Beim subduralen Hämatom kann

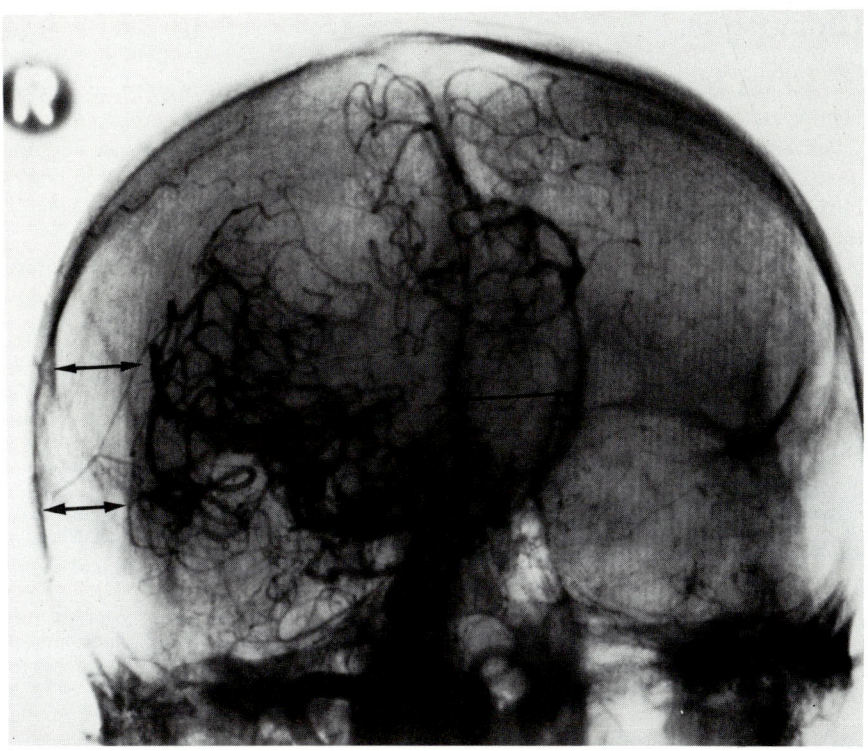

Abb. 100: *Angiogramm eines subduralen Hämatoms. Das Gehirn ist von der Schädelkalotte abgedrängt, erkennbar an dem breiten blutgefäßfreien Raum in der rechten Schläfengegend. Die Verlagerung der sonst mittelständigen Art. cerebri anterior zeigt die Verschiebung der ganzen rechten Hemisphäre nach links.*

das Intervall zwischen Trauma und Bewußtseinstrübung Tage bis Wochen dauern. Außerdem können sich – wie bei den Hirntumoren – *spastische Hemiparesen, Aphasien* und *hirnorganische Krampfanfälle* einstellen. *Sub- und epidurale Hämatome* lassen sich im Angiogramm oder im Computer-Tomogramm erfassen und müssen alsbald operiert werden.

Therapie

Die Behandlung der intrakraniellen Hämatome besteht in der *operativen Entleerung* durch den Neurochirurgen. Postoperativ fortdauernde Hemiparesen werden ebenso wie nach anderen Hirnschäden unter den auf S. 194 genannten Gesichtspunkten *krankengymnastisch behandelt.*

Hirntumoren

Der Begriff *Hirntumor* meint in erster Linie die vom Hirngewebe und seinen Häuten ausgehenden Geschwülste. Der umfassendere Begriff des *raumfordernden intrakraniellen Prozesses* schließt darüber hinaus jene Krankheitsprozesse ein, die durch Raumverdrängung zu gleichen Symptomen führen, wie die eigentlichen Hirngeschwülste. Es sind die Knochentumoren, Metastasen, intrakranielle Hämatome (S. 218), Mißbildungstumoren, Abszesse (S. 226) und Granulome.

Grundsätzlich werden auch bei den Hirntumoren die nach ihrer Wachstumsart *bösartigen* (malignen) von den *gutartigen* Geschwülsten unterschieden. Die Trennung ist in vielen Fällen jedoch nur von relativer Bedeutung, da auch der „gutartig" (langsam und nicht infiltrierend) wachsende Tumor durch seine Größenzunahme innerhalb der knöchernen Schädelkapsel zu katastrophalen Folgen führen kann; steigender Druck auf das Gehirn hat schwere Ausfallserscheinungen und schließlich den Tod zur Folge.

Symptome

Die klinischen Erscheinungen bei raumfordernden intrakraniellen Prozessen werden einmal durch allgemeine Symptome bestimmt und zum anderen geprägt von charakteristischen Krankheitszeichen, die sich aus dem Sitz des Tumors ergeben. *Allgemeine Symptome* sind *Kopfschmerzen,* umschrieben oder im ganzen Kopf, *Übelkeit, Erbrechen* und *Schwindelgefühl.* Häufig sind *hirnorganische Krampfanfälle* erster Hinweis auf einen Tumor. *Psychische Veränderungen* können sich zeigen als vorzeitige Ermüdbarkeit, Verlangsamung, Merkschwäche, als Verwirrtheit oder schließlich in Form einer Bewußtseinstrübung bis zur Bewußtlosigkeit.

Charakteristische Krankheitszeichen wie *Sehstörungen,* eine *Hörminderung, spastische Paresen, zerebellare Ataxie* oder *hormonelle Störungen* (Hypophyse) weisen häufig auf den Sitz des Tumors hin. Bei der Untersuchung findet sich darüber hinaus eine *Stauungspapille* als Zeichen gesteigerten Schädelinnendrucks.

Im Gegensatz zur plötzlichen Entstehung der Ausfälle bei Hirndurchblutungsstörungen entwickeln sich die Symptome bei den Tumoren allmählich innerhalb einiger Wochen oder langsam über viele Monate.

Diagnose

Zur gesicherten Diagnose bedarf es neben dem *neurologischen Befund* der Ergebnisse von *Zusatzuntersuchungen.* Eine Verschiebung der Mittellinie im Echoenzephalogramm, umschriebene und allgemeine Veränderungen im EEG, Verdrängung der Hirnkammern im Luftenzephalogramm und schließlich die Gefäßvermehrung und Gefäßverlagerung im Angiogramm (Abb. 101) sowie eine Anreicherung radioaktiver Isotope im Szintigramm (Abb. 11) und seit einiger Zeit vor allem die

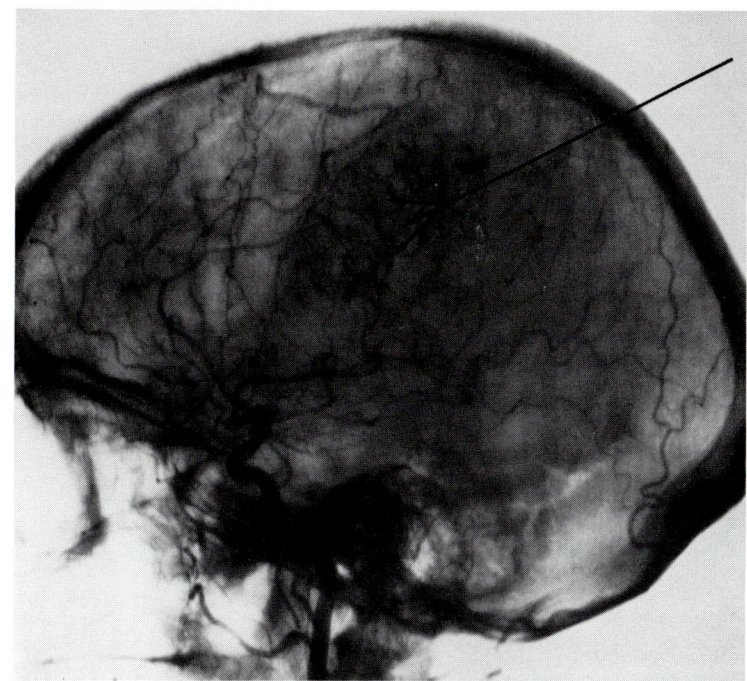

a

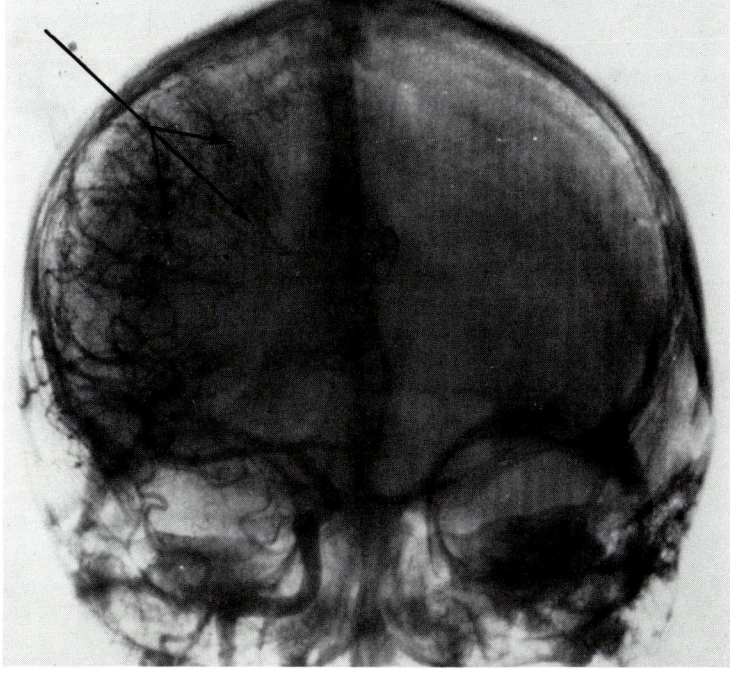

b

Abb. 101:
*Angiogramm
eines Hirntumors.
Vermehrung
der Blutgefäße
im rechten
Schläfen-
Scheitelbereich.
Verlagerung
der Art. cerebri
anterior
nach links.*
a) *von der Seite,*
b) *von vorn.*

221

Befunde aus der Computer-Tomographie (S. 30, Abb. 7 und Abb. 102) erlauben meist die Lokalisation des Tumors und oft mit großer Wahrscheinlichkeit die Angabe der Tumorart.

Therapie

Über die Therapie des Hirntumors entscheidet der Sitz der Geschwulst und die Wachstumsart. Gutartige Tumoren und manche einzelne Metastasen werden nach Möglichkeit *operiert;* bei bösartigen Tumoren kann manchmal eine *Bestrahlung* für eine begrenzte Zeitspanne zur Minderung der Beschwerden und zu einem Rückgang der Ausfallserscheinungen führen. Über die Möglichkeiten einer erfolgreichen Operation muß in jedem Einzelfall entschieden werden. Alter und Kräftezustand des Patienten sind bei der Abwägung von Chancen und Risiko des Eingriffs ebenso zu berücksichtigen wie die Art, die Ausdehnung und die Lage des Tumors.

Zu den Aufgaben der *krankengymnastischen Behandlung* gehören nach der Operation sowie während und nach der Bestrahlung einmal die Bemühungen um die Vermeidung von Komplikationen und zum anderen die Behandlung spastischer Paresen oder von Koordinationsstörungen.

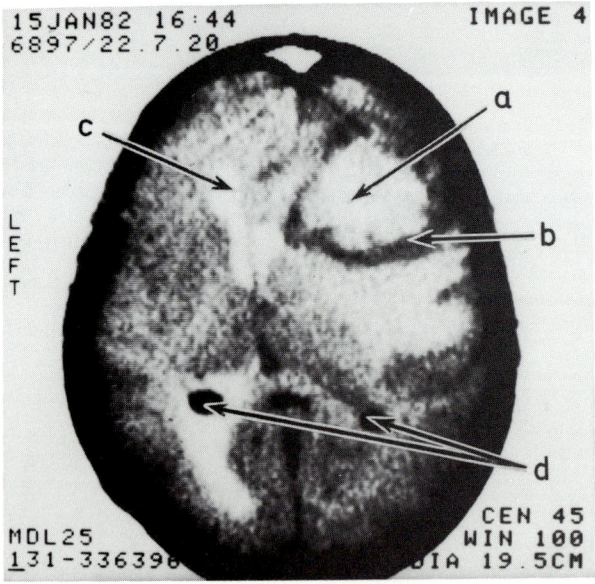

Abb. 102: *Glioblastom rechts fronto-präzentral. Computer-Tomogramm. Nach intravenöser Kontrastmittelgabe hebt sich in den vorderen Anteilen ein Bereich verminderter Dichte (← a) ab, umgeben von einer ringförmigen Kontrastmittelanreicherung (← b). Die Mittellinienstrukturen sind nach links verdrängt (← c), die verkalkten Plexus chorioidales sind nach hinten verlagert (← d).*

Entzündliche Erkrankungen

Zu den entzündlichen Prozessen des Gehirns und seiner Häute gehören die *Meningitis* (Hirnhautentzündung), die *Enzephalitis* (Hirnentzündung) und der *Hirnabszeß.* Zahlreiche Erreger, vornehmlich Bakterien und Viren kommen als Ursache in Frage, seltener die Lues, Pilze und andere Erreger.

Eitrige Meningitis

Ursachen

Zur *eitrigen Entzündung der Hirnhäute* kommt es bei einer Einwanderung von *Bakterien* ins Schädelinnere. Hier sind an erster Stelle Pneumokokken, Meningokokken und Tuberkelbakterien zu nennen, aber darüber hinaus können auch alle anderen Bakterien, die für den Menschen pathogen (als Krankheitserreger wirksam) sind, eine eitrige Meningitis hervorrufen. Verschiedene Entstehungsweisen sind möglich. Einmal kommt die *hämatogene Streuung* in Frage, ausgehend von einem entzündlichen Prozeß in anderen Organen oder von einem Eindringen der Erreger über die Schleimhäute. Zum anderen können entzündliche Nachbarschaftsprozesse (Ohren, Nebenhöhlen, Nasen-Rachenraum) Ausgangspunkt einer *fortgeleiteten Meningitis* sein und schließlich kann die Infektion bei einer *offenen Schädel-Hirnverletzung* (hier auch Liquorfistel!) entstehen.

Symptome und Verlauf

Jede eitrige Meningitis ist eine *lebensbedrohliche,* meist akut einsetzende und dramatisch ablaufende Erkrankung. Die tuberkulöse Meningitis allerdings kann sich oftmals eher schleichend und chronisch entwickeln.

Allgemeine Zeichen einer Entzündung bei der eitrigen Meningitis sind Fieber, eine Blutleukozytose und eine Erhöhung der Blutkörperchensenkungsgeschwindigkeit.

Die Kranken fühlen sich im Beginn oft matt, abgeschlagen. Die für den Befall der Meningen *typischen Symptome* sind *Kopfschmerzen*, vornehmlich im Hinterkopf und Nacken, *Schwindelgefühl, Übelkeit* und *Erbrechen.* Es kommt zu einer ausgeprägten *Nackensteifigkeit* (kann bei bewußtlosen Patienten fehlen). Die Kranken sind häufig *bewußtseinsgetrübt* oder *bewußtlos.*

Ein Übergreifen des Entzündungsprozesses auf die benachbarte Hirnsubstanz (Meningoenzephalitis) kann zum Auftreten *zentraler Lähmungen oder hirnorganischer Krampfanfälle* führen. Auch die *Hirnnerven* können betroffen sein und Ausfallserscheinungen zeigen. In schweren Fällen kommt es zu einer erheblichen *Dysregulation der vegetativen Funktionen.* Entscheidend für die Diagnose ist der *Liquorbefund.* Hier findet sich eine *Zellvermehrung* (Pleozytose) auf tausende oder einige 10 000 Zellen pro mm³, im Beginn meist Granulozyten. Hinweise auf eine tuberkulöse Meningitis kann ein Überwiegen der Lymphozyten sein und eine deutliche Verminderung des Zuckergehaltes im Liquor. Längst nicht immer lassen sich die Erreger nachweisen. Für den weiteren Verlauf und die Heilungsaussichten sind der Zeitpunkt der Diagnose und die Behandlung ausschlaggebend. Auch heute noch verlaufen zahlreiche eitrige Meningitiden tödlich.

Therapie

Die Behandlung bedient sich der gegen die nachgewiesenen oder vermuteten Erreger wirksamen Medikamente (Antibiotika, Sulfonamide, Tuberkulostatika). Gleichzeitig müssen Atmung, Herzfunktion und Kreislauf sowie die Stoffwechsellage und der Elektrolythaushalt überwacht und in vielen Fällen unterstützt oder reguliert werden.

Die *krankengymnastische Behandlung* in der akuten Phase folgt den Richtlinien, wie sie bereits im Kapitel über „Störungen von Kreislauf und Atmung bei neurologischen Erkrankungen" (S. 70) genannt sind. Im weiteren Verlauf einer manchmal sehr zögernden Erholung vermittelt dann die Krankengymnastik Kreislaufanpassung und Kreislauftraining (S. 72). Vorübergehende oder dauernde spastische Paresen werden nach den bekannten Gesichtspunkten (S. 60 und S. 194) behandelt.

Abakterielle Meningitis

Ursache

Als Erreger einer *abakteriellen Meningitis* kommen in erster Linie die Viren in Frage, von denen beispielsweise die Gruppe der ECHO-Viren, der Coxsackie-Viren, der Poliomyelitis, der chronischen lymphozytären Choriomeningitis besonders erforscht sind. Daneben können aber auch Zystizerken, Leptospiren oder Pilze zu einer abakteriellen Meningitis führen. Vornehmlich (aber nicht nur) im Kindesalter treten Meningitiden und Enzephalitiden bei Mumps, Masern oder Windpocken auf. Sehr häufig greifen abakterielle Meningitiden über auf das Gehirn und führen zum Bild der *Meningoenzephalitis.*

Symptome und Verlauf

Die abakterielle Meningitis verläuft oft sehr viel undramatischer – aber nicht ungefährlicher – als die eitrige Hirnhautentzündung. Führendes Symptom ist der *Kopfschmerz.* Meist besteht eine allgemeine *Abgeschlagenheit.* Die *Nackensteifigkeit* kann sehr gering sein. Die allgemeinen Entzündungszeichen fehlen vielfach

224

gänzlich. Im *Liquor* besteht eine Zellvermehrung auf 50/3 bis um 1000/3 Zellen pro mm³; dabei überwiegen jenseits der ersten Tage meist die Lymphozyten. Die Erkrankungen können sich über einige Wochen hinziehen.

Therapie

Eine wirksame Therapie gegen Virusinfektionen ist bis heute nicht bekannt.

Für die *krankengymnastische Behandlung* gelten die gleichen Gesichtspunkte wie bei der eitrigen Meningitis.

Enzephalitis

Ursachen

Alle bisher genannten Erregergruppen können bei schweren Verläufen zu einer *Enzephalitis* führen. Daneben aber sind hier weitere Enzephalitiden zu nennen wie etwa die durch Bakterien hervorgerufene *embolische Herdenzephalitis* bei einer *Endocarditis lenta*, die durch den Erreger der Lues erzeugte *syphilitische Enzephalitis – Paralyse* – (S. 190), Enzephalitiden bei Herpes-Infektionen, bei Tollwut, nach Pockenschutzimpfung und andere mehr.

Symptome und Verlauf

Entsprechend der Vielzahl der Erreger kommen recht unterschiedliche Krankheitsverläufe bei den Enzephalitiden vor. Oft sind in der Symptomatik die *Zeichen einer Meningitis* deutlich ausgeprägt. Häufig aber bestimmen Symptome von seiten der Hirnschädigung allein das Bild ohne meningeale Erscheinungen. Es kommen *Bewußtseinsstörungen* von leichtesten Graden bis zum tiefen *Koma* vor, *delirante Zustände, psychotische Phänomene* in Form von *Wahnerlebnissen* und *Halluzinationen* oder *Krampfanfälle, spastische Paresen* und *Hirnnervenstörungen*. Der *Liquor* kann normal sein, zeigt meist eine leichte Zellvermehrung und eine Erhöhung des Eiweißgehaltes.

Der Verlauf kann akut oder chronisch sein. Schwere Enzephalitiden enden meist tödlich. Überlebt der Kranke, so können *Krampfanfälle, extrapyramidale Bewegungsstörungen* (Parkinson-Syndrom), *Paresen* sowie *Wesensänderung* und *Demenz* als Defekt zurückbleiben.

Therapie

Für die Behandlung der Hirnentzündungen gilt das bereits über die Therapie der Meningitiden Gesagte. Gegen manche – meist bakterielle – Erreger stehen wirksame Medikamente zur Verfügung. In sehr vielen Fällen aber wird sich die Behandlung auf symptomatische Maßnahmen beschränken müssen.

Die *krankengymnastische Behandlung* erfolgt ebenso wie während und nach einer eitrigen oder einer abakteriellen Meningitis.

Hirnabszeß

Ebenso wie in den übrigen Körperorganen kann auch im Gehirn eine umschriebene und oft durch eine Kapsel abgegrenzte Entzündung, der *Hirnabszeß*, entstehen. Die Erreger nehmen die gleichen Wege wie bei den Meningitiden und Enzephalitiden. Sie wandern über die Blutbahn, werden von entzündlichen Nachbarschaftsprozessen fortgeleitet oder gelangen durch offene Schädel-Hirnverletzungen ins Gehirn.

Auch die *Symptome* können die gleichen sein wie bei einer Meningitis. Häufig aber herrschen die Erscheinungen des raumfordernden Prozesses vor. Insbesondere bei älteren und abgekapselten Abszessen sind oft die Hinweise auf eine Entzündung nur gering ausgeprägt oder fehlen ganz. Krampfanfälle, Hemiparesen, Stauungszeichen und Bewußtseinsstörungen lenken dann den Verdacht auf einen Tumor im Schädelinnern und geben Veranlassung zu den entsprechenden Untersuchungsmaßnahmen (Computer-Tomographie; Angiographie). Der Hirnabszeß wird vom Neurochirurgen operiert. Die Nachbehandlung erfolgt in gleicher Weise wie bei anderen Hirntumoren oder nach Hirnverletzungen. Das gleiche gilt entsprechend der jeweiligen Symptomatik auch für die *krankengymnastische Behandlung*.

Degenerative Erkrankungen

In der Gruppe der degenerativen Erkrankungen soll eine Anzahl von Krankheiten genannt werden mit sehr unterschiedlichen neurologischen Symptomen oder Funktionsstörungen. Ihre Ursache liegt in einer nicht in den physiologischen Alterungsprozeß eingebetteten mehr oder minder ausgeprägten Nervenzelldegeneration in bestimmten Hirngebieten.

Hirnatrophische Prozesse

Als *präsenile Hirnatrophien* werden atrophische Prozesse des Großhirns bezeichnet, die bereits vor Erreichen des Greisenalters einsetzen und *nicht* auf dem Boden einer altersbedingten *Gehirnarteriosklerose* entstehen.

PICK-Krankheit

Bei der von A. PICK beschriebenen Erkrankung sind von dem atrophischen Prozeß vor allem die vorderen Anteile von Stirn- und Schläfenlappen betroffen, doch können im weiteren Verlauf auch andere Hirnregionen einbezogen werden. Als *Symptome* zeigen sich in erster Linie *psychische Störungen* in Form von Verwirrtheit, Intelligenzverlust und organischer Wesensänderung, manchmal auch als Erregungszustände, Sinnestäuschungen oder Wahnvorstellungen. Eine wirksame *Therapie* gibt es *nicht.* Die Kranken werden innerhalb weniger Jahre pflegebedürftig.

ALZHEIMER-Krankheit

Nach A. ALZHEIMER benannt ist eine eher gleichmäßig das Gehirn ergreifende Atrophie, die wiederum fortschreitende *psychische Veränderungen* zur Folge hat. Daneben können sich die Zeichen einer *Aphasie,* einer *Apraxie, spastische Paresen* und *Koordinationsstörungen* einstellen. Auch der Verlauf dieser Erkrankung ist durch *keine Behandlung* beeinflußbar.

Kleinhirnatrophien

Eine Anzahl von verschiedenen Ursachen kann verantwortlich sein für die Entstehung einer *Kleinhirnatrophie.* Neben den Erkrankungen, die sowohl das Kleinhirn als auch Rückenmarksbahnen befallen (S. 191), kommen isolierte Atrophien der Kleinhirnrinde vor (Alkoholismus).

Die Symptome bei einer Funktionsstörung des für die Koordination der Bewegung mitverantwortlichen Organs sind in erster Linie die Zeichen der *zerebellaren Ataxie.* Kraft, Richtung, Tempo und Zusammenspiel der Muskeltätigkeit sind verändert und behindern Gehen, gezieltes Hantieren und die Sprache meist in einem zunehmenden Ausmaß. In der Mehrzahl der Fälle ist der Prozeß nicht aufzuhalten. Die *krankengymnastische Behandlung* folgt den Richtlinien der Therapie einer zerebellaren Ataxie (S. 66).

PARKINSON-Krankheit

Die *PARKINSON-Krankheit*, von dem englischen Arzt James PARKINSON 1817 erstmals beschrieben, ist eine der häufigsten Erkrankungen des Nervensystems (man schätzt in der Bundesrepublik etwa 200000 Patienten) und gehört in die Gruppe der *degenerativen Leiden* mit *extrapyramidalen Bewegungsstörungen*. Die Bezeichnung „Schüttellähmung", „Paralysis agitans" und „Parkinsonismus" sollten möglichst vermieden werden.

Ursachen

Bei der Parkinson-Krankheit kommt es zu Veränderungen vornehmlich in der *Substantia nigra* des Gehirns, manchmal aber auch noch in anderen Kerngebieten des Hirnstamms. Bei einer Funktionsstörung in einem oder mehreren dieser Kerne werden der Muskeltonus sowie der harmonische Ablauf der willkürlichen und der automatischen Bewegungen gestört. Tonuserhöhung – *Rigor* – und Bewegungsverarmung – *Hypokinese* – prägen das Bild der Erkrankung als hypokinetisch-rigides Syndrom. Ein typischer Tremor, andere unwillkürliche Bewegungsabläufe und vegetative Störungen können hinzukommen.
Ursachen der Erkrankung können liegen in einer
primären – vorzeitigen – Degeneration der Substantia nigra (erblich),
degenerativen Zellveränderung nach einer (oft viele Jahre zurückliegenden) Enzephalitis,
Durchblutungsstörungen bei Hirnarteriosklerose (evtl. Enzephalomalazie);
seltener geht die Entwicklung eines Parkinson-Syndroms zurück auf einen Tumor,
auf Vergiftungen etwa durch Kohlenmonoxyd oder Mangan,
auf ein Hirntrauma.
In zunehmendem Maße werden die Symptome der Parkinson-Krankheit beobachtet bei Patienten, die unter der Einwirkung von Psychopharmaka stehen.
Unterschiede in der Symptomatik lassen keinen Schluß auf eine bestimmte Ursache zu.

Symptome

Die *Hypokinese* – Bewegungsverarmung – darf als das Kernsymptom des Parkinson-Syndroms angesehen werden. Sie kann die gesamte quergestreifte Muskulatur betreffen und führt zur Einschränkung der Willkürbewegungen sowie der Mitbewegungen und der Ausdrucksbewegungen. Alle Grade, von einer leichtesten Hypokinese bis zur völligen Erstarrung – *Akinese* – kommen vor.
Als *Rigor* wird die *Tonuserhöhung* der willkürlichen Muskulatur bezeichnet, die gleichermaßen Agonisten und Antagonisten befällt. Diese Tonuserhöhung setzt allen Bewegungen – anders als die Spastik – aus jeder Gelenkstellung und unabhängig von der Körperposition einen zähen, wächsernen Widerstand (bei der Spastik ist

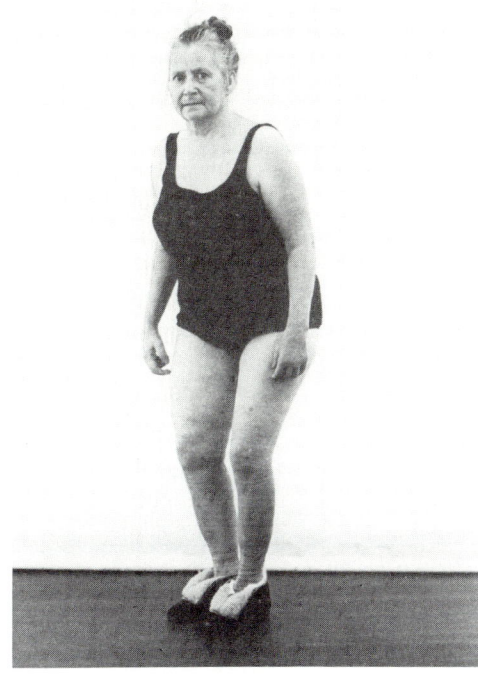

Abb. 103: *Parkinson-Krankheit. Typische Körperhaltung.*

er federnd) entgegen. Auch in Ruhe und selbst im Schlaf bleibt eine erhöhte Muskelspannung bestehen. Im Gegensatz zur Spastik besteht eine Neigung zu verstärktem Haltetonus. Während die passiv bewegte spastische Extremität zur Ausgangsstellung zurückstrebt, verharrt der vom Rigor betroffene Gliedmaßenabschnitt länger in der passiv herbeigeführten Position.

Besteht gleichzeitig ein Tremor, so erfolgt der Widerstand gegen die passive Bewegung – bedingt durch die rhythmische Unterbrechung des Bewegungsablaufs – ruckartig als „Zahnradphänomen". Hypokinese und Rigor gemeinsam bestimmen die typische Haltung (Abb.103) und die charakteristischen Bewegungsabläufe des Parkinsonkranken im *hypokinetisch-rigiden Syndrom.*

Der Kopf ist zwischen die Schultern eingezogen und wird gemeinsam mit Schultern und Rumpf zur Seite gedreht.

Der Rumpf ist nach vorn geneigt, die Arme sind angewinkelt, Hüft- und Kniegelenke stehen in Beugestellung.

Der Kranke geht schwerfällig mit schlurfenden kleinen Schritten. Es fehlt die locker pendelnde Mitbewegung der Arme beim Gehen.

Der Beginn einer Bewegung ist ebenso erschwert wie ihre willkürliche Unterbrechung oder eine Änderung der Bewegungsrichtung. Der Patient kommt nur „schwer in Gang". *Propulsion* und *Retropulsion* sind die Folgen fehlender reflektorischer Ausgleichsbewegungen. Der Patient schießt mit seiner Bewegung – etwa beim Gehen – über das Ziel hinaus, oder er muß schon sehr früh vor einem Hindernis um ein Abbremsen seiner Schritte bestrebt sein. Der trippelnde Gang läßt sein Bemühen erkennen, das Gleichgewicht nicht zu verlieren.

Die Bewegungsverarmung in der mimischen Muskulatur gibt als *Hypomomie* oder *Amimie* den Kranken einen starren, teilnahmslos wirkenden Gesichtsausdruck.

Die *Sprache* wird leise, monoton, kann bis zur Unverständlichkeit verändert sein. Die *Schrift* wird zunehmend kleiner, zuletzt unleserlich.

Zu den Zeichen der Hypokinese und des Rigors gesellt sich häufig aber keineswegs immer als *Hyperkinese* ein typischer *Tremor*. Die Finger führen rhythmische Bewegungen aus, bei denen Agonisten und Antagonisten sich in gleichmäßiger Frequenz abwechselnd kontrahieren, als „Münzenzählen" oder „Pillendrehen" plastisch beschrieben. Es ist ein *Ruhetremor,* der bei Anspannung und Willkürbewegungen eher abnimmt. Er kann von den Extremitätenenden auf die rumpfnahen Gliedmaßenabschnitte übergreifen.

Seltener kommen als unwillkürliche Bewegungen *Schauanfälle* oder *Blickkrämpfe* vor, bei denen der Patient zwanghaft für mehrere Sekunden eine bestimmte Blickrichtung einnimmt. Bei den *Blinzelkrämpfen* werden die Augenlider unfreiwillig blinzelnd zusammengekniffen. *Züngelkrämpfe* führen zu unwillkürlichen Bewegungen der Zunge, die gleichfalls nach kurzer Zeit wieder abklingen.

Sensibilität und *Reflexverhalten* sind bei der Parkinsonkrankheit ungestört.

Vegetative Erscheinungen werden nicht selten beobachtet. Es kommt zur Vermehrung von *Speichelfluß* und *Talgabsonderung.* Letztere bildet zusammen mit der mimischen Starre das sogenannte Maskengesicht. Eine *Störung der Wärmeregulation* kann zu Schwitzanfällen führen.

Auch *psychische Veränderungen* können im Verlauf der Parkinson-Krankheit vorkommen. Etwa vergleichbar der Verlangsamung in der Willkürmotorik wirkt bei manchen Patienten das Denken schwerfällig und langsam. Die Interessen erscheinen eingeengt. Es ist jedoch außerordentlich schwierig, die psychischen Auffälligkeiten eines Kranken richtig zu deuten. Oft sind depressive Verstimmung, Reizbarkeit und egozentrisches Verhalten eher Ausdruck einer Reaktion auf die schleichend fortschreitende Erkrankung und auf die Aufmerksamkeit, die die Umgebung den Symptomen der Krankheit widmet, als Zeichen einer organischen Wesensänderung.

Verlauf

Die postenzephalitischen, toxischen und traumatischen Formen der Erkrankung können in jedem Lebensalter auftreten.

Die primär-degenerative Form beginnt meist nach dem 50. Lebensjahr.

Im höheren Alter stellt sich das auf Durchblutungsstörungen zurückgehende Parkinson-Syndrom ein.

Zu Beginn ist die richtige Deutung der Beschwerden und Symptome oft recht schwierig. Ziehende Mißempfindungen in der Muskulatur und ein Steifigkeitsgefühl werden falsch gedeutet als Folge von Durchblutungsstörungen oder als rheumatische Erscheinungen. Die Diagnose der voll ausgebildeten Krankheit bereitet keine Schwierigkeiten.

In manchen Fällen beginnen die Symptome zunächst auf einer Körperseite und können bis zu einigen Jahren darauf beschränkt bleiben, ehe auch die andere Seite ergriffen wird. Die Krankheit schreitet in allen Fällen fort. Über diese chronische Progredienz ihres Leidens sollten die Patienten stets unterrichtet sein. Das Verlaufstempo ist unterschiedlich und im Einzelfall nicht vorauszusagen. Die Behandlungsmaßnahmen haben in erster Linie das Ziel, trotz Fortschreitens des Krankheitsprozesses möglichst lange die Funktionen des Bewegungsapparates zu erhalten.

Therapie

Eine kausale Therapie, die die Krankheit heilen oder zum Stillstand bringen könnte, ist bis heute nicht bekannt. Die symptomatischen Behandlungsmöglichkeiten sind eine medikamentöse Therapie, stereotaktische Operation und Krankengymnastik.

Medikamentöse Therapie:
Eine Reihe synthetischer Präparate ist in der Lage, Akinese und Rigor ohne stärkere Nebenwirkungen zu mindern. Die richtige Dosierung muß oft mit viel Geduld herausgefunden werden. Bei Gewöhnung an ein Mittel muß das Präparat gewechselt werden. Der Tremor kann durch eine medikamentöse Therapie bisher noch nicht befriedigend beeinflußt werden.

In jüngerer Zeit hat eine neue Substanz in die Behandlung Eingang gefunden. Das L-Dopa (Laevo-Dihydroxyphenylalanin) ist eine Vorstufe des im Gehirn Parkinson-Kranker in verminderter Menge vorkommenden Dopamin. Es kann vom Körper aufgenommen und in Dopamin umgewandelt werden und alsdann die Symptomatik beeinflussen.

Zugleich mit der medikamentösen Therapie soll die krankengymnastische Behandlung erfolgen.

Stereotaktische Operation:
Durch ein Bohrloch wird eine Sonde in verschiedene Kerngebiete des extrapyramidalen Systems im Gehirn eingeführt. Über diese Sonde ist eine Koagulation in diesem Bereich möglich, und nach der Zerstörung bestimmter Hirnzellen können vornehmlich der Tremor und in bestimmtem Umfang auch der Rigor vermindert werden. Da die Parkinson-Krankheit zumeist ältere Menschen befällt, muß vor jeder Operation das Risiko des Eingriffs bedacht werden (gleichzeitige Arteriosklerose, Herzinsuffizienz). Ein Nachteil dieser Behandlungsmethode ist überdies, daß sie durch *einen* Eingriff jeweils nur für *eine* Körperseite angewendet werden kann.

Krankengymnastische Behandlung:

Wichtigstes Fundament für eine erfolgreiche Therapie ist die krankengymnastische Behandlung. Sie erfolgt gleichzeitig mit der medikamentösen Therapie und auch nach einem stereotaktischen Eingriff.

Voraussetzung für ihren Erfolg ist eine stetige Mitarbeit des Kranken. Um diese zu erreichen und zu erhalten ist es wichtig, ihm die Möglichkeiten aber auch die Grenzen der Bemühungen zu sagen.

Ein immer wieder überzeugender Beweis für die Notwendigkeit der Krankengymnastik ist die Beobachtung, daß bei Parkinson-Kranken, die durch zusätzliche Krankheiten (Herzinfarkt, Pneumonie, Knochenbruch) zu Bettruhe und damit auch zur Unterbrechung des Trainings gezwungen sind, die Symptome während dieser Zeit trotz medikamentöser Behandlung rasch zunehmen und zu weitgehender Unselbständigkeit führen. Wird nach Abklingen der anderen Krankheit die Übungsbehandlung wieder möglich, kann oft schon in ganz kurzer Zeit die Wiederherstellung der Funktionen auf den alten Stand erreicht werden.

Krankengymnastischer Befund

Optische Beobachtung: Starre prägt Mimik und Körperhaltung des Parkinson-Kranken. Gliedmaßen und Rumpf wirken wie eingefroren in ihrer Beugehaltung, und auch am liegenden Kranken löst sich diese Spannung nicht. Fettglänzende Haut und übermäßige Speichelabsonderung sind Zeichen vegetativer Funktionsstörungen. Ein feinschlägiger Ruhetremor erschüttert oft nicht nur Hände und Arme, sondern auch die unteren Gliedmaßen.

Taktile Beobachtung: Die Extremitätenenden sind kühl; die Grundspannung der Muskulatur heraufgesetzt.

Da vom Rigor sowohl Agonisten als auch Antagonisten betroffen sind, wird beim passiven Bewegen der wachsweiche Widerstand auf dem ganzen Bewegungsweg spürbar.

Messen/Schätzen: Die Gelenke sind nicht frei: vor allem die Streckung ist deutlich behindert. Aber selbst das verminderte Bewegungsausmaß wird vom Kranken aktiv nicht genutzt. Seine Bewegungen sind sparsam, und bei Wiederholung versanden sie mehr und mehr.

Die Kraft der Muskulatur bleibt erhalten, bei stark ausgeprägtem Syndrom kann es zuweilen zu Inaktivitätsschwächen kommen.

S-R-Probe: Koordinierte Bewegungen fallen dem Kranken schwer: die Rigidität der Muskeln erlaubt weder schwungvolle noch flüssige Bewegungsabläufe. Feinkoordinierte Tätigkeiten wie Schreiben, Zeichnen, Nähen oder Knöpfen gelingen nur mühsam.

Ruhig sitzend oder stehend kann das Gleichgewicht meist gehalten werden. Wiederherstellung des Gleichgewichtes nach Gewichtsverlagerung oder bei Bewegungen und Anstößen von außen mißlingt häufig. Es fehlt die motorische Reaktionsfähigkeit.

Auch beim Gehen bleibt der Kranke starr: nur seine Füße werden bewegt, kurzschrittig und schlurfend. Der Kopf sitzt unbeweglich auf den vorgeneigten Schultern, die Arme sind angewinkelt und schwingen nicht mit. Unbeteiligt ist auch der Rumpf; Hüft- und Kniegelenke bleiben gebeugt. Einmal in Gang gekommen, macht es vielen Parkinson-Kranken Mühe, die Bewegung wieder zu bremsen. Oder es tritt eine plötzliche Bewegungssperre auf. Vor allem vor Türen, Bordsteinkanten oder auch nur einer Verschmälerung des Weges wird der Kranke hilflos in seiner Bewegungsunfähigkeit festgenagelt.

Selbständigkeit und Unabhängigkeit des Kranken können durch den fehlenden Eigenantrieb und die Bewegungsverarmung erheblich vermindert sein. Hingegen ist seine Ansprechbarkeit unbeeinträchtigt, und nahezu jeder Parkinson-Kranke kann zu freudiger und dankbarer Mitarbeit gewonnen werden.

Gesichtspunkte der Behandlung

Vermeiden zunehmender Bewegungseinschränkung der Gelenke
Lockerung der Muskulatur
Mobilisation des Rumpfes
Schulen der Beweglichkeit von Schultergürtel, Arm und Kopf
Üben von Bewegungsansätzen und -übergängen
Schulen der motorischen Reaktionsfähigkeit
Verbessern des Handgeschicks
Gangschulung
Aufstellen eines Übungsplanes

Maßnahmen

Vermeiden zunehmender Bewegungseinschränkung der Gelenke: Bereits vorhandene Kontrakturen werden nach den bekannten Regeln beseitigt. Einem weiteren Verlust von Gelenkbeweglichkeit wird durch regelmäßiges passives Bewegen vorgebeugt. In vielen Fällen mag es geboten sein, einen Angehörigen des Kranken in dieser Maßnahme anzuleiten, oft aber kann auch der Patient selbst die Griffe zum passiven Bewegen erlernen, um sie zu Hause ohne fremde Hilfe auszuführen.

Lockerung der Muskulatur: Das ruhige und gleichmäßige passive Bewegen läßt im allgemeinen auch die Muskulatur geschmeidiger werden, wenn es über einen längeren Zeitraum hin ausgeführt wird. Vorsichtige Dehnlagerungen helfen bei hartnäckiger Verspannung. Nach dem Schwimmen in warmem Wasser fühlen viele

Patienten sich sehr viel gelöster, Massagen sind nur bei umschriebenen Muskelhärten angezeigt.

Der Erfolg der Bewegungsbehandlung beim Parkinson-Kranken wird ganz wesentlich getragen von der Fähigkeit des Krankengymnasten, die Antriebshemmung des Patienten zu überwinden. Die ihm fehlenden aktivierenden Impulse können ersetzt werden durch anregenden Zuruf, durch rhythmisches Sprechen oder Handklatschen, durch Musik. Unter diesem Fremdantrieb erwacht der Parkinson-Kranke oft zu erstaunlicher Bewegungsfreude.

Mobilisation des Rumpfes: Haltung und Gang des Parkinson-Kranken drücken deutlich aus, wohin die krankengymnastische Behandlung bei der Arbeit am Rumpf zu zielen hat: Aufrichtung

Drehung

Bei ausgeprägtem Ruhetremor empfiehlt es sich, bei allen Übungen ein Gerät fassen zu lassen, damit die Hände durch den Zugriff ruhiger werden. Stab, Ball, Seilchen oder kleine Hanteln sind dabei hilfreich.

Übungsbeispiele

Ausgangsstellung: Sitz auf dem Hocker (Sitzhöhe so wählen, daß Hüfte und Knie zu 90 Grad gebeugt sind).

1. Stab liegt auf den Knien
– Füße fest in den Boden drücken
– Stab an den Enden fassen und von den Knien langsam dicht am Körper hochführen, soweit nach oben wie möglich
– Stab auf gleiche Weise zurückführen zu den Knien
– Augen folgen dem Stab (Abb. 104).

2. Stab steht seitlich auf dem Boden
– eine Hand faßt sein oberes Ende, der Daumen zeigt beim Griff nach unten
– Stab mit einem Arm über den Kopf und dicht um den Körper herumführen, weiterhin senkrecht halten
– Augen folgen der Hand
– Wechsel der Arme (Abb. 105).

3. Stab liegt auf den Knien, Hände fassen die Enden
– Stab seitlich um den Körper herumführen, hinten auf dem Hocker ablegen
– ohne Stab über die andere Seite drehen und den Stab wieder nach vorn holen
– Augen folgen den Händen.

4. Arme hängen locker
– ein Bein an den Körper heranziehen, der Kopf neigt sich zum Knie
– beim Absetzen des Beines Arme nach oben
– Bein wieder heranziehen, Arme abschwingen
– Wiederholung mit Wechsel der Beine (Abb. 106).

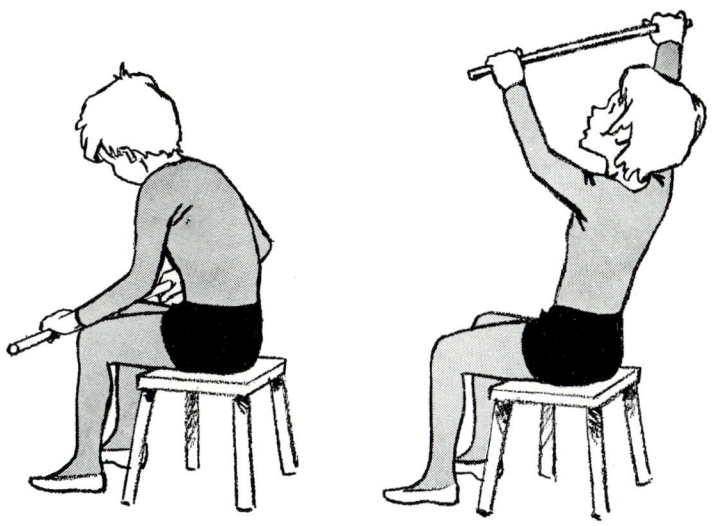

Abb. 104a–b: *Aufrichten des Rumpfes durch Führung des Stabes dicht am Körper entlang.*

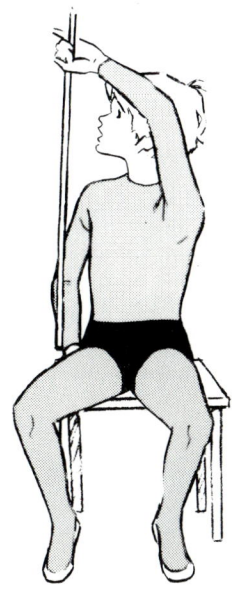

Abb. 105: *Beim Herumführen des Stabes um den Körper folgt der Rumpf in die Aufrichtung und Drehung.*

235

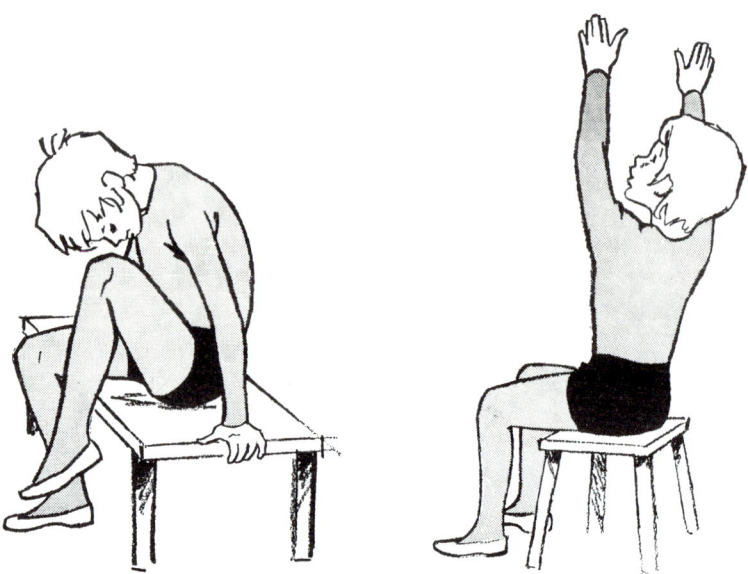

Abb. 106: *Der Armschwung läßt den Rumpf in die Aufrichtung folgen. In der Gegenbewegung trifft der Kopf auf das angehobene Knie.*

Schulen der Beweglichkeit von Schultergürtel, Arm und Kopf:

Übungsbeispiele

Ausgangsstellung: Sitz auf dem Hocker
1. Der Krankengymnast sitzt dem Patienten gegenüber, legt seine linke Handfläche gegen die rechte Handfläche des Kranken. Die andere Hand kann am Hocker- rand halten
– der Krankengymnast führt den Arm des Patienten in beliebige kleine und großräumige Bewegungen
– ganzen Bewegungsraum nutzen
– Augen folgen der Hand
– mit zunehmender Sicherheit wird der Kontakt der Handflächen gelöst, bis schließlich der Kranke ohne Führung der Hand des Krankengymnasten folgt
– Wechsel der Arme (Abb. 107).

2. Krankengymnast und Patient sitzen sich gegenüber, ihre Hände sind durch jeweils einen Stab verbunden
– die Arme pendeln im Gegenschwung vor und zurück, so hoch wie möglich
– Augen folgen dem jeweils nach hinten schwingenden Arm (Abb. 108).

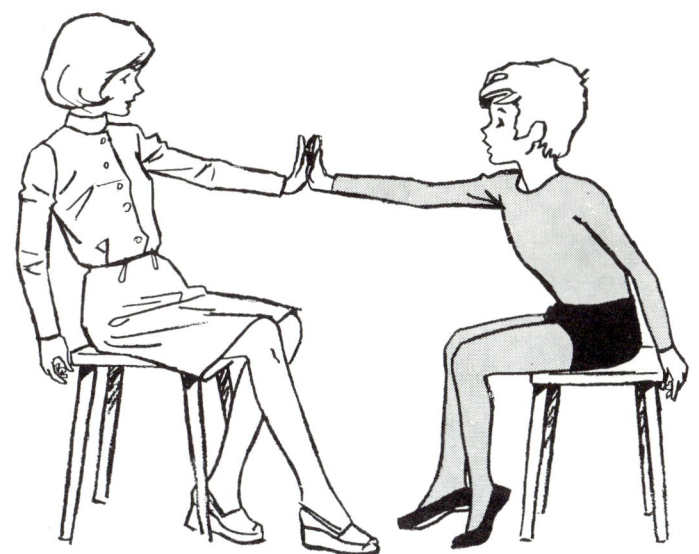

Abb. 107: *Durch leichten Handkontakt wird der Arm des Patienten in großräumige Bewegungen geführt. Wenn die Augen die Bewegungen kontrollieren, folgt auch der Kopf.*

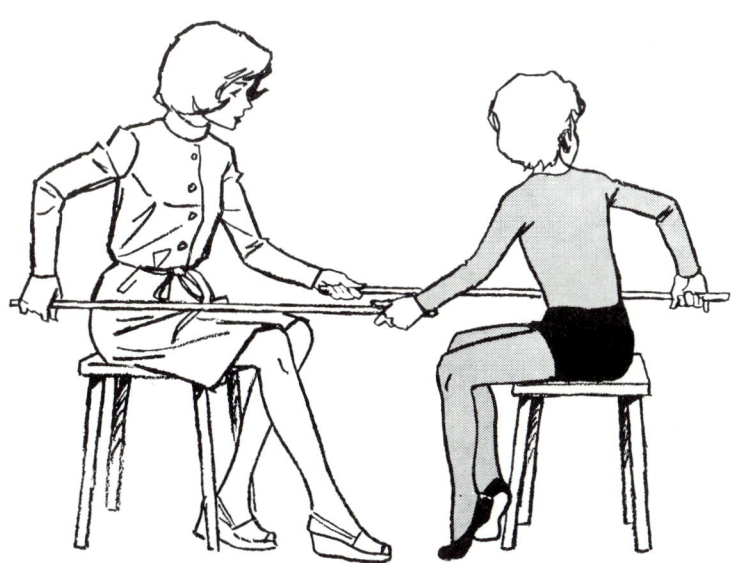

Abb. 108: *Über den Stab teilt sich der Armschwung dem Patienten mit.*

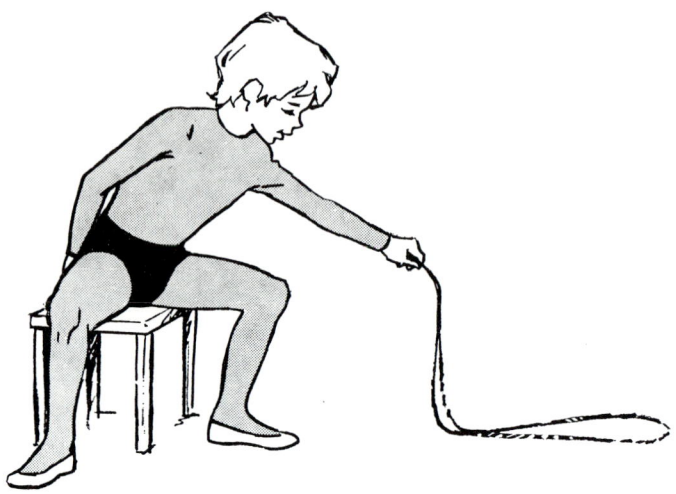

Abb. 109: *Mit dem zusammengelegten Seilchen werden Kreise und Linien schwungvoll auf den Boden gezeichnet.*

3. der Kranke faßt ein doppelt gefaltetes Seilchen mit einer Hand
– er schwingt den Arm so, daß das Ende des Seilchens in Kreisen und weichen Linien über den Boden wischt
– weiten Raum nutzen
– Augen folgen der Hand (Abb. 109).

Üben von Bewegungsansätzen und -übergängen: Schon das Aufstehen vom Stuhl bereitet dem Kranken Schwierigkeiten, weil der zündende Bewegungsimpuls fehlt. Ein lebhafter Zuruf, verbunden mit einem Handklatschen, läßt ihn hingegen nahezu mühelos hochkommen. Oft verharrt deshalb der Parkinson-Kranke in liegender oder sitzender Haltung, obwohl die Situation oder auch der eigene Wunsch ein Aufstehen und Herumgehen erfordert. Ständiges Üben von Bewegungsansätzen und von Übergängen aus einer Körperhaltung in die andere kann zur Sicherheit und Selbständigkeit des Kranken erheblich beitragen. Anfangs wird die Handhilfe und der Zuruf des Krankengymnasten von Nöten sein, Unabhängigkeit aber ist auch hier das Ziel.

Schulen der motorischen Reaktionsfähigkeit: Es fällt dem Kranken leichter – einmal in Bewegung – diese gleichlaufend fortzusetzen als plötzlich den Bewegungsablauf oder auch nur die Richtung zu ändern. Diese mangelnde Reaktionsfähigkeit birgt mancherlei Gefahren in sich. Beispielsweise wird auch der Fußgänger auf der Straße zum raschen Ausweichen sehr häufig gezwungen, oder er muß stehenbleiben, gar einige Schritte rückwärts gehen. Reaktionsbereitschaft und -fähigkeit übt sich in allen raschen Ballspielen, bei denen ein Partner Tempo und Richtung des Ballwurfes bestimmt. Prellen, Werfen, Rollen, Stoßen mit dem Gymnastikball oder einem schwereren Handball erfordern ständige Aufmerksamkeit. Der Bewegungswechsel muß auf Zuruf vollzogen werden. Es ist oft erstaunlich, zu welcher Behendigkeit der Kranke im Spiel geweckt werden kann.

Auch das Klatschen eines ¾- oder ¼-Taktes zu Partnern macht viel Freude, und wenn der Patient die Hände des Krankengymnasten bei jedem Takt in einer anderen Höhe treffen will, dann muß er sich beeilen.

Verbessern des Handgeschicks: Mit einem kleinen Ball Figuren zu rollen auf dem Behandlungstisch oder auf dem Boden erfordert Geschicklichkeit und Anpassung. Das Seilchen kann verknüpft oder gebunden werden, Ornamente lassen sich aus ihm legen oder drei von ihnen werden zu einem Zopf geflochten. Kartenhäuser und Bausteintürme sind nicht nur bei Kindern beliebt. Möglichkeiten, geschicktes Hantieren zu üben, gibt es in großer Zahl, und wenn sie den Neigungen des Kranken entsprechend gewählt werden, wird er auch „tote Stunden" gerne damit füllen. Einfache Bastelarbeiten, kleine Malereien oder die „Protokollnotiz des Tages" sind über ihren Übungswert hinaus unbestechliche Zeugnisse des Behandlungsfortschrittes.

Gangschulung: Rhythmus, geklatscht oder gesungen, ist die wirkungsvollste Hilfe, um den Fuß des Kranken vom Boden zu lösen und seinen Schritt ausgreifen zu lassen. Auch kann der Krankengymnast den Patienten bei der Hand nehmen und ihn auffordern, seinem Schritt und seinem Tempo sich anzugleichen. Die Arme schwingen jetzt meist locker mit. Geschieht dies nicht, so geht der Krankengymnast hinter dem Patienten: je ein Stab rechts und links von beiden gefaßt, vermittelt den Armschwung von hinten nach vorn (Abb. 110). Wenn die Füße immer noch am Boden kleben, müssen sie über kleine Hindernisse treten.

Wird der Gang frei und locker, dann wird der Richtungswechsel geübt. Auch plötzliches Stehenbleiben oder Hinsetzen, Aufstehen, Weitergehen muß erlernt werden. Geschicklichkeit, Reaktion und das Zusammenwirken von Rumpf, Arm und Kopf verbinden sich, wenn der Patient im Gehen den aus wechselnden Richtungen zugeworfenen Ball auffängt.

Aufstellen eines Übungsplanes: Auch zu Hause soll der Parkinson-Kranke in Bewegung bleiben, denn das Behandlungsergebnis zerrinnt, wenn die tägliche Übung fehlt. Ein kleines Programm, in welchem die wichtigsten Bewegungen enthalten sind, kann leichter eingehalten werden, wenn es schriftlich fixiert und noch unter Anleitung des Krankengymnasten dem Patienten eingeprägt wird. Wo die Möglichkeit zu regelmäßigem Schwimmen nicht gegeben ist, können Spaziergänge zusätzlich zum Übungsprogramm beweglich halten.

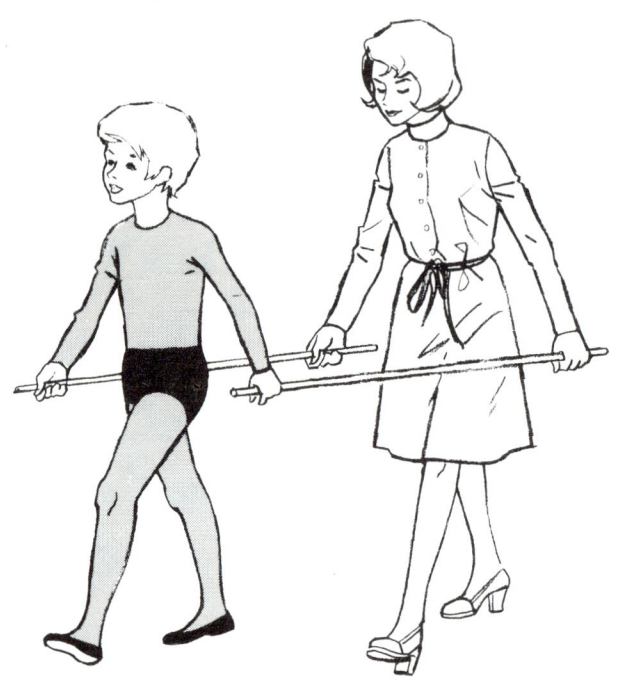

Abb. 110: *Beim Gehen wird der Armschwung durch den Stab von hinten nach vorn vermittelt.*

ZUR WIEDERHOLUNG

1. Beschreiben Sie das Bewegungsverhalten eines Parkinson-Kranken.
2. Nennen Sie neun Gesichtspunkte der krankengymnastischen Behandlung des Parkinson-Syndroms.
3. Nennen Sie drei Möglichkeiten, die der Krankengymnast hat, um den Parkinson-Kranken aus seiner Bewegungsstarre herauszulocken.
4. Begründen Sie die Notwendigkeit eines „Hausaufgabenprogrammes" für Parkinson-Patienten.

AUFGABEN

1. Formulieren Sie ein schriftliches Übungsprogramm (für Patienten und deren Angehörige verständlich!), in dem alle Gesichtspunkte der Parkinson-Behandlung berücksichtigt werden und das ohne großen Aufwand zu Hause durchgeführt werden kann.

2. Üben Sie das Rhythmisieren von Bewegungsabläufen durch Händeklatschen oder mit dem Tamburin.

Torsionsdystonie

Auch die *Torsionsdystonie* gehört in die Gruppe der Erkrankungen mit *extrapyramidalen Bewegungsstörungen*. Über die Ursache ist wenig bekannt. Veränderungen sollen sich in den Stammganglien des Gehirns finden.

Symptome

Die meist im mittleren Lebensalter, aber auch manchmal schon in jüngeren Jahren einsetzende Krankheit führt bei gleichzeitiger *Veränderung der Muskelspannung* zu *unwillkürlichen Bewegungen*. In kraftvollen, drehenden und schraubenden *Hyperkinesen* werden die Muskeln am Hals, am Rumpf und an den Extremitäten bewegt und führen zu oft über Minuten anhaltenden bizarren Körperhaltungen, die erst einer allmählichen Muskelentspannung wieder weichen.

Therapie

In einigen Fällen kann die Wirkung von *Neuroleptika* die Bewegungsabläufe dämpfen. Bei manchen schweren Fällen entschließt man sich zu *stereotaktischen Operationen,* bei denen durch ein Bohrloch in der Tiefe des Gehirns bestimmte Zellgebiete ausgeschaltet werden, die an der Entstehung der Hyperkinesen mitwirken. Die *krankengymnastische Behandlung* wird im Anschluß und im Zusammenhang mit der Darstellung des Torticollis dystonicus besprochen.

Torticollis dystonicus

Eine manchmal wohl zu Unrecht als psychogene Körperstörung angesehene Form extrapyramidaler Hyperkinesen ist der dem Syndrom der Torsionsdystonie verwandte *Torticollis dystonicus* (spastischer Schiefhals). Auch seine Ursache ist bisher nicht befriedigend geklärt.

Symptome

Die *torsionsdystonischen Erscheinungen* sind hier in erster Linie beschränkt auf die *Hals- und Nackenmuskulatur,* vornehmlich auf den vom N. accessorius versorgten M. sternocleidomastoideus und die oberen Anteile des Trapeziusrandes. Der Kopf wird in einer langsamen kräftigen Bewegung zur Schulter geneigt und zur Gegenseite gedreht und verharrt meist über einige Sekunden oder wenigen Minuten in dieser Stellung. Manchmal ist die Schulter gleichzeitig angehoben.

Therapie

Manchen Kranken gelingt es, durch einen leichten Druck mit der Hand am Kinn, an der Wange oder im Nacken die Fehlhaltung des Kopfes zu korrigieren. Eine zeitweilige *Fixierung des Kopfes* durch Gips- oder Kunststoffkrawatten führt *nicht* zum Erfolg. Als *operative Methode* kommt auch hier ein stereotaktischer Eingriff in Frage oder aber die Durchtrennung des N. accessorius und der oberen Zervikalwurzeln. Schließlich können *Neuroleptika* auch beim Torticollis dystonicus die Hyperkinesen bekämpfen.

Krankengymnastische Behandlung
von Torsionsdystonie und Torticollis dystonicus

Krankengymnastischer Befund

Optische Beobachtung: Unwillkürliche, kürzer oder länger andauernde tonische Kontraktionen einzelner oder mehrerer Muskeln bewirken die auffällige Haltung der Patienten. Bei der *Torsionsdystonie* erscheint der Rumpf diagonal verspannt, Schultergürtel und Becken gegeneinander verdreht. Die langsam, aber kraftvoll ablaufenden Rotationsbewegungen von Kopf und Rumpf können vom Kranken nicht oder nur mühsam aufgehalten werden. Er wirkt gequält.

Beim *Torticollis* beschränken sich die Hyperkinesen auf Hals- und Nackenmuskulatur. Es kommt zu einer Seitdrehung des Kopfes oder zu einer Neigung des

242

Ohres zur Schulter. Häufig sind Drehung und Neigung kombiniert. Überwiegt die Dystonie in den Nackenmuskeln beiderseits, so wird der Kopf nach hinten gezogen (Retrocollis). Eine überwiegende Spannung der vorderen Halsmuskulatur beiderseits senkt den Kopf nach vorn (Anterocollis).

Taktile Beobachtung: Der Ruhetonus der Muskulatur ist herabgesetzt.

Messen/Schätzen: Die Gelenke sind *passiv frei beweglich.*

S-R-Probe: Willkürbewegungen lösen häufig verstärkte Torsionen aus, so daß der Kranke oft kaum zu geschicktem Hantieren in der Lage ist. Das Gangbild ist geprägt von den krampfartig schraubenden Hyperkinesen des Rumpfes, gegen die das Gleichgewicht nur mühsam aufrecht erhalten werden kann.

Gesichtspunkte der Behandlung

Erlernen des symmetrischen Einsatzes von Nacken-, Hals- und Rumpfmuskulatur
Stabilisation des Rumpfes zur Widerlagerung der Extremitätenbewegungen
Schulen des Gleichgewichtes in verschiedenen Körperhaltungen

Maßnahmen

Die Größe der *Unterstützungsfläche, Konzentration* und *bewußtes Anspannen* der Muskulatur, *Zielvorstellungen* und *Stimulation* durch den Krankengymnasten sind die Hilfen zum Abfangen der unwillkürlichen Bewegungsabläufe.

Mangelhaft ausgebildete Stütz- und Stellreaktionen werden in der Weise geübt, wie sie auf S. 253 für die Behandlung der athetotischen und choreatischen Hyperkinesen dargestellt werden.

Zum Erlernen willkürlich geführter Bewegungen können die Stemmführungen nach R. BRUNKOW oder die Muster der PNF-Technik in verschiedenen Ausgangsstellungen gegen den Widerstand des Krankengymnasten genutzt werden. Die nicht übenden Gliedmaßen sollen dabei *aktiv fixieren.* Später kann der Patient die Bewegungen frei gegen einen gedachten Widerstand führen. Wichtig ist immer die *symmetrische Beteiligung* der Rumpfmuskulatur und die *bewußte Kopfkontrolle.*

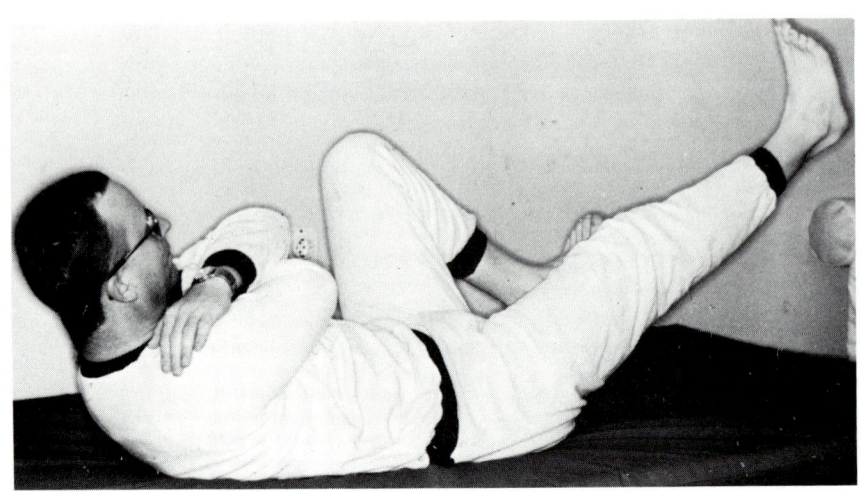

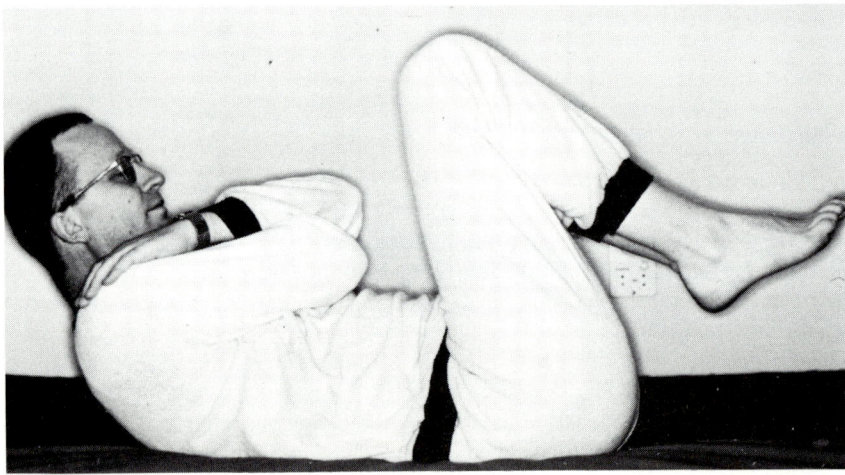

Abb. 111a–b: *Schultergürtel und Kopf werden in der Mittellinie gehalten, während die Beine bewegen.*

Übungsbeispiele

1. Aus der *Rückenlage* Anheben des Kopfes, Arme kreuzen, Hände fest auf die Schultern auflegen, beide Knie anbeugen, Beine im Wechsel strecken. Die Spannung der Beinmuskeln wird durch kräftige Dorsalflexion der Füße gehalten, Schultergürtel und Kopf dürfen nicht von der Mittellinie abweichen (Abb. 111).

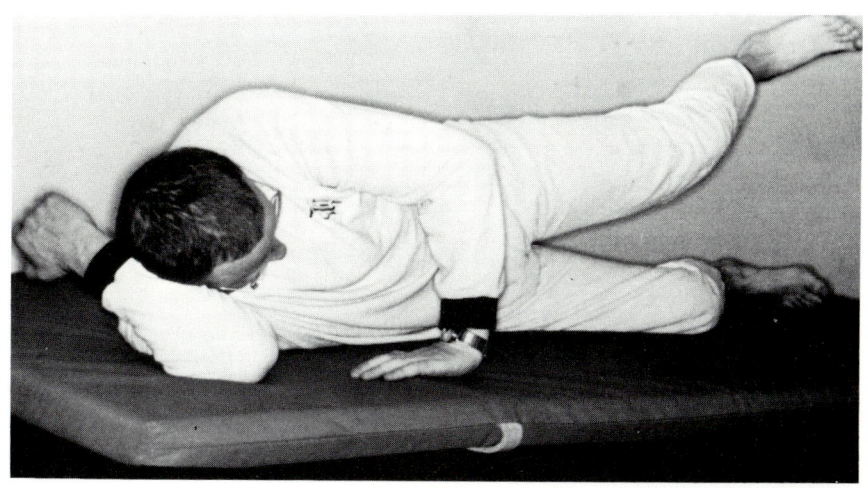

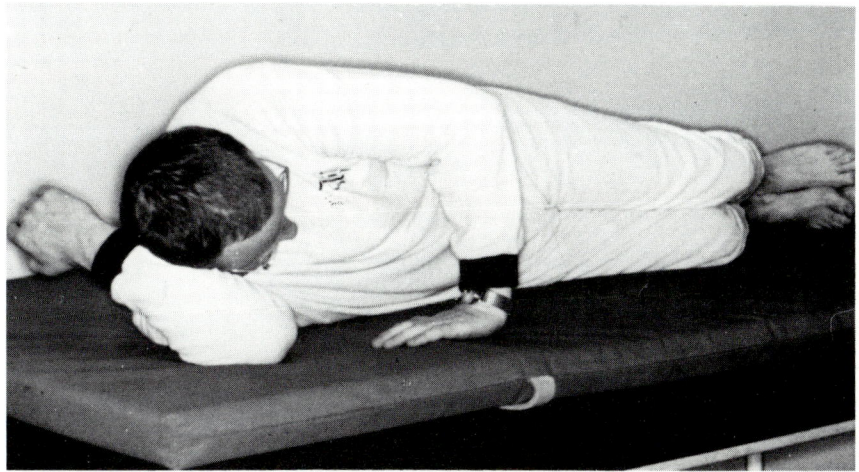

Abb. 112a–b: *Spannung in Rumpf und aufliegendem Bein halten, während das obere Bein gegen einen gedachten Widerstand geführt wird.*

2. *Seitlage*, Spannung im Rumpf und aufliegendem Bein halten, während das obere Bein abgehoben und frei geführt wird (Abb. 112).
3. *Rückenlage*, Arme kreuzen, Hände fest auf die Schultern auflegen, Kopf anheben, Fußspitzen hochziehen, Knie leicht beugen. Beine im Wechsel in Streckung führen und zurück (Abb. 113).

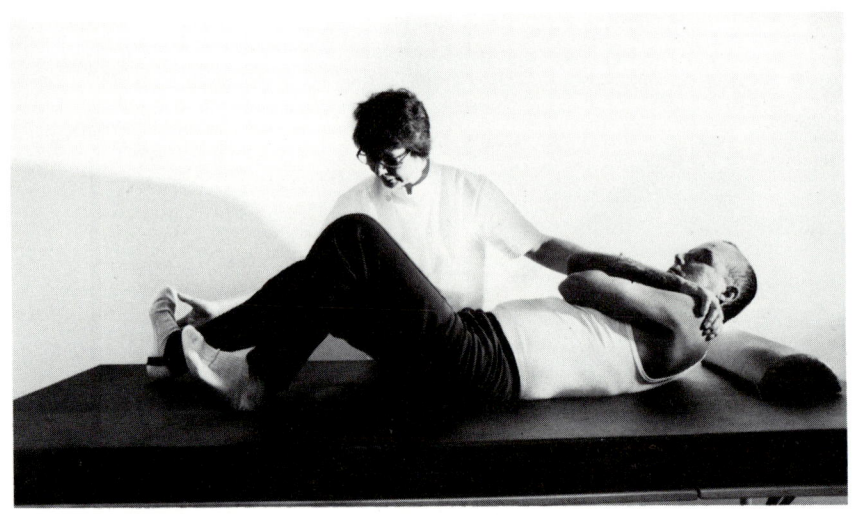

Abb. 113: *Kopf in der Mittellinie halten, Rumpfmuskulatur spannen und die Beine im Wechsel beugen und strecken.*

4. *Rückenlage,* Kopf anheben, die Arme unter kräftiger Spannung vorstoßen und halten. Nun wieder im Wechsel Beinbewegungen ausführen. Schließlich Rumpf- und Beinspannung halten, Kopf bleibt in der Mittellinie, die Hände öffnen sich und der Arm führt freie Bewegungen aus (Abb. 114).

5. *Sitz* auf der Bank, durch Abstützen der Arme Rumpf aufrichten, Kopfhaltung kontrollieren. Rumpfdrehung nach rechts und links bei guter Kopfkontrolle (Abb. 115).

6. *Sitz* auf dem Hocker. Bei symmetrischer Rumpfspannung und aufgerichtetem Kopf führen die Arme freie Bewegungen gegen einen gedachten Widerstand (Abb. 116).

Die *Zuwendung* zur Bewegung über alle Kontrollen, die zur Verfügung stehen: Sehen, Hören, Wahrnehmen über Haut- und Gelenkrezeptoren fördert die Will- kürmotorik. Über die *bewußte Bewegung* gelingt es allmählich, die unwillkürlichen Impulse zu bremsen und koordinierte Abläufe zu steuern.

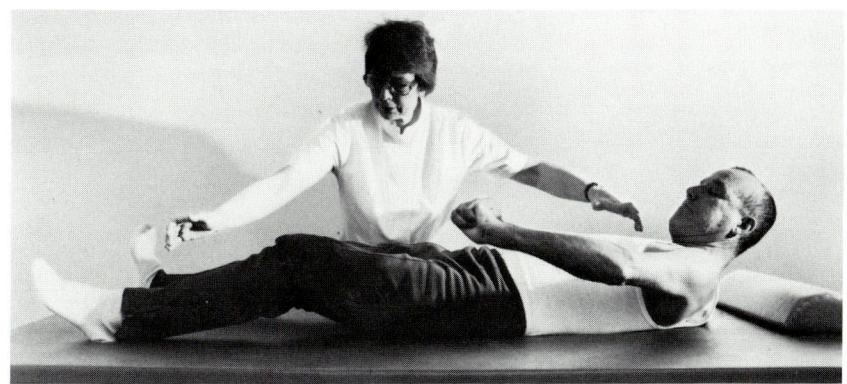

a

b

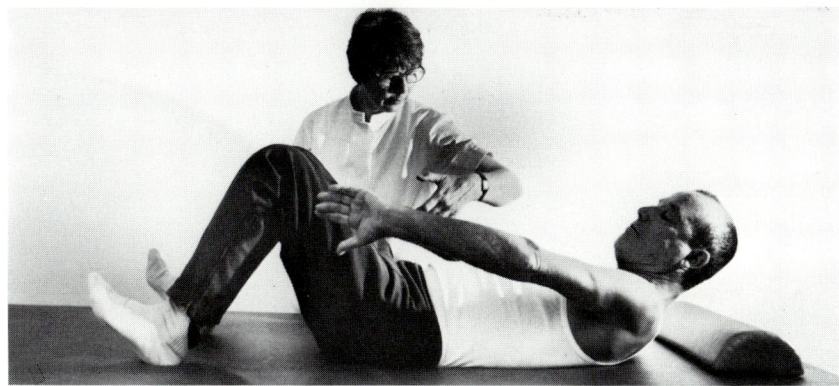

c

Abb. 114a–c: *Kopf anheben, Arme unter kräftiger Spannung vorstoßen und halten, im Wechsel Beinbewegungen (a, b). Schließlich Rumpf- und Beinspannung halten, Kopf bleibt in der Mittellinie, die Hände öffnen sich und der Arm führt freie Bewegungen aus (c).*

247

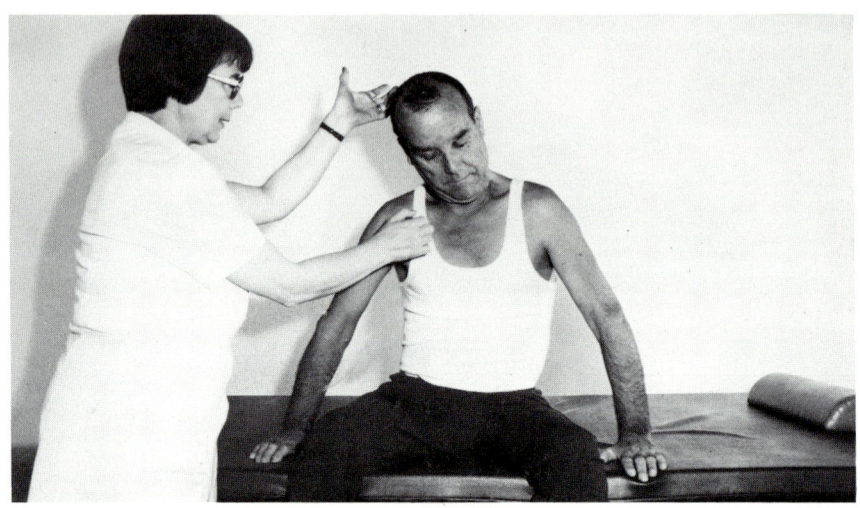

a

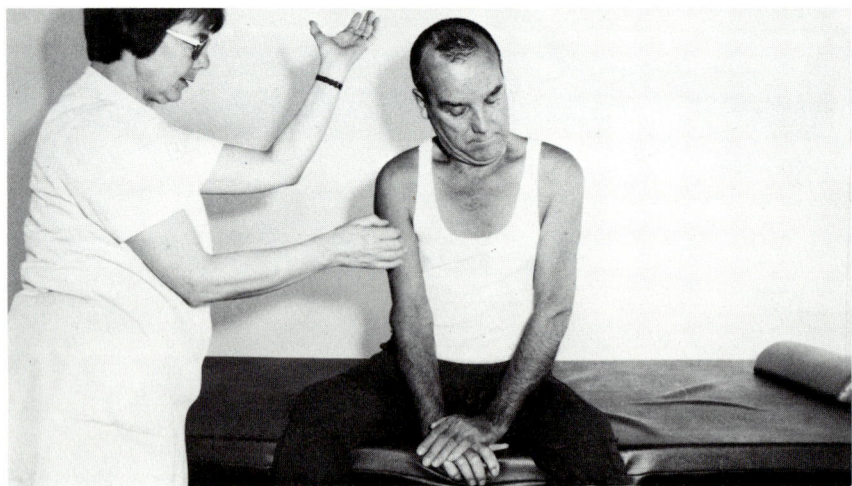

b

Abb. 115a–b: *Durch Abstützen der Arme Rumpf aufrichten und Kopfhaltung korrigieren.*

248

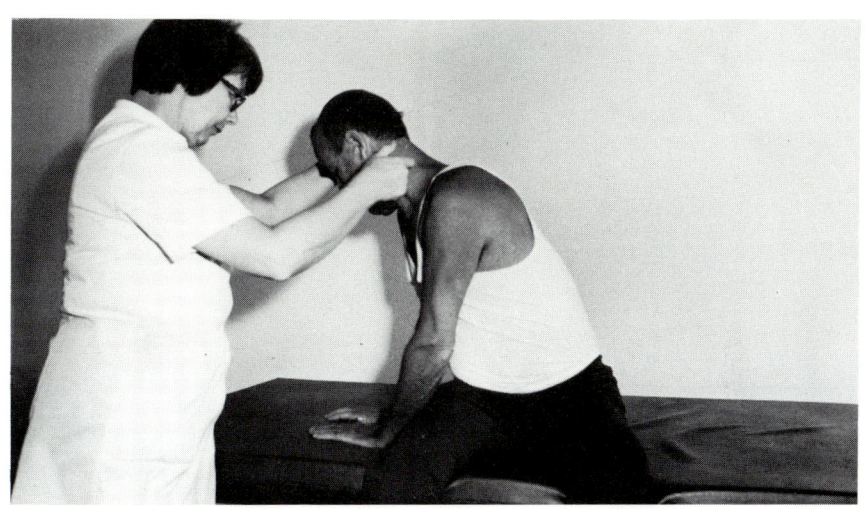

c

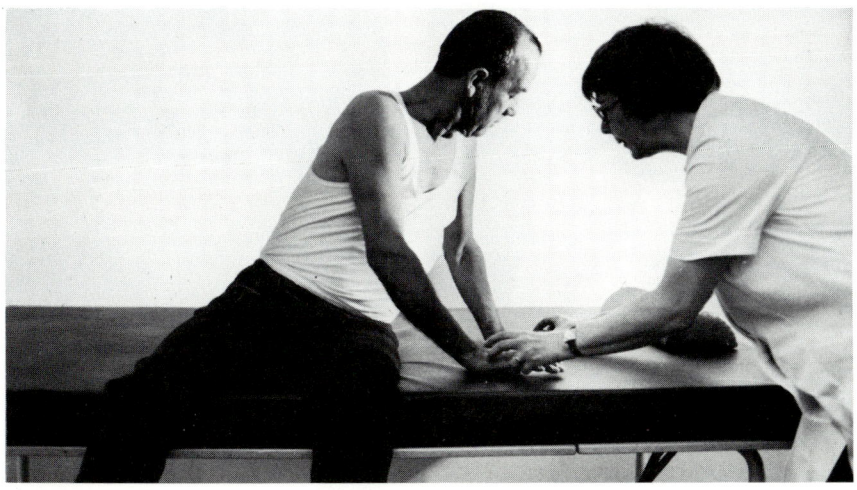

d

Abb. 115c–d: *Rumpfdrehung nach rechts und links bei guter Kopfkontrolle.*

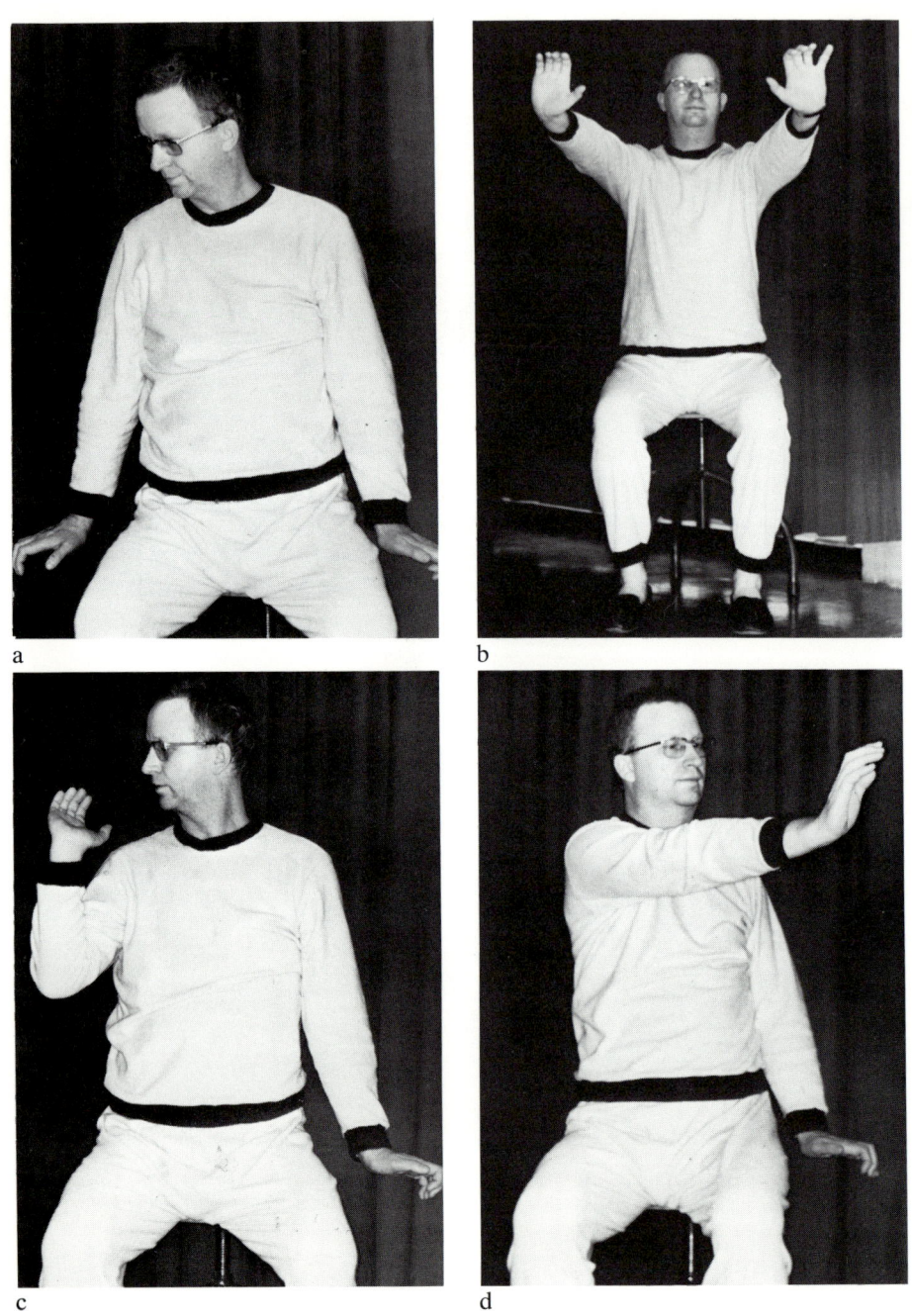

a

b

c

d

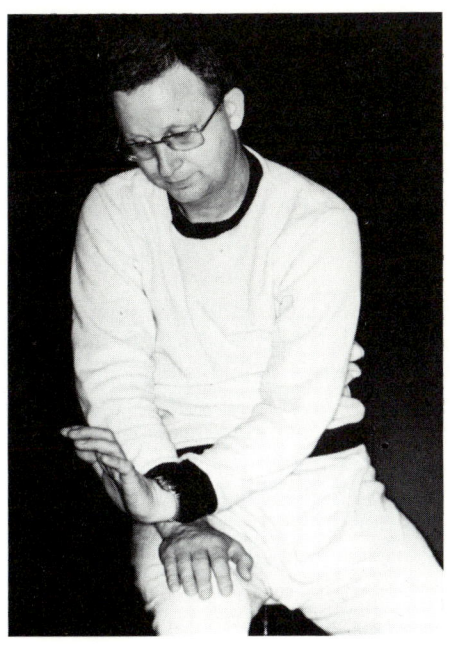 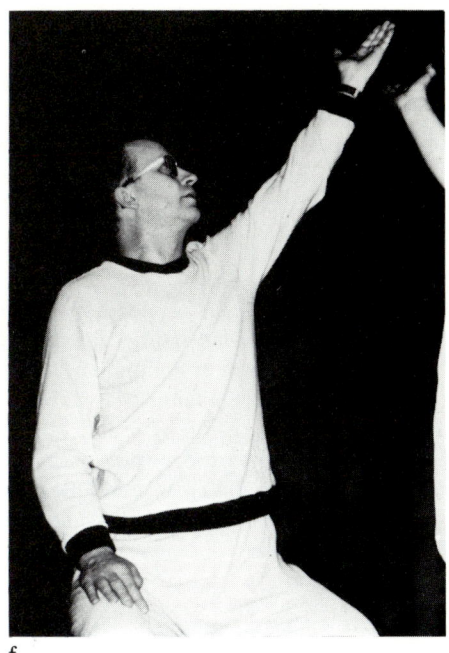

e   f

Abb. 116a–f: *Bei symmetrischer Rumpfspannung führt der Arm freie Bewegungen gegen einen gedachten Widerstand in alle Richtungen (Stemmführungen).*

ZUR WIEDERHOLUNG

1. Nennen Sie fünf Hilfen zur bewußten Kontrolle der unwillkürlichen Bewegungsimpulse bei Torsionsdystonie.
2. Beschreiben Sie das Prinzip der Stemmführungen bei der Behandlung der Torsionsdystonie.

AUFGABE

Probieren Sie einen fließenden Bewegungsablauf vom Liegen bis zum Stehen aus und beachten Sie dabei das Prinzip des maximalen Muskeleinsatzes und der bewußten Bewegungsführung, wie es für einen Patienten mit Torsionsdystonie notwendig wäre.

Athetose

Die *athetotische Bewegungsstörung* ist meist Folge eines *frühkindlichen Hirnschadens*.

Häufig treten zugleich spastische Symptome und Lähmungen auf. Der Behandlung dieser sogenannten infantilen Cerebralparese ist eine ausführliche Darstellung in dieser Schriftenreihe von Feldkamp u. Danielcik gewidmet.

Symptome

Die *Hyperkinesen* bei der *Athetose* sind wiederum langsam, drehend oder schraubend und bleiben häufig auf die Extremitäten beschränkt. Auch sie führen zu grotesk abnormen Stellungen der Gliedmaßenabschnitte und haben nicht selten Deformierungen der überstreckbaren Gelenke zur Folge. Störungen des Sprechens in Form einer gequetscht undeutlichen Sprache kommen vor. Das möglicherweise gleichzeitige Vorliegen spastischer Paresen wurde bereits genannt.

In vielen Fällen liegen außerdem als Folge des frühkindlichen Hirnschadens Schwachsinnszustände verschiedener Grade vor.

Therapie

Eine sicher erfolgreiche Therapie zur Beseitigung der Hyperkinesen ist nicht bekannt. Stereotaktische Operationen können in manchen Fällen eine Besserung erzielen. Die *krankengymnastische Behandlung* wird gemeinsam mit den Maßnahmen bei den choreatischen Bewegungsstörungen besprochen.

Chorea HUNTINGTON

Die nach G. HUNTINGTON benannte *chronisch-progressive Chorea* ist ein vererbbares Leiden, bei dem vor allem das Gebiet des Nucleus caudatus zu Grunde geht, weitere größere Hirnbezirke im fortschreitenden Verlauf aber mit in den degenerativen Prozeß einbezogen werden.

Symptome

Die *choreatischen Hyperkinesen* sind regellose und schnelle, oft blitzartig einsetzende unsymmetrische und kurzdauernde unwillkürliche Bewegungsabläufe, die die gesamte Willkürmuskulatur einschließlich der mimischen Muskeln befallen können. Übergreifen auf die zur Artikulation der Sprache gebrauchten Muskeln führt zur Dysarthrie bis hin zur Unverständlichkeit. Bei fortgeschrittenen Prozessen ist der Kranke von einer ständigen anstrengenden Bewegungsunruhe gequält. In späten Stadien schließlich kommen eine *organische Wesensänderung* und ein *Abbau der intellektuellen Fähigkeiten* hinzu. Die Patienten werden pflegebedürftig.

Bewegungsstörungen vom Typ der choreatischen Hyperkinesen treten selten einmal bei jungen Menschen – vorwiegend Mädchen – im Zusammenhang mit einer Infektionskrankheit (rheumatische Erkrankungen) auf, werden als *Chorea minor* oder als Chorea SYDENHAM bezeichnet. Diese Hyperkinesen klingen ebenso nach einiger Zeit wieder ab wie die Hyperkinesen der *Chorea gravidarum,* die in der Schwangerschaft oder im Wochenbett vorkommt.

Therapie

Chorea minor und Chorea gravidarum klingen folgenlos ab.

Eine erfolgversprechende Therapie der Chorea HUNTINGTON gibt es nicht. Die Lebenserwartung wird verkürzt.

Medikamentöse Behandlung kann die Hyperkinesen vorübergehend dämpfen. Krankengymnastik wird auch nur für einen begrenzten Zeitraum Erfolg haben.

Krankengymnastische Behandlung der athetotischen und choreatischen Bewegungsstörungen

Krankengymnastischer Befund

Optische Beobachtung: Die unwillkürlichen, unregelmäßigen, langsam und besonders distal sich abspielenden verkrampft aussehenden Bewegungen (athetotisch) führen oft zu bizarren Haltungen der Extremitätenenden. Nicht selten schießen plötzliche, kurzdauernde, unsymmetrische Bewegungen (choreatisch) ein, die ziellos ausfahren und unterschiedliche Muskelgruppen – distal betont – ergreifen. Hyperkinesen der mimischen Muskulatur (Grimassieren) und schmatzende Bewegungen des Mundes vermitteln den Eindruck einer schweren psychischen Beeinträchtigung, die oft aber noch nicht vorliegt.

Taktile Beobachtung: Der Muskeltonus ist schlaff.

Messen/Schätzen: Die Gelenke sind passiv frei beweglich.

S-R-Probe: Die aktive Bewegung wird durch ausgeprägte Mitinnervation und den Ablauf automatischer Bewegungen stark beeinträchtigt. Die verkrampften Stellungen, in denen die Gliedmaßen oft über Sekunden verharren, können zu Subluxationen der Fingergelenke führen („Bajonettfinger"). Das Gleichgewicht im Sitzen und Stehen wird durch die unwillkürlich einschießenden Bewegungen bedroht, der Kopf kann nur schwer in der Mittelstellung gehalten werden. Das Gehen ist durch die ausfahrenden Hyperkinesen erheblich behindert oder unmöglich. Geschicktes Hantieren ist nicht möglich.

Abb. 117: *Der athetotische (choreatische) Kranke hat Schwierigkeiten, Kopf, Rumpf und Gliedmaßen in ein harmonisches Zusammenspiel zu bringen. Die Einstellung des Körpers im Raum ist erschwert.*

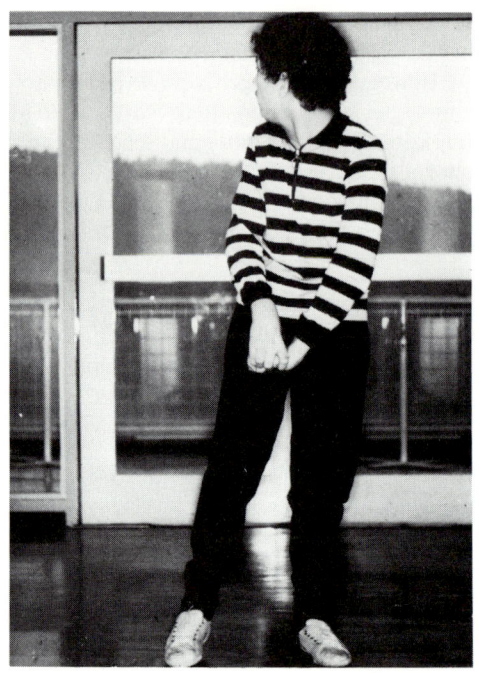

Gesichtspunkte der Behandlung

Üben der Stütz- und Stellreaktionen
Schulen des Gleichgewichtes
Schulen koordinierter Bewegungsabläufe
Üben von Bewegungsübergängen

Maßnahmen

Üben der Stütz- und Stellreaktionen: Der Patient ist häufig nicht in der Lage, den Kopf im Raum in die richtige Stellung zu bringen. Er hat Schwierigkeiten, Kopf, Rumpf und Gliedmaßen in ein harmonisches Zusammenspiel einzufügen. Die Folge davon ist Unsicherheit und mangelhaftes Orientierungsvermögen im Raum (Abb. 117). Auf großer Unterstützungsfläche beginnend, lernt der Patient in Rückenlage, Bauchlage, Unterarmstütz, Vierfüßlerstand, Fersenhocksitz, Kniestand, Sitz und schließlich Stand seine Kopfhaltung und damit die Einstellung seines Körpers im Raum (Abb. 118).

Durch *extero- und proprioceptive Reize* (Stimulation) soll dem Kranken die willkürliche Steuerung seiner Muskelaktivität erleichtert werden. Solche Stimulationshilfen sind

254

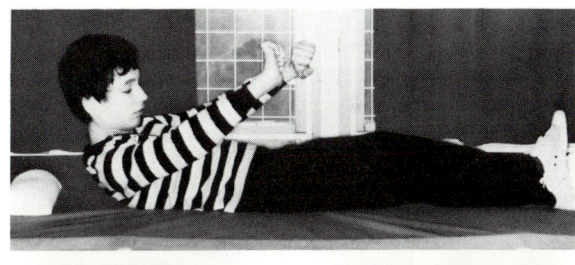

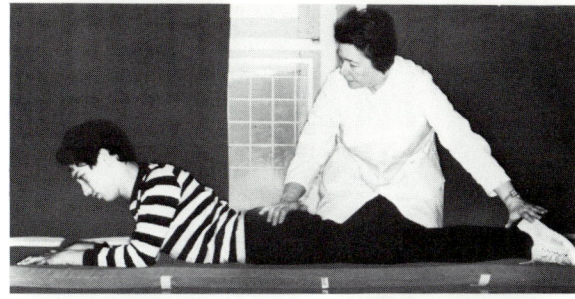

Abb. 118a–l: *Auf großer Unterstützungsfläche beginnend, lernt der Kranke in Rücken- und Bauchlage (a, b), in Unterarmstütz und Vierfüßlerstand (c, d), in Fersenhocksitz und Kniestand (e–g) seine Kopfhaltung und die Raumeinstellung des Rumpfes zu kontrollieren. Über den Sitz (h–j) gelangt er zum kontrollierten Stand (k), bis er schließlich frei steht und die Blickrichtung nach vorn beibehalten kann (l).*
(Die Abbildungsreihe wird auf Seiten 256–257 fortgesetzt.)

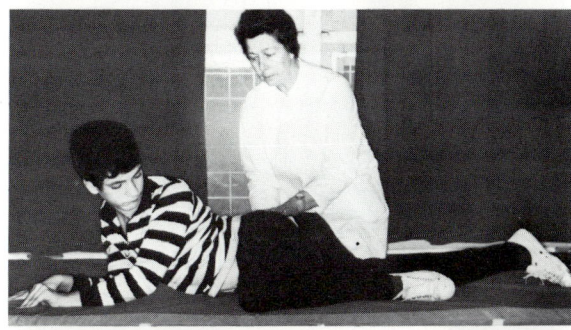

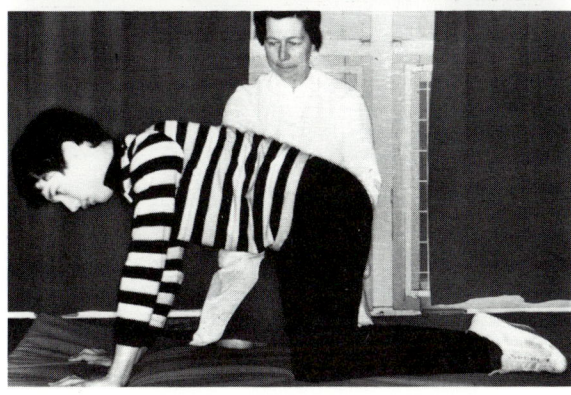

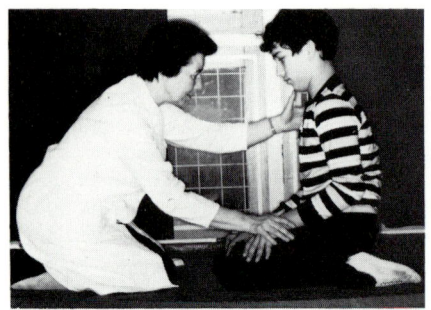

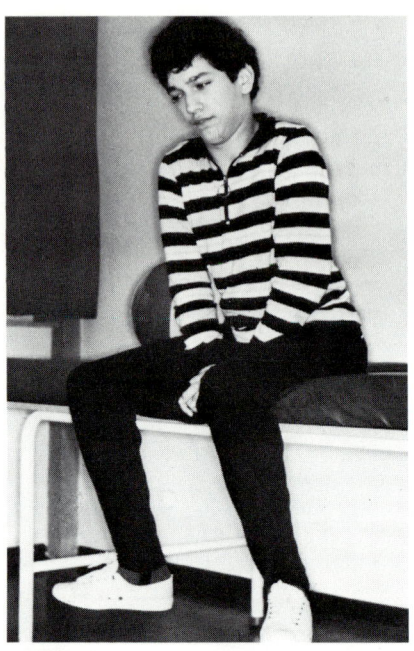

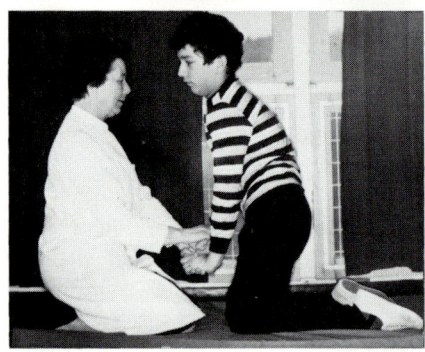

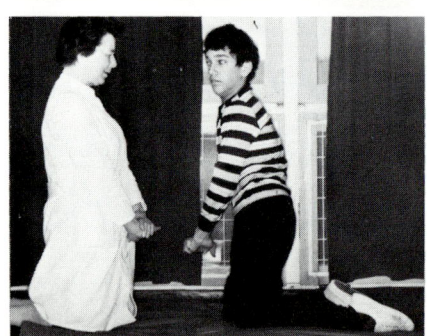

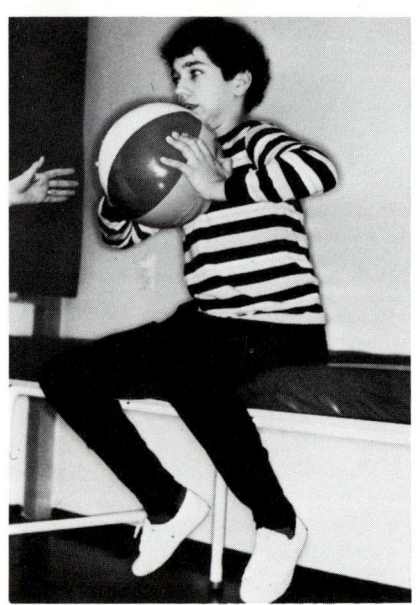

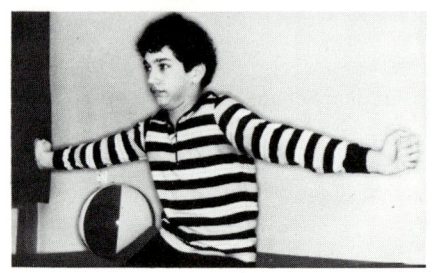

Abb. 118e–j

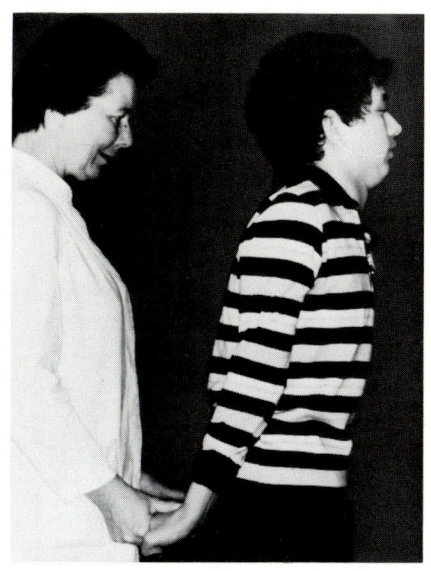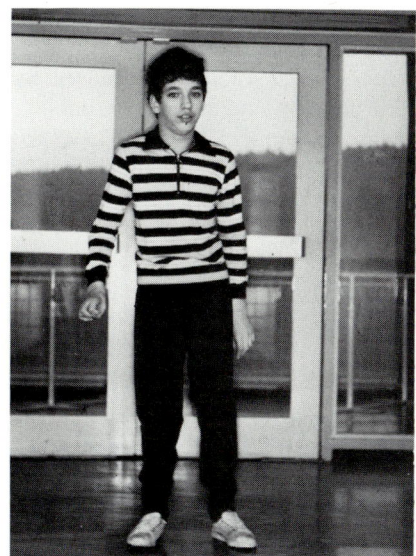

Abb. 118k–l

Berührungsreize auf der Haut
Klopfreize auf dem Muskel
Druck und Zug am Gelenk

Sie erfolgen vorrangig an *Reizpunkten* (Schulter, Becken), auch *Schlüsselpunkte* genannt. Darüber hinaus soll der Patient sich jeder Bewegung zuwenden und sie mit den Augen kontrollieren. Gelingt es ihm, Haltung und Bewegung durch Augenkontrolle zu überwachen, so können die äußeren Stimulationshilfen abgebaut werden. Der Kranke hat die Möglichkeit gewonnen, über körpereigene *(propriozeptive)* Impulse die geforderte Bewegung wie gewünscht durchzuführen. Über die *bewußte Bewegung* kann es nun gelingen, einen großen Teil von *automatischen Funktionen* wiederzuerlangen.

Schulen des Gleichgewichtes: Dies geht Hand in Hand mit dem Üben der Stütz- und Stellreaktionen. Das Verlagern des Körpergewichtes in den verschiedenen Ausgangsstellungen, das Halten der Position gegen den wechselnden Widerstand des Krankengymnasten und das Ausbalancieren auf dem Schaukelbrett stellen steigende Anforderungen an die Körperbeherrschung.

Schulen koordinierter Bewegungsabläufe: Bewegung gegen kräftigen Widerstand erleichtert dem Kranken die Kontrolle der unwillkürlich einschießenden Impulse. Die PNF-Technik enthält diese Hilfen, die als Stimulation bereits oben erwähnt sind und dem Patienten die Koordination ermöglichen. Auch hier ist die *Zuwen-*

dung des Kranken zur Bewegung und seine *Konzentration* wichtige Voraussetzung zum Gelingen.

Schulen von Bewegungsübergängen: Stütz- und Stellreaktionen, Gleichgewicht und Koordination sind notwendig, um den Übergang von einer Körperhaltung in eine andere gelingen zu lassen. Diese fließenden Bewegungsübergänge machen die Schwierigkeiten des Patienten deutlich, dienen aber auch als Test für den Behandlungsfortgang.

Beispiele:

1. Aus der *Rückenlage* soll sich der Patient zusammenziehen und in die *Bauchlage* drehen. Von dort zum *Unterarmstütz* mit wechselweisem Anbeugen eines Beines (amphibische Reaktion). Zurückgleiten in die Rückenlage.
2. Aus der *Rückenlage* umdrehen in die *Seitlage* nach rechts und links sowie aus der *Bauchlage* das *Umdrehen* nach rechts und links.
3. Aus der *Bauchlage* über den *Sitz* in fließendem Übergang zum *Vierfüßlerstand* mit Gewichtsverlagerungen. Daraus den *Kniestand* entwickeln und weiterführen bis zum *Stand* (Abb. 118).

Die Beurteilung erfolgt nach einer Skala von 6 bis 0:

6 = die geforderte Bewegung ist aktiv normal durchgeführt
5 = die geforderte Bewegung ist aktiv mit geringen Fehlern durchgeführt
4 = die Bewegung kann unter Anleitung und mit Hilfe des Krankengymnasten richtig durchgeführt werden
3 = wie bei 4 mit Hilfe des Krankengymnasten, aber erschwert und von der Norm abweichend
2 = abnorme Bewegung
1 = die Bewegung ist nur noch im Ansatz erkennbar
0 = der Patient ist nicht in der Lage, eine Bewegung durchzuführen.

Grundsätzlich steht im Vordergrund die *Bahnung* der Bewegung im Hinblick auf Gebrauchsbewegungen. Geübt wird in Funktionsmustern. *Passive Maßnahmen* wie Massagen empfehlen sich *nicht*. Sie setzen unkontrollierbare afferente Reize, die entsprechend unkontrollierbar von efferenten Impulsen beantwortet werden.

ZUR WIEDERHOLUNG

1. Beschreiben Sie die Schwierigkeiten, die Patienten mit Störung der Stell- und Gleichgewichtsreaktionen haben.

2. Nennen Sie die Hilfen, die der Krankengymnast einsetzt, um Patienten mit athetotischen oder choreatischen Bewegungsstörungen die Bewegungssteuerung zu erleichtern.

3. Beschreiben Sie den Aufbau eines Übungsprogramms zur Koordinationsverbesserung bei einem Patienten mit athetotischer Bewegungsstörung.

258

Hemiballismus

Meist als Folge von Durchblutungsstörungen im Nucleus subthalamicus des Hirnstammes kommt es zum ballistischen Syndrom, in der Regel einseitig als *Hemiballismus* auf der gegenüberliegenden Körperseite.

Die *Symptomatik* besteht in unwillkürlichen, kraftvoll schleudernden Bewegungen der Extremitäten. Die Wucht der Schleuderbewegungen kann den ganzen Körper mit herumreißen. Die Kranken müssen im Bett gehalten werden, da sie nicht stehen oder gehen können. Bei der Lagerung sind Bettgitter an der Seite notwendig, damit die Kranken durch die Hyperkinesen nicht aus dem Bett gerissen werden. Dicke Polsterungen sollen vor Verletzungen schützen.

Als *Therapie* kommt lediglich eine hochdosierte medikamentöse Sedierung in Frage. Dennoch führt die Erkrankung oft innerhalb von Tagen oder Wochen zum Tode. Aussichten für eine erfolgreiche *krankengymnastische Behandlung* bestehen *nicht*.

Degeneratio hepatolenticularis (WILSON)

Die nach S.A.K. WILSON benannte vererbbare Erkrankung ist Folge einer Störung im Kupferstoffwechsel des Körpers. Sie führt zu Kupferablagerungen in den Stammganglien des Gehirns, in Leber, Nieren und tiefen Schichten der Hornhaut des Auges.

Als *neurologische Symptome* können *Rigor* und die verschiedensten Formen *extrapyramidaler Hyperkinesen* bis zu hochgradiger motorischer Unruhe und starker Behinderung der Willkürbewegungen führen. Schwere *psychische Veränderungen* können auftreten. Die Krankheit kann innerhalb weniger Monate zum Tode führen, manchmal aber auch über viele Jahre hinweg fortschreiten.

Die *Therapie* besteht in kupferarmer Diät und medikamentöser Regulierung des Kupferstoffwechsels, soweit dies möglich ist. Bei stärkerer motorischer Unruhe kann eine Sedierung notwendig werden.

Die *krankengymnastische Behandlung* kann in manchen Fällen trotz Rigor oder extrapyramidaler Hyperkinesen erreichen, daß die Patienten einen Teil der Willkürbewegungen wieder erlernen, ihr Gleichgewicht besser beherrschen und damit an Selbständigkeit gewinnen. Die Vielfalt der möglichen Bewegungsstörungen bei der Degeneratio hepatolenticularis gestattet kein festes Behandlungsschema. Vielmehr wird man hier seinen Therapieplan an den besonders ausgeprägten Symptomen im Einzelfall orientieren.

Literatur

Arns, W., K.-A. Jochheim und H. Remschmidt: Neurologie und Psychiatrie für Krankenpflegeberufe. 5. Aufl., Thieme, Stuttgart 1983

Cotta, H., W. Heipertz, A. Hüter-Becker, G. Rompe (Hrsg.): Krankengymnastik. Taschenlehrbuch, Band 1, Grundlagen I, Thieme, Stuttgart 1982

Bobath, B.: Die Hemiplegie Erwachsener. Thieme, Stuttgart 1973

Bobath, B.: Abnorme Haltungsreflexe bei Gehirnschäden. 2. Aufl., Thieme, Stuttgart 1971

Brunnström, S.: Movement Therapy In Hemiplegia. Harper & Row, New York Evanston and London 1970

Feldkamp, M., I. Danielcik: Krankengymnastische Behandlung der cerebralen Bewegungsstörung. Richard Pflaum, 2. Aufl. München 1976

Gardiner, M. M.: Grundlagen der Übungstherapie. Thieme, Stuttgart 1968

Gillert, O.: Niederfrequente Reizströme in der therapeutischen Praxis. 9. Aufl., Richard Pflaum, München 1974

Hobson, E.: Physiotherapy In Paraplegia. J.&A. Churchill, London 1956

Hollmann, W.: Der Arbeits- und Trainingseinfluß auf Kreislauf und Atmung. Dr. Dietrich Steinkopf, Darmstadt 1959

Knott, M., D. Voss: Komplexbewegungen. 2. Aufl. Fischer, Stuttgart 1970

Mumenthaler, M.: Neurologie. 7. Aufl. Thieme, Stuttgart 1982

Mumenthaler, M., H. Schliack: Läsionen peripherer Nerven. 3. Aufl. Thieme, Stuttgart 1977

Paeslack, V.: Querschnittslähmung. 2. Aufl. Kohlhammer, Stuttgart Berlin Köln Mainz 1968

Paeslack, V., H. Schlüter: Physiotherapie in der Rehabilitation Querschnittgelähmter, Springer, Berlin. Heidelberg 1980

Rolf, G., G. Kaeppel: Das Schlingengerät in der Praxis der Krankengymnastik. Kohlhammer, Stuttgart Berlin Köln Mainz 1971

Rolf, G., H. Witt: Der klinische Sport in der Rehabilitation Querschnittgelähmter. Kohlhammer, Stuttgart Berlin Köln Mainz 1972

Scheid, W.: Lehrbuch der Neurologie. 4. Aufl. Thieme, Stuttgart 1980

Walsh, J. J.: abc für Querschnittsgelähmte. Thieme, Stuttgart 1969

Sachwortverzeichnis

Abakterielle Meningitis 224
Abszeß, epiduraler 164
–, zerebraler 218, 220, 223, 226
Acetylcholin 133
Archillessehnenreflex 22
Adiadochokinese 66
Agnosie 27
Agraphie 26
Akalkulie 26
Akinese 228
Alexie 26
Alkohol-Polyneuropathie 122
Allästhesie 23
ALZHEIMER-Krankheit 227
Amimie 230
Amnesie 216
Amyotrophische Lateralsklerose 171
Analgesie 23
Anamnese 14
Anästhesie 23
Aneurysma 212
Angiographie 32
Angiom 163, 212
Anisokorie 16, 189
Anosmie 16
Antagonistenhemmung 194
Antagonistentremor 230
Anterocollis 243
Anulus fibrosus 78
Aphasie 26, 193, 195, 209
Apoplexie 209
Apraxie 27
Armplexus 105

Arterielle Thrombose 209
Arteriosklerose 209
Arteriosklerotische Massenblutung 209
Arteriovenöses Angiom 163, 212
Ataxie 26
–, spinale 26, 68
–, zerebellare 26, 66, 177, 227
–, zerebrale 26, 57, 60, 65, 69
Atemtherapie 71
Athetose 252
Atrophie s. Muskelatrophie
Atrophische Lähmung s. Lähmung
Atrophische Parese s. Parese
Augenhintergrund 16
Augenmuskeln 16
Axonotmesis 42

B_{12}-Avitaminose 172
BABINSKI-Reflex 23
Bakterielle Meningitis 223
Ballistisches Syndrom 259
Bandscheibe 37, 78, 97, 158
Bandscheibenschaden
–, lumbaler 78, 158
–, zervikaler 97
Bandscheibenvorfall 78, 97
Bauchhautreflexe 22
Beinplexus 108
Berührungsempfinden 23
Bewegungsbad 57, 85, 98, 129, 184
Bewegungsempfinden 24
Bewegungsstörungen s. Hyperkinesen,
    s. auch Lähmungen

Biopsie 43
Bizepsreflex 22
Blasentraining 143
Blickkrampf 230
Blinzelkrampf 230
Blutgerinnselembolie 210
Brachio-fazialer Typ der Hemiparese 192

Carpaltunnal-Syndrom 113
Cauda equina 76, 78, 80, 158
Caudasyndrom 158, 161
Cholinesterase 133
Chorea gravidarum 253
– HUNTINGTON 252
– minor 253
– SYDENHAM 253
Choreatisches Syndrom 252
Chronaxie 42
Circulus arteriosus 208
Commotio cerebri 216
Computer-Tomographie 30
Contusio cerebri 216
– spinalis 141
COSTEN-Syndrom 118
CHRUTCHFIELD-Zange 142

Degeneratio hepatolenticularis 259
Degenerative Erkrankungen 226
Dehnfähigkeit des Muskels 45, 194
Dehnlagerung 63, 179, 233
Dehnschmerz 126
Dekubitus 52f, 62, 127, 146
Dérangement interne 78
Diabetische Polyneuropathie 123
Diadochokinese 66
Differentialdiagnose 15
Discus intervertebralis 78
Diskographie 37, 97
Diskushernie 79
Dissoziierte Empfindungsstörung 162, 168

Dopamin 231
Doppelbilder 16, 177
Doppler-Sonographie 41
Drehbett 146
Drehkurbelergometer 73
Druckschaden 79, 97, 106, 108, 109, 110, 114, 116, s. auch Dekubitus
DUCHENNE-Form der Muskeldystrophie 136
DUCHENNE-Zeichen 137
Durchblutungsstörungen des Gehirns 208
Dysarthrie 26, 66, 177, 190, 230
Dysdiadochokinese 66, 177
Dysmetrie 66
Dyssynergie 66
Dystonie 241
Dystrophia musculorum progressiva 134
Dystrophia myotonica 138

EaR 42, 52
Echoenzephalogramm 39
EEG 38
Eigenreflexe 22
Eispackung 63, 207
Eitrige Meningitis 223
Elektrische Erregbarkeit s. Elektrodiagnostik
Elektrodiagnostik 42, 52
Elektrische Reizung s. Elektrodiagnostik, s. Elektrotherapie
Elektroenzephalogramm 38
Elektromyogramm 42
Elektrostimulation 204
Elektrotherapie 54f, 120
Embolie 210
Embolische Herdenzephalitis 225
EMG 42
En-bloc-Bewegung des Rumpfes 195, 196
Encephalomyelitis disseminata 176
Entartungsreaktion 42, 52

Enzephalitis 223, 225
Enzephalographie 32
Enzephalomalazie 209
Epiduraler Abszeß 164
Epidurales Hämatom 160, 218
ERB-Dystrophie 134
ERB-Lähmung 105
Erythroprosopalgie 118
Evozierte Potentiale 43
Extensionstisch 88
Extrapyramidale Bewegungsstörung,
   athetotische 252
–, ballistische 259
–, choreatische 252
–, dystone 241
–, PARKINSON-Syndrom 228

Fahrradergometer 73
Fallhand 112
Faradische Reizung 41
Faszikuläre Zuckungen 21, 171, 172
Fazialislähmung 118, 193
Fehlbildungen 175
Fellschutz 53, 147
FEPO-Orthese 204
Femoralislähmung 114
Fettembolie 210
Fibularislähmung 116
Fremdreflexe 22
FRIEDREICH-Krankheit 191
Frühsyphilitische Meningoenzephalitis
   188
Funikuläre Myelose = Funikuläre Spi-
   nalerkrankung 172

Galvanische Reizung 41
Gangbild 137, 195, 229
–, Störungen 137, 195, 229
Geburtslähmung 106
Gefäßdarstellung s. Angiographie
Gefäßmißbildungen 163, 212
Gehhilfen 152
Gehirnbiopsie 44

Gehirnerschütterung 216
Gehirnerweichung 210
Gehirnprellung 217
Gehirnquetschung 217
Gelenkbeweglichkeit 45
Gelenkkontraktur 52, 62, 122, 127, 145
Geschmacksvermögen 17
Gesichtsnerv s. N. facialis
Gesichtsschmerz 117, 118
GIEBEL-Rohr 71, 128, 147
Gleichgewicht 149, 195, 230
Gleichgewichtsreaktionen 46, 179 ff,
   197 f
Gliastift 168
GLISSON-Schlinge 99
Glossopharyngeus-Neuralgie 118
GUILLAIN-BARRE-Syndrom 123
Gumma 189
Gürtelrose 167

Haltungsbeurteilung 84
Haltungsschulung 92
Hämaton, epidurales 160, 218
–, intrakranielles 218
–, intrazerebrales 218
–, subdurales 218
Hemianopsie 16
Hemiballismus 259
Hemiparese 21
Hemiplegie = Hemiparese
Herdenzephalitis 225
Heredoataxien 191
Herz-Kreislauftraining 72
Hexenschuß 79
Hilfsmittel 158
Hirnabszeß 218, 220, 223, 226
Hirnarteriosklerose 209
Hirnatrophie 226
Hirndurchblutung
–, Messung 38
–, Störung 208
Hirnembolie 210
Hirnentzündung 223, 225

Hirnerschütterung 216
Hirnerweichung 209
Hirnhautentzündung 223
Hirnkammern 32
Hirnkontusion 216
Hirnnerven 16
Hirnprellung 216
Hirnstrombild 38
Hirntod 39
Hirntrauma 216
Hirntumor 220
Hirnvenenthrombose 211
Hirnverletzung 215
Histaminkopfschmerz 118
Hörvermögen 17
HORTON-Syndrom 118
HUTINGTON-Chorea 252
HWS-Syndrom 97
Hypalgesie 23
Hypästhesie 23
Hyperästhesie 23
Hyperkinesen 21, s. auch Extrapyramidale Bewegungsstörungen
Hypermetrie 66
Hyperpathie 23
Hypertonische Massenblutung 209
Hypokinese 228
Hypokinetisch-rigides Syndrom 228
Hypometrie 66
Hypominie 230

Idiopathische Polyneuritis 123, 124
Impressionsfraktur 216
Inaktivitätsatrophie 21, 64, 98, 148
Intentionstremor 66, 177
Intervalltraining 73
Intrakranielle Drucksteigerung 220
Intrakranielles Hämatom 218
Ischiadikuslähmung 116
Isotopendiagnostik 37
i/t-Kurve 42

KABAT = Komplexbewegungen = PNF s. PNF

Kältehyperpathie 189
Karotisangiographie 32
Kaudasyndrom 80, 158, 161
Kaumuskulatur 16
Kinderlähmung 164
Kleinhirnatrophie 227
Klinischer Sport 151, 180
Klonus 61
KLUMPKE-Lähmung 106
Komplexbewegungen s. PNF
Kontraktur s. Gelenkkontraktur
Kontrastmittelverfahren 32
Kontusion 217
Kontusionspsychose 217
Koordination 26, 46, 65
Koordinierte Bewegungen 58, 64, 67, 69, 184
Kornealreflex 16
Körperschemastörung 194, 196
Kraftgrade 51
Krafttraining 52, 57, 151
Krallenhand 114
Krankengymnastischer Befund 44ff
Kreislaufanpassung 72, 148
Kreislaufstabilisation 72, 148
Kreislauftraining 72, 130

Lagesinn = Lageempfinden 23
Lagerung 53, 62, 145
Lähmung = Parese 18, 44, 109ff, 140, 192
–, atrophische 18, 44ff, 109ff
–, myogene 43
–, neurogene 49
–, periphere 18, 44ff, 109ff
–, schlaffe 18, 44ff, 109ff
–, spastische 18, 60ff, 140, 192ff
–, zentrale 18, 60ff, 140, 192ff
Lähmungsgrade 18
Lammfellschuhe 53, 147
LANDRY-Paralyse 123
Lanzinierende Schmerzen 189
LASEGUE-Zeichen 80

Liquor cerebrospinalis 28
– –, Befund 28
– –, Entnahme 28
Liquorfistel 218
Lues-Reaktionen 15, 29
Luftembolie 211
Luftenzephalographie 32
Lumbago 79
Lumaler Bandscheibenschaden 78
Lumbalpunktion 28

Manuelle Traktion 99
Maskengesicht 230
Massenblutung 209
Medianuslähmung 113
Meningiom 160, 220
Meningismus 15
Meningitis 223f
Meningoenzephalitis 223
Meningomyelozele 175
Meningomyelozystozele 175
Meningozele 175
Mißempfinden 23
Mittelecho 40
Monoparese 21
Monoplegie s. Monoparese
Motilität 18, 44, 49
Motorik = Motilität
Motorische Einheit 49
Multiple Sklerose 176
Muskelatrophie 49
Muskelausdauer 52, 57
Muskelbiopsie 42
Muskeldystrophie 134, 138
Muskelfunktionsprüfung = Muskel-
    funktionstest 44, 51, 144, 166, 178
Muskelkraft 44
Muskelstatus s. Muskelfunktionsprü-
    fung 44, 51, 144, 178
Muskeltonus 18, 21, 45, 51, 60ff
Muskeltraining 52, 57, 148
Myasthenia gravis pseudoparalytica =
    Myasthenie 138

Myathenische Reaktion 134
Myatrophische Lateralsklerose 171
Myelitis 163
Myelographie 36, 79, 83, 161
Myelomalazie 162
Myelose, funikuläre 172
Myogene Lähmung s. Lähmung
Myogene Parese s. Parese
Myopathien 132ff
Myositis 138
Myotone Dystrophie 138
Myotone Reaktion 138

N. = nervus
Nackensteifigkeit 15
Nasoziliaris-Neburalgie 118
Nervenbiopsie 44
Nervenleitgeschwindigkeit 42
Nervenwurzel 75, 78
N. abducens 16
– accessorius 18
– axillaris 111
– facialis 16, 18, 193
– femoralis 114
– fibularis s. N. peronaeus
– glossopharyngeus 17
– hypoglossus 18
– ischiadicus 116
– medianus 113
– musculocutaneus 110
– oculomotorius 16
– olfactorius 16
– opticus 16, 176
– peronaeus 116
– radialis 112
– thoracicus longus 110
– statoacusticus, s. N. vestibulococh-
    learis
– tibialis 116
– trigeminus 16, 117
– trochlearis 16
– ulnaris 113
– vagus 17
– vestibulo-cochlearis 17

Neurale Muskelatrophie 132
Neuralgie 117 f, 167
Neurapraxie 42
Neurinom 160
Neuritis nervi optici 43, 176
Neuritis retrobulbaris 176
Neurogene Lähmung s. Lähmung
Neurogene Parese s. Parese
Neurolues 187
Neurotmesis 42
NLG 42
NONNE-MARIE-Krankheit 191
Nucleus pulposus 78
Nukleusprolaps 78
Null-Linien-EEG 39
Nystagmus 17, 66, 177

Oberflächensensibilität 23
Offene Schädel-Hirnverletzung 217
Optikusatrophie 16, 177
Optisch evozierte cerebrale Potentiale
    43, 177

Paralyse 18, 187, 190, 225
Paraparese s. auch Querschnittsläh-
    mung 21, 140 ff
Paraplegie = Paraparese
Parathesien 23
Parese s. Lähmung
Paresegrade 18, 44, 109 ff, 114, 192
PARKINSON-Syndrom 228
Patellarsehnenreflex 22
Pathologische Reflexe 18, 60
Periphere Lähmung s. Lähmung
Periphere Parese s. Parese
PERLsches Gerät 87
Perniziöse Anämie 172
Peronäuslähmung 116
Peronäusschiene 116, 130, 152
Physiologische Reflexe 18, 60
PICK-Krankheit 227
Pleozytose 29, 164, 165, 177

Plexus brachialis 77, 105
– cervicalis 77
– cervicobrachialis 77, 105
– lumbosacralis 77, 108
Plexusschaden 105, 108
Pneumenzephalographie 32
Pneumonieprophylaxe 70, 128, 143
PNF = Propriozeptive Neuromuskuläre
    Fazilitation = Komplexbewegungen
    58
Poliomyelitis 164
Polymyositis 138
Polyneuritis 123
Polyneuropathie 122 ff
Polyradikulitis 123
Präsenile Hirnatropie 226
Progressive Muskeldystrophie 134
Propriozeptive Reize 58, 196
Propulsion 229
Prosopalgie 118
Pseudohypertropie 136
Psychischer Befund 27
Punktion s. Lumbalpunktion s. auch
    Subokzipitalpunktion
Pupillenstarre, reflektorische 189

Querschnittslähmung 140 ff
Querschnittsmyelitis 164

Radialislähmung 112
Radiusperiostreflex 22
Radikuläre Ausfälle 78 ff, 97 ff, 161,
    167
Raumfordernde intrakranielle Prozesse
    220
Raumfordernde spinale Prozesse 160
Reaktionsfähigkeit, motorische 233,
    238
Reflexe 22
–, pathologische 18, 22, 60
–, physiologische 18, 22, 60
–, spastische 22, 60
Reflexsynergien 60

Reizstrombehandlung 54f
Retrocollis 243
Retrograde Amnesie 216
Retropulsion 224
Rheobase 42
Riechnerv 16
Rigor 228
Röntgenuntersuchung 30
Rollstuhl 154ff
ROSSOLIMO-Reflex 23
Rückenmarkssegment 18
Rückenmarkstumor 160
Ruhetremor 230

Scapula alata 110
Schädelbasisbruch 215
Schädelfraktur 215
Schädel-Hirnverletzung 215
SCHANZscher Verband 102
Schauanfälle 230
Schienen-Schellen-Apparat 154
Schlaffe Lähmung s. Lähmung
Schlaganfall 209
Schlingentisch = Schlingengerät 57, 112, 129
Schmerzempfinden 23
Schulter-Arm-Syndrom 97
Schultersteife 196
Schüttellähmung 228
Schwurhand 113
Sehnerv 16, 177
Sensibilität 23, 50, 52
–, Störungen 23, 50, 52
Sinusthrombose 211
SLUDER-Neuralgie 118
Spastik 60ff
Spastische Hemiparese 192ff
Spastische Lähmung s. Lähmung
Spastische Parese s. Parese
Spastische Spinalparalyse 171
Spastischer Schiefhals 242
Spina bifida 175
Spinale Ataxie 26, 66, 68, 174

Spinale Automatismen 142
Spinale Gliose 168
Spinale Kinderlähmung 164
Spinale Muskelatrophie 171
Spinaler Schock 142
Spinalnerv 75
Spinalnervenwurzel 75, 78
Spino-zerebellare Heredoataxien 191
Spitzfußhaltung 194
Sprachstörungen 26, 66, 177, 191, 227, 230
Stauungspapille 16, 220
Stellreaktionen 197, 243, 254
Stereoagnosie 26
Stimulus-Reaktions-Probe 45
Stützreaktionen 197, 243, 254
Subarachnoidealblutung 212
Subdurales Hämatom 218
Subokzipitalpunktion 29
SUDECK-Syndrom 107, 196
Syphilis 187
Syringobulbie 169
Syringomyelie 168
Szintigraphie 37

Tabes 187, 189
Tabische Krisen 189
Temperaturempfinden 23
Temporale Abblassung 177
Tetraparese 21, 140ff, s. auch Querschnittslähmung
Tetraplegie = Tetraparese
Thallium-Polyneuropathie 122
Thermanästhesie 23
Thermypästhesie 23
Thermhyperästhesie 23
Thrombose 71
– der Hirnvenen und Sinus 211
Thromboseeprophylaxe 71, 127, 143
Tibialislähmung 116
Tiefenparästhesien 23
Tiefensensibilität 23
Tilt-table 148

Tonus s. Muskeltonus
Torsionsdystonie 241
Torticollis dystonicus 242
Totraumvergrößerer s. Giebelrohr 71,
  128, 147
T. P. H. A.-Test 187
Training 52ff, 67, 73, 130, 151
Traktionsbehandlung 87, 99
Tremor 66, 177, 220
TRENDELENBURG-Zeichen   137,
  199, 201
Trigeminusneuralgie 117
Trizepsreflex 22
TRÖMNER-Reflex 22
Trophik 50ff
Tuberkulöse Meningitis 224
Tumor intrakranieller 220
–, spinaler 160

Ulnarislähmung 113

VDRL-Test 187
Ventilationsvermögen 71, 128
Ventrikulographie 32
Versehrtensport 151, 207
Vibrationsempfinden 23, 174
Virusmeningitis 224
Vitamin-B$_{12}$-Resorptionsstörungen 172
Vorgeschichte 14

WaR = WASSERMANN-Reaktion
  187
WERNICKE-MANN-Haltung 193, 195
WILSON-Krankheit 259
Wirbelbruch 140
Wirbeltumor 160
Wurzel = Nervenwurzel 75ff
Wurzelkontakt 79, 83
Wurzelschädigung 78ff, 97ff, 161, 164,
  167

Zahnradphänomen 229
Zeigeversuche 26, 178
Zentrale Parese s. Parese
Zerebellare Ataxie 26, 66, 177, 227
Zerebrale Ataxie 26, 66, 69
Zerebraler Insult 209
Zervikal-Syndrom 97
Zervikaler Bandscheibenschaden 97
Zielübungen 58
Zielwackeln 66, 177, 178
Zirkumduktion 193ff
Zoster-Neuralgie 167
Zoster ophthalmicus 167
– oticus 167
Zungenmuskulatur 18
Zwischenwirbelscheibe 37, 78
Zwischenwirbelraum 87, 99
Zungenlähmung 18, 172

Notizen

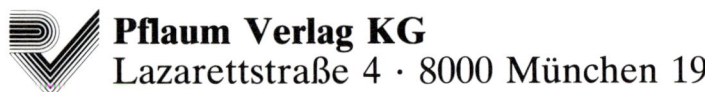

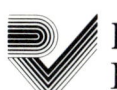